Martin Müller-Stahl Dirk-Ingo Wolfrum

Motivation zur Hoffnung

für Krebskranke, Angehörige, Pflegende und Ärzte

NATURHEILKUNDE FUNDIERT

Martin Müller-Stahl   Dirk-Ingo Wolfrum

Motivation zur Hoffnung

für Krebskranke, Angehörige, Pflegende und Ärzte

3., überarbeitete Auflage

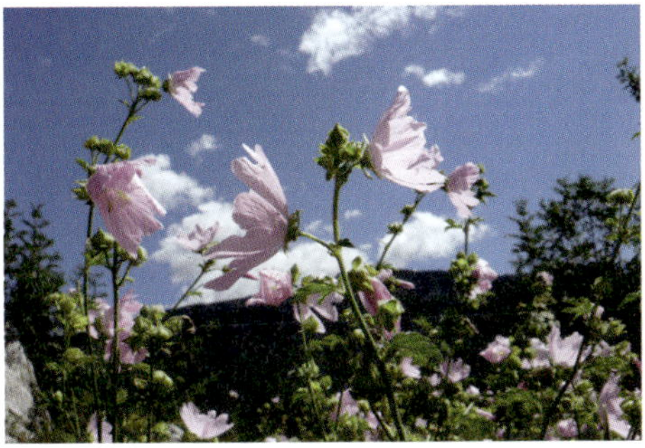

Mit Erfahrungsberichten von Patientinnen und Patienten:
Otto Baas, Reinhold Fuhrmann, Andrea Funk, Wilma Hampe, Ortraud Heise, Elisabeth-Charlotte Jacobs, Christa Jarek, Gisela Junklewitz, Elisabeth Knauff, Monika Lange, Renate Lynen, Gabriele Radeck-Jördens, Friedhelm Schulze, Georg Schwierczinski, Gerda Ullmann, Harald Wever

KVC | VERLAG

KVC Verlag
Karl und Veronica Carstens-Stiftung
Am Deimelsberg 36, 45276 Essen
Tel.: 0201/56305-0
Fax: 0201/56305-30
www.kvc-verlag.de

Müller-Stahl, Martin; Wolfrum, Dirk-Ingo
Motivation zur Hoffnung
für Krebskranke, Angehörige, Pflegende und Ärzte

Wichtiger Hinweis: Für Angaben über Dosierungsanweisungen und Applikationsformen kann vom Verlag keine Gewähr übernommen werden. Jeder Benutzer ist angehalten, durch sorgfältige Prüfung der Beipackzettel und gegebenenfalls nach Konsultation eines Spezialisten festzustellen, ob die Empfehlung für Dosierungen oder die Beachtung von Kontraindikationen gegenüber der Angabe in diesem Buch abweicht. Jede Dosierung oder Applikation erfolgt auf eigene Gefahr des Benutzers. Geschützte Warennamen (Warenzeichen) werden nicht besonders kenntlich gemacht. Aus dem Fehlen eines solchen Hinweises kann also nicht auf einen freien Warennamen geschlossen werden

ClimatePartner°
klimaneutral
Druck | ID: 53214-1212-1001

ISBN 978-3-86864-004-5

3., überarbeitete Auflage

Gestaltung: eye-d Designbüro, Essen
Druck: Margreff Druck, Essen

Hoffnung

Die Art der Hoffnung, über die ich häufig nachdenke (vor allem in hoffnungslosen Situationen), ist, so glaube ich, ein Zustand des Geistes, nicht ein Zustand der Welt. Entweder haben wir Hoffnung im Herzen – oder nicht. Hoffnung ist keine Prognose – sie ist eine Orientierung des Geistes. Jeder von uns muss wirkliche, fundamentale Hoffnung in sich selbst finden. Wir können das an niemand anderen delegieren. Hoffnung in diesem tiefen und machtvollen Sinne ist nicht dasselbe wie Freude, wenn die Dinge gut laufen, oder der Wille, sich für Unternehmungen zu engagieren, die offensichtlich sehr bald Erfolg haben werden, sondern die Bereitschaft, darauf hinzuarbeiten, dass eine Sache gelingen wird. Hoffnung ist ganz gewiss nicht dasselbe wie Optimismus. Sie ist nicht die Überzeugung, dass etwas Erfolg haben wird, sondern die Gewissheit, dass etwas Sinn hat, gleichgültig, ob es erfolgreich ist oder nicht. Es ist vor allem diese Hoffnung, die uns Kraft gibt, zu leben und ständig Neues auszuprobieren, selbst unter Bedingungen, die so hoffnungslos erscheinen, wie es bei uns, hier, jetzt, der Fall ist. In Anbetracht dieser Absurdität ist das Leben zu kostbar, als dass man es entwerten dürfte, indem man ohne Ziel lebt, leer, ohne Sinn, ohne Liebe und schließlich ohne Hoffnung.

Vaclav Havel am 4. Oktober 1993

VORWORT ZUR 3. AUFLAGE

Auf dem Weg zu einem Brückenschlag zwischen der sogenannten Schulmedizin und der Naturheilkunde versteht sich die hiermit vorliegende dritte, überarbeitete und aktualisierte Auflage von *Motivation zur Hoffnung* als ein kleiner Baustein einer Vision. Diese Vision vom Brückenschlag verfolgt kein geringeres Ziel als den Wunsch, kranken Menschen im ganzheitlichen Sinne die jeweils bestmögliche Therapie anzubieten. Hierzu können nach heutigem wissenschaftlichen Verständnis in Abhängigkeit von der Indikation auch sorgfältig evaluierte naturheilkundliche Therapien gezählt werden. Die Umsetzung der Vision vom Brückenschlag verlangt ausdauernden wissenschaftlichen Fleiß. Ebenso wird aber auch Kompromissbereitschaft und Offenheit für erfahrungsheilkundliches Können verlangt.

Seit 1982 werden Forschungsprojekte auf dem Weg zu einer integrativen Medizin, die für Körper, Geist und Seele zum richtigen Zeitpunkt die richtigen Lösungen bereithält, durch die Karl und Veronica Carstens-Stiftung gefördert.

Frau Dr. Veronica Carstens, Visionärin des Brückenschlages in der Medizin, ist am 25. Januar 2012 verstorben.

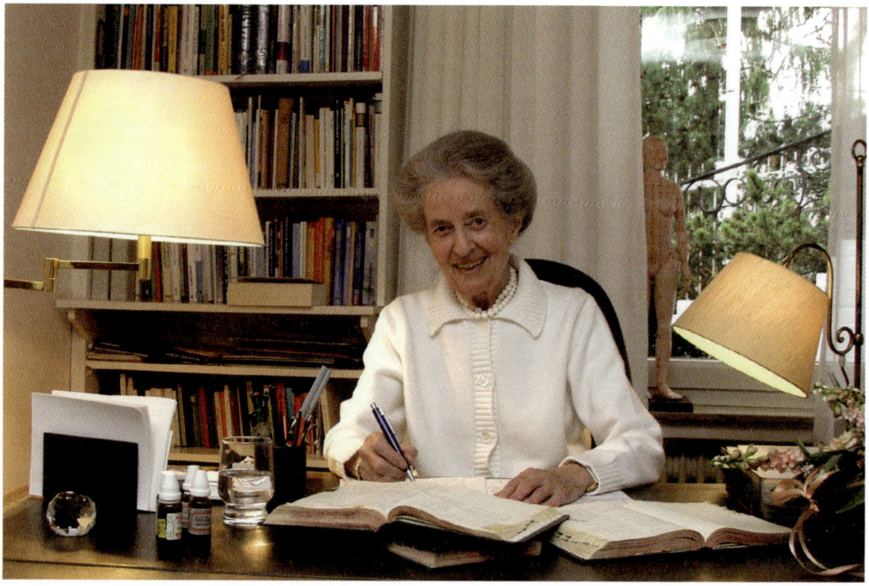

Veronica Carstens, geborene Prior, wurde am 18. Juni 1923 in Bielefeld geboren und begann 1942 ihr Medizinstudium. Von 1944 bis 1945 arbeitete sie als Lazarettschwester für das Deutsche Rote Kreuz. 1944 heiratete sie in Berlin Karl Carstens. 1956 setzte sie ihr Medizinstudium in Bonn fort. Nach dem Staatsexamen und der Promotion 1960 begann sie in Bonn ihre internistische Facharztausbildung. 1968 gründete sie in Meckenheim eine Praxis, die sie bis ins hohe Alter hinein führte. Als Gattin des Bundespräsidenten wurde sie zwischen 1979 und 1984 unter anderem Schirmherrin der Deutschen-Multiple-Sklerose-Gesellschaft und der UNICEF, Deutschland. Nach der Gründung der Karl und Veronica Carstens-Stiftung folgte 1983 die Gründung der Fördergemeinschaft Natur und Medizin e. V.

Die Autoren möchten sich an dieser Stelle für den Enthusiasmus, die Kreativität und die hochqualifizierte Betreuung bedanken, die das Projekt *Motivation zur Hoffnung* durch Frau Dr. Carstens und den unter ihrem Namen arbeitenden KVC Verlag erhalten hat.

Es gibt keinen Weg, der zum Glück führt. Der Weg ist das Glück.

INHALT

Teil II – Komplementäre Therapieansätze

Teil III – Erfahrungen mit der Krebserkrankung

VORBEMERKUNG

Wo aber Gefahr ist,
wächst das Rettende auch.
(Friedrich Hölderlin)

Für die weitaus meisten Menschen mit Tumorerkrankungen existiert am Anfang des 21. Jahrhunderts kein standardisierter, sicher zur Heilung führender Weg. Dies gilt insbesondere für fortgeschrittene Krebserkrankungen. Es ist sehr wahrscheinlich, dass sich daran in absehbarer Zeit nichts Grundlegendes ändern wird. Die Diagnose Krebs wird bei den meisten Kranken deshalb weiterhin mit besonderer Angst und Hoffnungslosigkeit verbunden sein. Hilf- und Ratlosigkeit verbindet Patienten (1), Ärzte und Angehörige sowie Pflegende von Krebskranken in vielen Situationen als gemeinsam Betroffene.

Die Autoren dieses Buches versuchen, im Sinne der gemeinsamen Betroffenheit einen neuen Weg zu beschreiten. Das Buch wendet sich an alle Betroffenen zugleich und soll dazu beitragen, dass Kranke, Angehörige, Pflegende und Ärzte gemeinsam versuchen, die Probleme zu bewältigen, die sich aus der Diagnose Krebs ergeben. Die bei Krebserkrankungen auftretenden Probleme bedürfen sehr häufig individueller Lösungsansätze. Hierzu ist eine offene und gut geregelte Kommunikation unter allen Beteiligten ebenso wichtig wie die daraus resultierende Kooperation.

Der Informationsfluss zwischen den an Diagnostik und Therapie beteiligten Ärzten bedarf auch und gerade in Zeiten der elektronischen Datenverarbeitung und Telekommunikation immer noch vor allem guter persönlicher Beziehungen.

Die Einbindung der Pflegekräfte, ob im Krankenhaus oder im stetig wachsenden ambulanten häuslichen Bereich, braucht gut organisierte Kommunikationsstrukturen auch zwischen Ärzten und Krankenpflegern. Deshalb ist es wichtig, für die möglichst optimale Versorgung der Kranken und ihrer Angehörigen unkomplizierte Kommunikationswege jenseits der traditionellen Standesschranken zu beschreiten.

Viele Patienten gelangen im Verlauf ihrer Erkrankung zu einer medizinischen Kompetenz, die es erlaubt, gemeinsam mit ihren Ärzten über die Therapie zu diskutieren. Die Ärzte sollten für diesen gemeinsamen fachlichen Austausch offen sein, wenn die Kranken den Wunsch dazu äußern. Viele Kranke wünschen andererseits, dass alle medizinischen Fragen allein in den Händen der Therapeuten bleiben. In diesen Fällen sind eine gründliche Beratung und die Bemühung um eine Aufklärung der medizinischen Sachverhalte ärztlicherseits natürlich ebenso bedeutsam. Die Ärzte sollten nie vergessen, dass sie gegenüber ihren Patienten in der Regel lediglich im medizinischen Bereich einen Wissens- und Erfahrungsvorsprung haben. Im Verlauf einer Krebsbehandlung müssen zahllose andere, oft ebenso wichtige Aspekte des Lebens bedacht werden. Neben der Medizin werden sehr häufig auch soziale, philosophische, religiöse oder spirituelle Kompetenzen gefordert.

Wann immer möglich, sollten die Patienten – ob aus eigenem Antrieb oder motiviert durch die ärztliche Aufklärung – im Stande sein, zu entscheiden, welche Therapien sie wünschen und welche nicht. Die Ärzte sind, kraft ihrer Ausbildung und kraft des Vertrauens, das die Ratsuchenden ihnen entgegenbringen, Navigationshelfer. Die Kranken sind und bleiben die Kapitäne auf dem Schiff ihres Lebens.

In einem ersten Abschnitt folgt zunächst eine allgemeine Einführung in einige besondere Problematiken von Krebserkrankungen und Krebstherapien. Anschließend werden im zweiten Abschnitt des Buches einzelne komplementäre Therapieansätze in Auswahl vorgestellt. Der Begriff Komplementärmedizin wird heute anstelle der unklaren bzw. missverständlichen Bezeichnungen „unkonventionelle“ oder „alternative“ Medizin verwendet. Letztlich sollten allerdings sämtliche Begriffe dieser Art vermieden werden. Die komplementäre und die so genannte konventionelle Onkologie bedürfen beide stets einer gründlichen wissenschaftlichen Evaluation und einer gegenseitigen Akzeptanz. Aus der Patientensicht erscheint die Trennung in zwei Bereiche überflüssig.

Einen wichtigen Teil des Buches stellen die von Krebskranken verfassten Erfahrungsberichte dar, die letztlich den entscheidenden Beitrag zu dem gemeinsamen Ziel leisten können, das wir Motivation zur Hoffnung nennen möchten. Die Reihenfolge der Patientenerfahrungsberichte ist hier alphabetisch, das heißt entsprechend der Patientennachnamen, gegliedert. Durchaus möglich gewesen wäre auch eine thematische Reihung der Beiträge. Der intuitiven schöpferischen Gestaltungskraft, die aus jedem einzelnen Beitrag spricht, sollte aber keinerlei einschränkende Ordnung auferlegt werden. Bis auf die Autorennamen wurden alle Personen- und Ortsnamen in den Beiträgen anonymisiert.

Alle Betroffenen sind auf Hilfen, neue Ideen und Motivation angewiesen. Neue Wege lassen sich leichter gehen, wenn sie gemeinsam beschritten werden. Dieses Buch möchte ein Wegweiser in diese Richtung sein.

Hinweis zu den medizinischen Fachbegriffen:
Wir haben uns beim Schreiben des Buches sehr um gute Lesbarkeit bemüht und hoffen, dass die medizinischen Inhalte für Laien verständlich dargestellt sind. Die Texte wurden vor der Herausgabe medizinischen Laien zur Probe vorgelegt. Mitunter – vor allem in den Abschnitten über das Immunsystem, über Pharmakologie oder wissenschaftliche Untersuchungen – konnten wir auf Fachbegriffe nicht verzichten. Daher wurden an manchen Stellen Kästen eingefügt, in denen Begriffe erklärt werden. Die erklärten Begriffe sind im laufenden Text mit einem * markiert.

Anmerkung

(1) Alle nachfolgenden Personenbezeichnungen beziehen sich auf beide Geschlechter, hier also beispielsweise Patientinnen und Patienten.

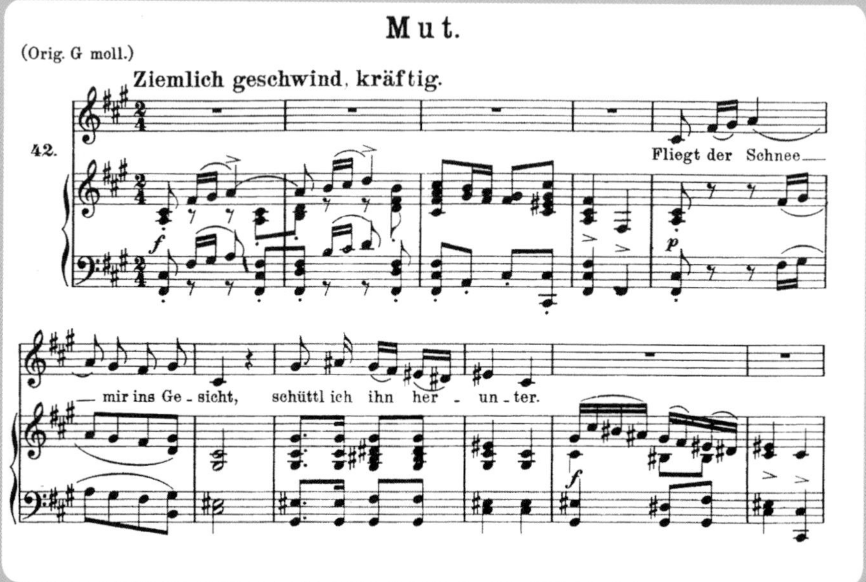

Mut

Fliegt der Schnee mir ins Gesicht,
Schüttl ich ihn herunter.
Wenn mein Herz im Busen spricht,
Sing ich hell und munter.

Höre nicht, was es mir sagt,
Habe keine Ohren;
Fühle nicht, was es mir klagt,
Klagen ist für Toren.

Lustig in die Welt hinein
Gegen Wind und Wetter!
Will kein Gott auf Erden sein,
Sind wir selber Götter.

Aus der Winterreise, Text: Wilhelm Müller, Musik: Franz Schubert

TEIL I – ZUM STAND DER KREBSTHERAPIE

KAPITEL 1:
DIE DIAGNOSE KREBS

Worum es in diesem Kapitel geht:

- Die notwendigen Therapieplanungen
- Wettlauf gegen die Zeit?
- Ein Exkurs über die Zeitvorstellung bei den Indianern
- Hilfe beim Umgang mit Angst und Schmerzen
- Krebs und Sexualität
- Pflege – auch zu Hause

Ungewissheit, Angst und Hoffnungslosigkeit

Die Eröffnung der Diagnose Krebs wird häufig noch immer als gleichbedeutend mit einem Todesurteil aufgenommen. Krebs bedeutet Ungewissheit, Angst und Leiden. In vielen populären Vorstellungen wird der Krebs mit dem Tod gleichgesetzt. Krebserkrankungen werden noch dazu in langer Tradition mit Strafe und Schuld in Verbindung gebracht. Menschen, die Krebs haben, werden als Krebsopfer bezeichnet (1). Die Krankheit wird angeklagt wie ein dämonischer Feind. Konsequent wurde in diesem Sinne lange Zeit vom Kampf oder auch vom Kreuzzug gegen den Krebs gesprochen. Aus verschiedensten Überlegungen heraus war es Jahrzehnte lang auch üblich, den Krebskranken die Diagnose zu verheimlichen. Es wurde befürchtet, dass den Betroffenen die Wahrheit mehr schaden als nützen könnte. Viele psychologische Krankheitstheorien unterstellten den Krebskranken sogar die Hauptverantwortung für das Auftreten ihres Leidens (2). Somit vermischten sich in einer unglücklichen Verkettung vermeintliche Erkenntnisse und Moralvorstellungen. Die Krebserkrankung wurde zur Metapher für das Böse und Todbringende. Kranke Menschen wurden bewusst belogen und stigmatisiert. Wer an Krebs litt, wer den Krebs hatte, stand aus der Sicht vieler Menschen schon nicht mehr voll im Leben, gehörte zu den Unglückseligen, denen ohnehin niemand mehr helfen kann.

Unser Jahrhundert hat hierzu zahllose, aus heutiger Sicht abschreckende Beispiele hervorgebracht. Wurden Metaphern für das Abstoßende und Zerstörerische gesucht, so war vom Krebs die Rede. Zahllose Sinnbilder dieser Art fanden sich in unserer Alltagssprache, in der Literatur und Wissenschaft und vor allem in der Politik. In der arabischen Polemik galt Israel als ein „Krebs im Herzen der arabischen Welt", und ein Berater des amerikanischen Präsidenten erklärte die Watergate-Affäre mit den Worten: „Wir haben einen Krebs im Innern – nahe dem Präsidentenamt –, der im Wachsen begriffen ist." (3)

In ähnlicher Weise wurde noch zu Beginn des 20. Jahrhunderts im Sinne einer moralischen Verurteilung von der Tuberkulose gesprochen. Heute gibt es wirksame Therapien gegen die Tuberkulose, und der Mythos des unglücklichen schuldigen Tuberkulosekranken gehört weitgehend der Vergangenheit an. Wir betrachten die Krankheit Tuberkulose heute mit großem Abstand und genießen kunstvolle Darstellungen des nicht mehr als drohend empfundenen Mythos, beispielsweise in der Oper La Traviata von Guiseppe Verdi oder auch im Zauberberg von Thomas Mann. Wird es eine Zeit geben, in der die Menschen in ähnlicher Art und Weise die Krebserkrankung ohne Pathos als eine Krankheit unter vielen anderen betrachten, ohne sie als Metapher für Fehlverhalten, Schuld und Tod aufzufassen?

Die notwendigen Therapieplanungen

Die Stigmatisierung wird nachlassen, wenn es gelingt, wirksame Therapien zu finden. Im Laufe des 20. Jahrhunderts ist die zwischenzeitlich euphorische Hoffnung diesbezüglich einer vorsichtigen, aber nicht gänzlich pessimistischen Einstellung gewichen. In verschiedensten Kliniken und Forschungszentren arbeiten so viele Krebsforscher wie nie zuvor. Aus unterschiedlichen Beweggründen haben viele dieser Forscher ihr Leben dem Krebs gewidmet. Regelmäßig wird in den Medien über die Ergebnisse dieser Wissenschaftler berichtet. Noch häufiger aber finden sich Meldungen, die neue Heilsversprechungen verheißen und sich im Nachhinein als unseriös herausstellen. Nicht nur den medizinischen Laien fällt es zunächst oft schwer, echte Hilfen von Unfug und Scharlatanerie zu unterscheiden.

Müssen wir uns auch weiterhin in passiver Geduld üben und hoffen, dass es möglichst bald gut verträgliche heilende Therapien gibt? Welchen Anteil können alle Patienten und Ärzte beitragen, um die Krebstherapien zu verbessern? Wie können die gewiss nicht hilfreichen moralischen Verurteilungen der Krebserkrankung und der Krebskranken überwunden werden?

Steht nicht an meinem Grab und weint,
ich bin hier nicht, ich schlafe nicht.
Ich bin tausend Winde,
das Diamantglitzern auf dem Schnee.
Ich bin der Sonnenschein auf reifem Korn,
ich bin der sanfte Herbstregen.
Wenn ihr aufwacht in der Morgenstille,
bin ich der schnelle Flügelschlag
stiller Vögel in kreisendem Flug.
Ich bin der Stern, sein mildes Licht in der Nacht.
Steht nicht an meinem Grab und weint,
ich bin hier nicht ...
Ken Wilber (4)

Zumindest die mit der Diagnose Krebs verbundene Angst und Hoffnungslosigkeit könnte durch eine einfühlsamere Eröffnung der Diagnose und die ausführliche Weitergabe von Informationen verringert werden. Doch auch über Wahrhaftigkeit und Information hinaus können Betroffene einen Beitrag leisten. Dieser Beitrag betrifft unsere Einstellungen und unsere Vorstellungen von Leben und Tod. Es gilt, unsere Wertvorstellungen und Glaubenssysteme zu hinterfragen. Könnte es nicht beispielsweise neben den vielen Krankheiten auch viele Gesundheiten geben? Vielleicht wird es hilfreich sein, Tod und Leben oder Krankheit und Gesundheit gar nicht mehr als Gegensätze zu betrachten. Insbesondere im Abschnitt über den Therapieansatz von Carl Simonton wird hiervon die Rede sein.

Am 8.März 1995 stand dann endgültig fest, dass ich Brustkrebs hatte. Ich war schon in meinem Krankenhauszimmer, als der Professor mir diesen Befund eröffnete. Jetzt, wo ich alles niederschreibe, erlebe ich die ganze Situation noch einmal. Der Arzt, der mir diesen Bescheid überbringen musste, tat mir unendlich leid, und ich hätte ihn am liebsten getröstet, weil er so traurig aussah. Wie vielen Frauen hat er wohl schon solche Nachrichten bringen müssen? Das waren meine Gedanken. Als er das Zimmer verlassen hatte, setzte ich mich, bewaffnet mit einem Blatt Papier und einem Stift ans Fenster und schrieb die Buchstaben KREBS untereinander.

K = Kraft
R = Ruhe
E = Ergebenheit und Energie
B = Bescheidenheit und Ballast abwerfen
S = Sieg und Segen davontragen

Ich wollte damit der Krankheit ein anderes Blickfeld geben. Sie stand jetzt aufrecht vor mir, und ich konnte sie verändern.

Lieselotte Jacobs

Bei den meisten Patienten und Ärzten stellt sich mit der Diagnose Krebs Angst und Hoffnungslosigkeit ein (5). Wenn es gelingt, diesen ersten Schock zu überwinden, erwächst das Gefühl, dass sehr schnell Hilfe notwendig ist. Sobald wie möglich soll mit allen zur Verfügung stehenden Mitteln versucht werden, die bedrohliche Erkrankung abzuwenden oder zu heilen. Letztlich sollen Schmerzen und Leid abgewendet und Lebenszeit gewonnen werden.

Wettlauf gegen die Zeit?

Die Diagnose Krebs eröffnet nicht selten einen Wettlauf gegen die Zeit. In der heroischen Epoche der Krebstherapie zu Beginn des 20. Jahrhunderts wurde in diesem Sinne ein Kampf gegen den Krebs eröffnet. Damals fehlten noch viele der mittlerweile gewonnenen Erkenntnisse über mögliche genetische oder immunologische Hintergründe von Krebserkrankungen, und die Chirurgen versuchten, mit oftmals mutigen und radikalen Eingriffen, der Erkrankung Herr zu werden. Hierauf wird später noch näher eingegangen, wenn die therapeutischen Möglichkeiten im Einzelnen besprochen werden.

Heute wird die Krebstherapie in der Öffentlichkeit sehr kritisch beleuchtet, und die forschenden Mediziner sind vorsichtig geworden, wenn es um die Beurteilung neuer Therapien geht. Der Kampf gegen den Krebs wird vielfach umbenannt in den Versuch, ein Leben mit dem Krebs so angenehm wie möglich zu gestalten. Aus diesem Grund gewinnt auch die Beachtung der so genannten Lebensqualität an Bedeutung (6). Nachdem viele Generationen von Ärzten versucht haben, Krebserkrankungen zu heilen, findet sich heute insbesondere bezüglich der fortgeschrittenen Tumorerkrankungen eine bescheidenere Einstellung. Der Erfolg von Therapien wird nicht mehr nur anhand der möglichen Tumorverkleinerung oder anhand des Zeitpunktes beurteilt, zu dem Metastasen auftreten, sondern auch anhand der Befindlichkeit der Kranken. Subjektiven Aspekten der Therapie wird somit weit über die Verträglichkeit einzelner Medikamente hinaus immer stärkere Beachtung geschenkt.

Ich weiß, daß es eine Menge Dinge gibt, die ich nicht ändern kann.
Ich kann das Leben nicht zwingen, seinen Sinn preiszugeben
oder gerecht zu sein.
Treya Kilam Wilber (7)

Viele früher aufgrund der Lebenszeitverlängerung als nützlich eingestufte Chemotherapien werden heute in ihrem Nutzen kritischer gesehen, weil die Befindlichkeit des Patienten in vielen Studien vormals gar nicht oder nur unzureichend untersucht worden ist. Die meisten Ärzte und Forscher haben aufgehört, die Krankheit und das Leben beherrschen zu wollen. Die Ziele sind heute bescheidener und in ihrer Wertigkeit umgedeutet worden. Die Blickrichtung wird dabei nicht selten weg vom Tumorleiden und hin zu grundsätzlichen Fragen des Lebens gerichtet.

Welchen Anteil an der Lebensqualität hat die Zeit? Gewiss bedeutet Zeitgewinn nicht immer auch Gewinn an Lebensqualität. Die Lebenszeit wird nie allein durch ihre Dauer zu einer angenehmen Zeit werden. Ruft nicht vielmehr die Diagnose Krebs in uns ein Wissen um die Endlichkeit unseres Lebens wach, das wir im Alltag normalerweise verdrängen? Diese Betrachtungsweise eröffnet eine zunächst überraschende Unabhängigkeit vom Phänomen der fortlaufenden Zeit. Zum einen erhalten die Erlebnisse und Erfahrungen durch höhere Intensität an sich einen viel höheren Stellenwert als ihre Dauer. Ein glückliches kurzes Leben werden viele vielleicht als angenehmer beurteilen als ein leidvolles langes Leben. Zum anderen ermöglicht die Konfrontation mit der ohnehin unausweichlichen Endlichkeit des menschlichen Lebens die sehr seltene Gelegenheit, den eigenen Erlebnis- und Erfahrungshorizont wesentlich zu erweitern.

Religiöse oder philosophische Fragen stehen mit einer drängenden Intensität vor Augen, die sich im Alltag normalerweise nicht ergibt. Dieses bezieht selbstverständlich alle Beteiligten mit ein: die Kranken, die Angehörigen und die Therapeuten. Somit lohnt es sich, Möglichkeiten zu einer Auseinandersetzung mit dem Sterben und dem Tod anzubieten und zu suchen. Hierzu können entsprechende Räumlichkeiten gehören, die in Krankenhäusern zur Verfügung stehen sollten. Hierzu kann auch der Gang in die Natur gehören. Viele müssen die Kunst des Lebens und Genießens wiederentdecken (8).

Gerade die Naturvölker verbinden das Ausleben ihrer religiösen Auffassungen oftmals mit Ritualen, in denen die Endlichkeit des menschlichen Lebens und die immer gegenwärtige Nähe von Tod und Leben zum Ausdruck kommen. Bestimmte Tänze und Lieder sind Traditionen, die in vielen Fällen Ängste lindern, bevor sie überhaupt auftreten.

Millionen sehnen sich nach Unsterblichkeit,
wissen aber nicht, was sie mit sich an einem
regnerischen Sonntagnachmittag anfangen könnten.
Susan Ertz (9)

Für alle notwendigen Therapieplanungen sollte nach Möglichkeit immer so viel Zeit zur Verfügung stehen, wie für die Betroffenen notwendig ist, um Entscheidungen mit Überzeugung zu treffen. Vorschnelle Handlungen helfen oftmals nicht weiter, weil sie nicht mehr rückgängig gemacht werden können. Wer sich einmal für oder gegen eine Operation entscheidet, muss dies mit einer Überzeugung tun, die so groß ist, dass zu einem späteren Zeitpunkt keine Selbstvorwürfe daraus erwachsen. Manchmal gelingen solche Entscheidungen in Sekundenbruchteilen, manchmal braucht es viele Gespräche mit verschiedenen Ärzten an verschiedenen Orten und auch viele schlaflose Nächte.

Die Kranken sollten niemals zögern, solange nachzufragen, bis alle Fragen geklärt sind, über die Unklarheit besteht. Auch sollten die Dinge, die nicht vorhersagbar sind, wie beispielsweise die individuelle Verträglichkeit einer Therapie, offen als nicht sicher vorhersagbar benannt werden. Die Aufklärungsgespräche sind nicht nur dazu da, den Kranken die bekannten Risiken von chirurgischen Eingriffen oder Chemotherapien darzulegen. Sie sollten den Patienten auch helfen, wichtige Abläufe der jeweils nachfolgenden Therapieschritte und deren Konsequenzen kennenzulernen. Unterschriften zur Aufklärung sollten nicht geleistet werden, wenn keine Klarheit über den Ablauf und die Konsequenzen besteht. Dies gilt auch für alle weiteren Therapieentscheidungen. Oftmals sind mündliche Einverständniserklärungen rechtlich ausreichend. Dennoch sollten und müssen Ärzte und Patienten auf schriftlichen Einverständniserklärungen zu den Therapien bestehen, die eine ausführliche Aufklärung zur Voraussetzung haben. Auch aus diesem Grunde sollten die Patienten Kopien aller Arztbriefe und Befunde erhalten, damit die Therapie und die Absprachen beiderseitig dokumentiert werden können.

Der Grund für diese Empfehlung zur doppelten Buchführung ist nicht vordergründiges Misstrauen. Vielmehr kann es beispielsweise in Notfallsituationen sehr hilfreich sein, die Kopie eines aktuellen Arztbriefes immer bei sich zu tragen, damit die dann behandelnden Ärzte an Ort und Stelle über wichtige Informationen verfügen. Nicht selten gibt es Arzneimittelunverträglichkeiten, Allergien oder andere Besonderheiten, wie beispielsweise infolge der Chemotherapie erniedrigte Leukozytenwerte.

Gesagt ist nicht gehört
Gehört ist nicht verstanden
Verstanden ist nicht einverstanden
Konrad Lorenz (10)

Alle diese Informationen sind auch dann wertvoll, wenn sich die Kranken und ihre Angehörigen eine zweite Meinung zur geplanten Behandlung einholen möchten, und auch dann ist der Informationsfluss vereinfacht, wenn der Kranke selbst über Unterlagen verfügt. Eine zweite Meinung einzuholen ist nie verkehrt und erhöht im Zweifelsfall das Zutrauen in die empfohlenen Therapien.

In einer Untersuchung zur Genauigkeit von Mammographiebefunden konnte zum Beispiel gezeigt werden, dass Radiologen, die mindestens 5000 Mammographien jährlich befunden (etwa in zentralen Einrichtungen in England), Brustkrebs mit einer wesentlich höheren Trefferquote erkennen, als ihre Kollegen, die nur etwa 300 bis 400 Mammographien im Jahr begutachten. (11)

! Insbesondere bei unklarer Befundlage sollte die Zweitmeinung eines Arztes aus einem onkologischen Zentrum unbedingt eingeholt werden!

Um Vertrauen bezüglich der Therapie zu gewinnen, um eine vollständige Aufklärung zu erreichen und die Konsequenzen verschiedener Behandlungswege abschätzen zu können, braucht man Zeit. Gegenseitige Information aller Beteiligten ist im Idealfall die Grundlage für alle Therapieentscheidungen. Eile und Zeitdruck sind schlechte Berater bei der Erstellung eines Konzeptes. Der Erfolg jedes Therapiekonzeptes hängt wesentlich auch vom Einverständnis und dem daraus resultierenden Zutrauen ab, das alle Beteiligten einbringen. Beiderseitiges aufmerksames Zuhören stellt gegenseitigen Respekt und Vertrauen her. Daraus wiederum erwächst eine menschliche und fachlich gewinnbringende Beziehung.

Ein Exkurs über die Zeitvorstellung bei den Indianern

Meine erste Erfahrung mit der Uhrzeit kam, als ich eingeschult wurde. Ich lernte nicht viel in der Schule, aber ich lernte, daß die Schule mehr von der Uhr geleitet wurde, als von den Lehrern und daß das schlimmste Verbrechen, das man jemals begehen kann, das Zuspätkommen ist. Aber die Zeit, nach der ich mich bewegte, war keine Uhrzeit. Deswegen hatte ich Schwierigkeiten.

Meine Zeit sagte mir, daß es, wenn es kalt und regnerisch war, an der Zeit sei, im Haus zu sein, und dann war es in der Schule besser, als überhaupt kein Dach über dem Kopf zu haben. Aber es gab viele sonnige und schöne warme Tage im Frühjahr, und dann rief mir jede Zelle meines Körpers zu, daß es keine Zeit war, um im Haus zu bleiben. Dann war es Zeit, um draußen in Sonne und Wind, in Wald und Flur, hineinzurennen.

Eile und Zeitdruck sind schlechte Berater.

So gab es viele schöne Tage, an denen ich, bevor ich in die Schule gelangte, bereits wußte, was ich tun würde. Nachdem ich 10 oder 15 Minuten im Klassenzimmer war, meldete ich mich und ließ mich entschuldigen. Unsere Schule war auf dem Land, und die Toiletten waren draußen. Beim ersten Versuch ließ man mich oft nicht gehen und beim zweiten auch nicht. Aber am Ende ließ mich die

Lehrerin doch raus, und wie ein Hase sprang ich schnell davon, um den Rest des Tages nicht zurückzukehren. Natürlich gelang mir dies nur die ersten paar Male, dann weigerte sich die Lehrerin, mir weiterhin zu vertrauen. Dann schickte sie meistens noch einen anderen Jungen mit, wenn ich auf die Toilette durfte. Er wurde dafür verantwortlich gemacht, daß ich zurückkehrte. Sobald wir draußen waren, packte ich den Jungen am Hemd und versuchte so gemein zu sein, wie ich konnte. Ich hielt ihm meine Faust vors Gesicht und sagte: „Wenn du versuchst, mich aufzuhalten, schlag ich dich kaputt." Dann sprang ich über den alten Zaun, der die Schule umgab und war fort. Der andere aber hatte zu große Angst, ohne mich in die Klasse zurückzugehen. So hatte die Lehrerin statt eines Schülers zwei verloren.

Im Klassenzimmer hörte ich auch zum ersten Male diese komischen Hinweise auf die Zeit, die mich damals total verwirrten und mir bis zum heutigen Tag nichts bedeuten. Wenn wir zum Beispiel morgens in die Klasse kamen, rief die Lehrerin: „Beeilt euch Kinder. Hängt eure Mäntel und eure Mützen auf. Wir dürfen nicht mehr Zeit als notwendig verlieren." Nun ließ mich dieses annehmen, daß Zeit verloren gegangen war. Ich konnte der Versuchung nicht widerstehen, immer wieder unter die Pulte und in die Ecken zu schauen, ob sie sich vielleicht dort versteckt hielt. Aber hierin irrte ich mich.

Allmählich lernte ich, daß man, wenn man Zeit verloren hat, sie niemals wiederfinden kann.

Es gab jedoch etwas anderes, was man tun konnte. Wenn wir sehr brav gewesen waren, las uns die Lehrerin eine Geschichte vor. Sie machte uns immer klar, daß Geschichten nur dem Vergnügen dienten – eine Art Ferien waren sie; sie hatten mit dem wirklichen Schulbetrieb, der aus harter Arbeit bestand, nichts zu tun. Ich genoß es, vorgelesen zu bekommen und war immer traurig, wenn die Geschichte zu Ende war. Sobald sie mit Vorlesen fertig war, sprang sie auf und sagte mit einer geschäftigen Stimme: „Jetzt müssen wir aber schwer arbeiten, um die verlorene Zeit wieder gutzumachen."

So lernte ich, daß, obwohl man verlorene Zeit niemals wiederfinden könne, es doch möglich war, dieses Verbrechen durch besonders harte Arbeit wieder gutzumachen. Ich lernte übrigens auch, gute Zeiten mit verlorener Zeit und schlechte Zeiten mit eingesparter Zeit in Verbindung zu bringen. Die arme Lehrerin war von der Zeit wie besessen. Sie konnte nicht oft genug wiederholen, wie wertvoll die Zeit ist. Es gab keinen Tag, an dem sie versäumte, mir zu sagen, daß ich keine Zeit zu verschwenden hätte. Nichts machte ihr mehr Freude, als uns Ab-

kürzungen zu zeigen, die, wenn wir sie lernten, uns helfen sollten, Zeit zu sparen. Mir kam es so vor, als wolle sie uns zur Eile antreiben; schneller, schneller, schneller; das Leben ist ein Wettrennen gegen die Zeit. Es ist doch komisch, daß man auch in der Schule etwas anderes lernt, als man beigebracht bekommt, so daß ich übers Rechnen und Buchstabieren in den ersten Schuljahren wenig lernte. Aber ich lernte eine Menge über die Zeit. Ich lernte, daß man Zeit verlieren, sparen und gutmachen kann. Im späteren Leben, als ich hörte, daß Zeit auch Geld ist, habe ich dem herzlich zugestimmt.

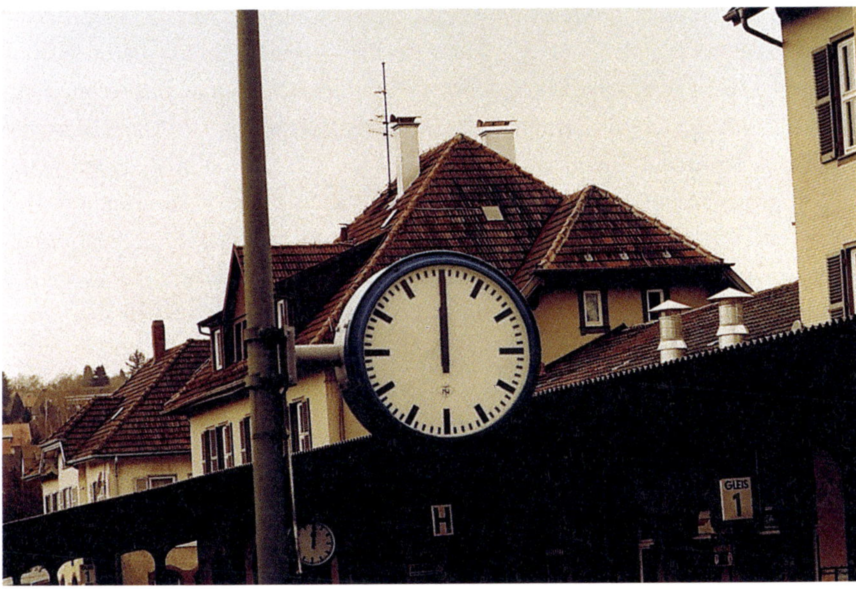

Trotz Uhr: Zeitempfinden ist subjektiv.

Ich hörte einmal eine Bemerkung meiner Mutter, daß eine Frau aus der Nachbarschaft Zeit zur Hand habe. Bei der ersten Gelegenheit schaute ich mir die Hände dieser Dame sehr aufmerksam an und war enttäuscht, als ich feststellen mußte, daß sie ganz normale Hände hatte. Sie trug nicht einmal eine Armbanduhr.

Ich besitze heute eine Armbanduhr, die mir jemand mal geschenkt hat. Ich kann die Zeit ablesen. Das lernte ich, als ich mit 15 Jahren in einem Holzfällerlager arbeitete und dem Zeitkontrolleur nicht traute. Ich vermute jedoch, daß andere Menschen mehr Freude an ihren Uhren haben, als ich an meiner. Für sie ist eine Uhr ein genaues und notwendiges Instrument. Sie können sich darauf verlassen; es hilft ihnen irgendwie, ein besseres Leben zu führen. Für mich ist eine Uhr eine wunderbare Ansammlung von Rädchen, Federn und Schaltungen. Ich habe eine Vorliebe dafür, hinten die Klappe zu entfernen und der empfindlichen Maschinerie, die so wunderschön läuft, zuzuschauen. Wenn meine Uhr das Glas hintendrauf statt vorne hätte, würde ich sie sicher Tag und Nacht tragen.

Früher trug ich sie täglich, aber schaute nie drauf. Ich trug sie wohl bloß, weil ich sie besaß. Vielleicht war das Tragen der Uhr eine Art Verpflichtung, wie das Tragen eines Schlafanzuges. Wenn man einen Schlafanzug zu Weihnachten bekommt, fühlt man sich verpflichtet, ihn zu tragen, obwohl es ziemlich lächerlich erscheint, daß man sich während der Feier anzieht, um ins Bett zu gehen.

Ich habe mir mal überlegt, was passieren würde, wenn Uhren in Synkopen ticken würden. Stell dir vor, deine Uhr hätte einen Rockrhythmus und meine einen Bluesrhythmus. Was für Verabredungen würden wir dann einhalten? Welchen Zeitplänen würden wir folgen?

Mein Problem ist, daß es mir nie möglich war, die Information zu erfahren, die meine Uhr mir liefert und für die sie konstruiert ist. Eine Uhr handelt von Stunden, Minuten und Sekunden, von Zeitabschnitten. Ich habe die Zeit noch nie in Abschnitten erlebt, und ich mißtraue Dingen, die ich nicht selbst erfahren habe. Ich bezweifle ihre Existenz.

Es liegt nicht daran, daß ich es nicht versucht hätte. Ich habe schon oft mit der Uhr in der Hand gesessen und den Sekundenzeiger beobachtet, wie er sich im Kreis bewegt. Wenn ich mir die Uhr ans Ohr hielt, habe ich auch schon oft die kleine Stimme gehört, die leise die Stunden vorbeiflüstert – tick, tick, tick. Dann sagte ich mir: „OK, Wilfred, nun werden wir mal eine dieser kleinen Sekunden einfangen und wirklich sehen, wie sie sind.“ Dann habe ich mich wie eine Katze, die eine Maus fangen will, hingekauert und gesagt: „Jetzt! ... da ... das war eine Sekunde.“ „Neee ... ich hab' sie verpaßt.“

„Na gut ... versuch ich es nochmal, ... jetzt ... das war eine Sekunde.“ „Neee ... wieder nicht eingefangen.“

Manchmal habe ich bis zu einer Stunde dagesessen, um eine Sekunde einzufangen. Ich wollte bloß mal wirklich wissen, wie sie sich anfühlt. Es ist mir niemals gelungen. Dann habe ich mir gesagt: „Na, die sind einfach zu schnell, die Sekunden. Ich versuche es mal mit Minuten.“ Dann saß ich da und betrachtete den Minutenzeiger, während ich mit dem anderen Auge den Sekundenzeiger im Auge behielt, bis er eine ganze Umdrehung gegangen war. Dann sagte ich mir: „Jetzt ... das ist eine Minute!“ Ich habe mich zurückgelehnt und versucht, voll auszukosten, wie eine Minute ist. Es hat nichts genützt, ich habe nichts gefühlt. Es hätte genausogut eine halbe Minute oder fünf sein können. Die Wahrheit ist, daß sogar die beste Uhr keinen Fetzen Zeit enthält. Zeit ist nicht in Zeitabschnitten. Zeit ist nicht in Stunden, Minuten und Sekunden. Zeit ist der ununterbrochene Zusammenhang der Erfahrung. Unser Verständnis des Verstreichens der Zeit verhält sich völlig relativ zur Gegenwart. Das heißt, es ist abhängig von unserer Beschäftigung im Hier und Jetzt. Wenn das Engagement minimal und das Interesse gering ist, wächst die Angst. Dann siehst du, wie du bangevoll darauf wartest, daß etwas Interessantes passiert. Wartezeit ist lange Zeit, egal, was die Uhr sagt.

Als ihr zum Beispiel noch unkorrumpierte unverplante Kinder wart, wie lange hat da eine Stunde mit den Eltern in der Kirche am Sonntag gedauert? Als ihr noch Schüler wart, wie lange dauerte damals die letzte Woche vor den großen Ferien? Das Warten ist eine angstvolle Hölle der Wochen, Tage und Stunden. Sie können einem wie Monate, wie Jahre und Jahrzehnte vorkommen.

Kindern und Indianern ist das totale Engagement im Hier und Jetzt noch möglich. Und der Raum ist zeitlos. Aber Indianer und Kinder werden auch dazu gezwungen, sich Zeitplänen und Routinen unterzuordnen. Wie hoch ist der Preis dafür? Zeitlosigkeit ist ewig. Und nur diejenigen, die in der zeitlosen Gegenwart leben, erfahren das ewige Leben. Vielleicht ist die Zeit nicht mehr als eine Art und Weise, wie jeder Mensch sich und seine Existenz auf der Welt erlebt. Wenn das wahr ist, dann waren meine innigsten Erfahrungen zeitlos – außerhalb der Zeit. Die nächstbesten Erfahrungen waren die, wo mein Leben ganz im Einklang mit der Zeit des ersten Schneefalls, der Zeit des Ahornsirups war. Die wertlosesten und schmerzvollsten waren die, wo ich gezwungen wurde, mein Leben an Zeitpläne und Termine anzupassen.

Wawashkesh (12)

Denn Zeitgewinn ist nicht Lebensgewinn, und wenn wir versuchten, dem Kosmos ein Schnippchen zu schlagen, und, drüben angelangt, weder vorwärts noch rückwärts gingen, sondern mit unseren sechs Stunden sitzen blieben und sie hüteten wie Fafnir den Hort, so würde damit der uns organisch beschiedenen Lebensfrist nicht eine Sekunde hinzugefügt sein.

Thomas Mann (13)

Alles zu seiner Zeit

Die biblische Maxime „Alles zu seiner Zeit" wird zunehmend in wortwörtlicher Hinsicht zum Bestandteil ärztlichen Handelns (14). Viele Abläufe im Körper unterliegen bekanntermaßen einer zeitlichen, beispielsweise zirkadianen Rhythmik. So sind die Körpertemperaturen abends grundsätzlich am höchsten. Die Akupunktur kennt bestimmte festgelegte Perioden, zu denen im Laufe eines Tages Organfunktionen besonders aktiv sind. Auch die Empfindung von Schmerzen ist nicht zu allen Tageszeiten gleich. Für die meisten Menschen gilt deshalb, dass eine Zahnbehandlung am Nachmittag am wenigsten Schmerzen bereitet. Herzinfarkte ereignen sich schwerpunktmäßig vormittags. Mittlerweile gibt es aus diesem Grund die Sparte der Chronobiologie* und auch der Chronopharmakologie*. Auch bestimmte Medikamente wirken offensichtlich besser, wenn sie zu bestimmten Tageszeiten eingenommen werden. In verschiedenen Studien wird derzeit versucht, die Wirksamkeit und Verträglichkeit von Chemotherapien durch spezielle Verabreichungszeiten zu verändern. Etabliert ist beispielsweise bereits die 24-Stunden-Dauerinfusion über spezielle Pumpensysteme bei bestimmten Formen des Darmkrebses. Diskutiert wird, dass die Verabreichung nach chronobiologischen Gesichtspunkten unerwünschte Wirkungen der Therapie reduzieren kann. Seit einiger Zeit wird auch der Frage nachgegangen, ob die Operation beim Brustkrebs zu einer bestimmten Phase des Menstruationszyklus oder angepasst an eine bestimmte Hormonlage die Häufigkeit der Metastasenbildung reduzieren kann (15). Die chronobiologische Forschung steht allerdings am Anfang, so dass noch kein Anlass für übertriebene Hoffnungen besteht.

*Chronobiologie: Die Wissenschaft vom zeitlichen Ablauf und Rhythmus der Körperfunktionen

*Chronopharmakologie: Die Wissenschaft von den Wechselwirkungen zwischen Medikament und Organismus in Abhängigkeit von der Tageszeit

Hilfe beim Umgang mit Angst und Schmerzen

Alle Betroffenen brauchen Hilfe. Worin kann diese Hilfe bestehen?

Jeder denkt zunächst: Die Krebserkrankung bekämpfen, Schmerzen und Leiden lindern, die Erkrankung im Idealfall – und das ist heute in vielen Fällen möglich – heilen.

Zu allererst aber gilt es, die Angst zu bewältigen. Die Angst hilft nicht dabei, gesund zu werden. Durch Angst wird alles noch schlimmer.

Wo die Angst weniger wird, beginnt die Hoffnung Wurzeln zu schlagen. Das vorliegende Buch ist nicht dazu geschrieben worden, den Leserinnen und Lesern Patentrezepte für die Bewältigung von Angst bei Krebserkrankungen an die Hand zu geben. Es kann nur ein Wegweiser bei der Suche nach dem jeweils bestmöglichen individuellen Weg sein. Es gibt nur wenige feste Regeln und Vorgaben. Alle Betroffenen – Kranke, Angehörige und Ärzte – sind daher zu ständiger Suche angehalten.

Keine Therapie ist ohne die Bereitschaft, das Einverständnis und die Kraft der Kranken und ihrer Angehörigen möglich. Deshalb gilt es zunächst, die Angst wahrzunehmen und zu respektieren und dennoch beharrlich Mut zu stiften. Die eigentliche Therapie stellt vor diesem Hintergrund erst den zweiten Schritt der Behandlung dar. Die Motivation hierfür resultiert aus der Hoffnung auf den Erfolg, auch wenn Erfolg gerade im Fall einer fortgeschrittenen Krebserkrankung nicht automatisch mit Heilung gleichgesetzt werden kann.

Die Basis jeder Therapie ist Vertrauen und Hoffnung. Dieses Buch, geschrieben von Kranken, Angehörigen und Ärzten, möchte Mut machen, Vertrauen und Hoffnung zu suchen. Vertrauen und Hoffnung werden nicht geschenkt und kommen mit mühevoller täglicher Arbeit in unser Leben. Oder auch gerade mit dem Gegenteil, mit Entspannen und Ruhen. Auch letzteres gelingt nicht ohne weiteres, und auch dafür braucht man vielleicht Anleitungen. Einen besonderen Stellenwert haben offensichtlich die Körpererfahrung, beispielsweise durch fernöstliche Bewegungstherapien oder sportliches Training, und die Musik. Die Musik sowohl in Form von Hören, als auch in Form von aktiver Beteiligung, etwa im Gesang oder Tanz.

Zwei wesentliche Bestandteile im Umgang mit der Angst sind die Bewältigung von Schmerzen und die Körperwahrnehmung. Es ist unabdingbar wichtig, eine gute schmerztherapeutische Begleitung an seiner Seite zu wissen, wenn Schmerzen vorhanden sind. Schmerzen sind etwas zutiefst Subjektives und Relatives. Gerade deshalb ist es wichtig, dass sie von den Leidenden auch mitgeteilt und geäußert werden. Etwa 70% der Krebspatienten in fortgeschrittenen Stadien klagen über Schmerzen, wobei circa 50–80% dieser Menschen zumindest zeitweise keine befriedigende Schmerztherapie erhalten. Die Therapeuten sind auf möglichst zeitige und präzise Informationen zu Schmerzzuständen angewiesen, um die optimalen Hilfen anbieten zu können. Zeitig meint hier, dass auch leichte oder beginnende Schmerzphänomene geschildert werden sollten.

Ist der Schmerz erst einmal im Menschen festgesetzt und chronisch, so wird es immer schwieriger, ihm optimal zu begegnen. Wer Schmerzen hat, sollte keinesfalls zögern, dieses sofort und detailliert den Betreuenden mitzuteilen.

Die Schmerztherapie besteht keinesfalls nur aus Medikamenten (Tabletten, Spritzen, Zäpfchen, Pflaster). Oft sind Entspannungstechniken, Massagen, Bewegungsübungen, Bäder oder Akupunktur hilfreich. Nie sollte vergessen werden, gerade bei Schmerzzuständen schöne angenehme Dinge wie etwa Musik oder die freie Natur (falls möglich) zu konsultieren. Einfache Mittel wie ausreichendes Trinken oder eine Kopfhautmassage mit Minzöl sind vielfach dienlich.

Falls Medikamente zum Einsatz kommen müssen, ist auf eine regelmäßige, das heißt in der Regel eine vorbeugende Einnahme unbedingt zu achten. Auch hier gilt, dass es sinnvoll ist vorzubeugen und die Medikamente nach möglichst exakten Zeitplänen einzunehmen. Diese müssen mit dem Therapeuten ausgearbeitet werden. Der Zeitplan für die Einnahme ist häufig ebenso wichtig, wie die Auswahl der Präparate. Es ist wichtig festzuhalten, dass die regelmäßige Einnahme meist dazu führt, dass in der Summe sogar weniger Schmerzmittel verbraucht werden müssen als bei einer unregelmäßigen Einnahme. In jedem Fall ist die regelmäßige Einnahme zumeist effektiver. Bei schweren, lange dauernden Schmerzzuständen kommen heute deshalb auch Schmerzpflaster zum Einsatz, die auf die Haut aufgeklebt werden können und einen dauerhaften gleichmäßigen Wirkspiegel des Medikaments ermöglichen. Viele Patienten akzeptieren die Schmerzpflaster vor allem, weil sie nicht – wie sonst in der Regel nötig – ständig zu festgesetzten Zeiten Tabletten schlucken müssen.

An dieser Stelle muss darauf hingewiesen werden, dass in der Regel zunächst immer eine einzelne schmerzstillende Substanz eingenommen werden sollte und keine Kombinationen. Es gibt diesbezüglich ein Stufenschema, das von der Weltgesundheitsorganisation (WHO) erarbeitet wurde und allgemein anerkannt ist.

WHO-Schema zur Medikamentösen Schmerztherapie

Stufe 3	Starkes Opioid* und Nicht-Opioidanalgetika* und Adjuvantien*, zum Beispiel Buprenorphin, Fentanyl, Hydromorphon, Morphin, Oxycodon
Stufe 2	Schwaches Opioid und Nicht-Opioidanalgetika und Adjuvantien, zum Beispiel Dihydrocodein, Tilidin (+Naloxon), Tramadol
Stufe 1	Nicht-Opioidanalgetika und Adjuvantien, zum Beispiel Acetylsalilcylsäure, Diclofenac, Ibuprofen, Metamizol, Paracetamol

*Opioid: Substanz mit morphinartiger (u. a. schmerzstillender und beruhigender) Wirkung
*Analgetika: Allgemein schmerzstillende Substanzen
*Adjuvantien: Arzneimittel, die die Wirkung eines anderen Mittels unterstützen

Die Stufe 1 sieht zunächst den Einsatz von so genannten Nicht-Opioiden wie beispielsweise Acetylsalicylsäure, Paracetamol oder Metamizol vor. Wenn das Präparat aus dieser Gruppe in der richtigen individuellen Höchstdosierung keinen Nutzen bringt, sollte auf ein anderes Präparat der Gruppe 1 oder auf die Stufe 2, die so genannten schwachen Nicht-Opioide gewechselt werden. Hier sind zum Beispiel Tramadol oder Tilidin zu nennen. Die Stufe 3 beinhaltet die so genannten starken Opioide. Am bekanntesten ist das Morphin. Viele Patienten schrecken vor der Einnahme des

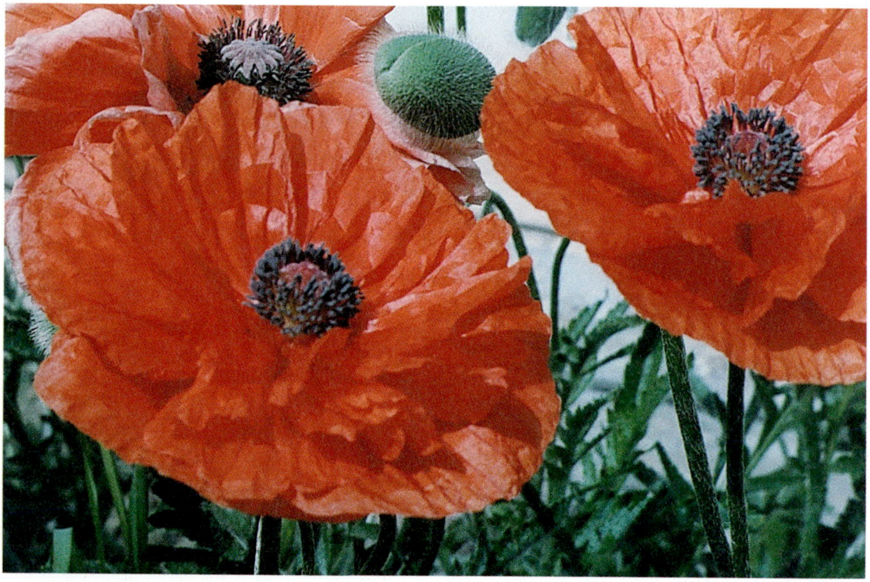

Mohnblumen (lat. papaver somniferum) bei Heringsdorf (Usedom). Der Milchsaft der reifen Kapseln liefert Opium.

Morphins zurück, weil sie entstehende Abhängigkeiten befürchten. Diese Sorge ist unbegründet. Wer Morphin wegen starker Schmerzzustände einnimmt, kann nicht abhängig werden. Unerwünschte Nebenwirkungen der Therapie können allerdings trotzdem eintreten. Zum Beispiel Mundtrockenheit, Stuhlverstopfung, Atemdepression, Schwitzen, Übelkeit, Erbrechen und andere. Das Morphin stellt ungeachtet dieser möglichen Nebenwirkungen, falls die Einnahme angezeigt ist, das am besten erforschte und am längsten erprobte Schmerzmittel dar. Die Einnahmedosis ist nach oben völlig offen, und es darf deshalb nicht vor hohen Dosierungen zurückgeschreckt werden, wenn sie notwendig sind.

Neu entwickelte morphinähnliche Substanzen wie zum Beispiel das Hydromorphon gelten heute als besser verträglich und sind von der Dosisanpassung noch besser steuerbar. Bei Tumorschmerzen, insbesondere, wenn andere schwere Leiden wie eine eingeschränkte Nierenfunktion hinzukommen, sollte das Hydromorphon rechtzeitig zur Dauerbehandlung eingesetzt werden. Wenn bei akuten Schmerzen eine schnelle Wirkung erforderlich ist, sollte man an den Einsatz von kurzzeitig wirksamem Hydromorphon oder Oxycodon denken.

Allerdings müssen beim Morphin (wie bei allen anderen Schmerzmitteln) häufig trotzdem bestimmte Co-Medikamente (so genannte Adjuvantien) eingesetzt werden, welche die optimale Wirkung vervollständigen bzw. erleichtern.

Nicht selten ist ein Schmerztagebuch hilfreich, um sich an die individuell beste Therapie herantasten zu können und Nebenwirkungen erfolgreich anzugehen.

Schmerz ist subjektiv, und die Leidenden müssen und dürfen deshalb ihren Leidensdruck so früh und so präzise wie möglich konsequent äußern. Ein weiterer Punkt bei der Bewältigung von Angst und Schmerzen ist die Art und Weise der Körperwahrnehmung. Auch in diesem Zusammenhang dürfen die angenehmen Aspekte des Lebens nie vergessen werden. Das, was zu gesunden Zeiten gut tat, kann auch an kranken Tagen eine Hilfe sein. Deshalb ist die Motivation zur Beschäftigung (und Ablenkung) mit schönen Dingen wie Musik, Sport, Tanz, Malerei, Literatur und vielem anderen so wichtig. Wenn der Krankheitsdruck so mächtig ist, dass all jenes keine Rolle mehr in der Wahrnehmung der Betroffenen spielt, ist das laufende Therapiekonzept zu hinterfragen.

Krebs und Sexualität

Eine große Rolle in unserer Zuversicht spielt natürlich auch die Sexualität. Die Aspekte in diesem Zusammenhang, gerade wenn es um Angst, Schmerzen und Motivation zu schönen Beschäftigungen geht, können hier nur andeutungsweise genannt werden. Leider ist die Bedeutung von Sexualität bei kranken Menschen in der Medizin bisher sehr vernachlässigt worden. Dabei sind Zärtlichkeit, körperliche Nähe und Wärme gerade dann, wenn Leid und Angst uns bedrohen, besonders wichtig.

Aus diesem Grund darf und muss das Thema Sexualität mit den Therapeuten ebenso offen besprochen werden, wie etwa das Thema Schmerz. Nach einer Umfrage amerikanischer Wissenschaftler wünschten sich 80% der befragten Krebskranken mehr Informationen zum Thema Sexualität. 75% der Befragten gaben an, das Thema von sich aus bei den Arztbesuchen aus Scham nicht angesprochen zu haben. Selbstverständlich gibt es keine Patentlösungen, wenn etwa bestimmte Körperfunktionen und Wahrnehmungen durch eine Operation oder Therapie (zum Beispiel Hormontherapien) beeinträchtigt sind. Die Lust ist gehemmt und die Angst, dem Partner nicht mehr genügen zu können oder abgelehnt zu werden, ist groß.

Konkrete Empfehlungen und viele hoffentlich dienliche praktische Ratschläge hierzu haben Stefan Zettl und Joachim Hartlapp in ihrem Buch Krebs und Sexualität zusammengestellt.

Hier werden die körperlichen Grundlagen der weiblichen und männlichen Sexualität beschrieben und Hilfen angeboten. Gerade in Krisenzeiten ist eine erfüllte intime Partnerbeziehung mit Sicherheit eine der wichtigsten Bewältigungsstrategien überhaupt.

Stefan Zettl und Joachim Hartlapp: Krebs und Sexualität – Ein Ratgeber für Krebspatienten und ihre Partner. 3. Auflage. Weingärtner Verlag, St. Augustin, 2008

Pflege – auch zu Hause

Weiter oben heißt es, dass die Heilung oder Besserung einer Krebserkrankung die Hauptaufgabe für alle Beteiligten sei. Alle chronisch Kranken, so auch viele Krebskranke, gehen allerdings mit ihren Angehörigen und Therapeuten einen langen gemeinsamen Weg. In dieser Zeit ereignen sich, abhängig oder unabhängig von der Erkrankung, vielerlei Dinge. Der berufliche Werdegang findet vorzeitig ein Ende, bekannte Mitpatienten versterben, Enkelkinder werden geboren, schöne Reisen werden unternommen, Partner werden verlassen, neue Bindungen entstehen und so fort. Alle diese ermutigenden und entmutigenden Dinge verändern die Einstellungen der Kranken und ihrer Angehörigen. Wer sich auf die langfristige Betreuung eines krebskranken Menschen einlässt, als Arzt oder Therapeut, braucht häufig nicht nur den Mut, mit Angst, Leid und Tod umzugehen. Man braucht auch einen langen Atem.

Vor allem aber braucht man die Offenheit für Veränderungen, neue Ansichten und nicht selten die Bereitschaft, ein ganz neues Leben zu beginnen. Das kann, wenn Schwäche und Schmerzen im Vordergrund stehen, ein Leben im Krankenzimmer sein. Es kann aber auch ein Leben in der Natur mit regelmäßigen ausgiebigen Wanderungen durch die Wälder sein. Es darf der Versuch unternommen werden, ein selbstbestimmtes Leben zu führen. Trotz aller Umstellungen und Einschränkungen, zum Beispiel finanzieller Art, die damit verbunden sein können.

Für alle Betroffenen wissenswert ist im Zusammenhang mit den persönlichen und finanziellen pflegerischen Aufwendungen, dass es an den meisten Orten mittlerweile ambulante Krankenpflegedienste gibt. Gerade dann, wenn Kranke bettlägerig werden oder sind und trotzdem zu Hause versorgt werden möchten oder müssen, ist die Hinzuziehung solcher Pflegedienste hilfreich. Sofern ein Arzt (zum Beispiel der Hausarzt oder der Onkologe) die medizinische Notwendigkeit der Pflegeleistung erkennt und bescheinigt, sind die Krankenkassen zur Zahlung verpflichtet. Die Pflegenden können dann zum Beispiel einmal täglich die häusliche Versorgung mit professionellen Kräften unterstützen (Lagerung der Kranken, Wundversorgung etc.) und diagnostische Kontrollen übernehmen (Blutdruck- und Pulskontrollen, Dekubitusprophylaxe etc.).

Bei medizinischer Notwendigkeit können vom Arzt auch Pflegehilfsmittel wie ein verstellbares Krankenpflegebett, ein Toilettenstuhl oder auch ein Sauerstoffgerät verordnet werden. Die Krankenpflegedienste vor Ort sind leicht über das Telefonbuch auffindbar. Immer mehr Arztpraxen beginnen auch Kooperationen mit bestimmten Pflegediensten, wodurch der Informationsfluss von den Pflegenden zu den Ärzten erheblich erleichtert wird. Viele Menschen könnten durch eine solche Zusammenarbeit zu Hause versorgt werden und möglicherweise auch zu Hause sterben. Viele Angehörige empfinden das Versterben im Krankenhaus als unwürdig und suchen nach alternativen Orten. Das Hospiz ist, sofern wohnortnah vorhanden, ein solcher Ort, in dem die Krankenpflege und das Sterben würdig begleitet werden können. Kranke, Angehörige und Ärzte sollten rechtzeitig gemeinsam über die möglichen Wege der Pflege zu Hause, im Krankenhaus, im Pflegeheim oder auch im Hospiz nachdenken. Oftmals ist eine Besichtigung vor Ort hilfreich. Eindeutige Verabredungen und Planungen sollten in der Familie angestrebt werden.

Exkurs: Patientenverfügung

In diesem Zusammenhang ist auch auf die so genannte **Patientenverfügung** hinzuweisen. Der Begriff Patiententestament sollte nicht verwendet werden, da es hierbei um erb- und vermögensrechtliche Fragen geht. (Diese Fragen sollten selbstverständlich bei Auftreten einer schweren Erkrankung auch geklärt werden, aber eben nicht im Zusammenhang mit einer Patientenverfügung.) Eine Patientenverfügung wird am besten schriftlich verfasst. Die Formulierungen sollen klar und eindeutig sein. Idealerweise wird sie sogar regelmäßig, z.B. einmal jährlich, mit Datum und Unterschrift bestätigt. Enthalten sein soll auch ein Hinweis auf Personen, die eine Kopie der Verfügung erhalten haben. Die Angehörigen und Pflegenden sollen über den Inhalt der Verfügung informiert sein. Patientenverfügungen können unterschiedliche Inhalte haben: In der so genannten **Vorsorgevollmacht** kann ein Patientenanwalt benannt werden (in der Regel eine Person, die eine halbe oder eine Generation jünger ist als der Verfasser der Vollmacht). Dieser Patientenanwalt soll über die medizinischen Fragen und Behandlungswünsche Auskunft geben können, wenn die Betroffenen selbst dazu nicht mehr in der Lage sind. In der **Vorausverfügung** sind die Behandlungswünsche (Begrenzung oder gewünschter Abbruch einer Behandlung) enthalten. Es soll klar und deutlich beschrieben sein, welche Therapien, Medikamente und Behandlungen die Betroffenen für sich möchten und welche nicht. Schließlich gibt es die Betreuungsverfügung, in der die Betroffenen mögliche Personen für eine **Betreuungspflegschaft** vorschlagen. Sollte eine Betreuungspflegschaft notwendig werden, orientieren sich die Behörden im Zweifelsfall an dieser Verfügung.

Patientenverfügungen vermitteln den behandelnden Ärzten und Pflegern sowie den Angehörigen den Willen des Patienten, wenn dieser ihn nicht (mehr) selbst äußern kann.

Die Patientenverfügung ist in Deutschland durch das Dritte Gesetz zur Änderung des Betreuungsrechts im Bürgerlichen Gesetzbuch (BGB) verankert. Das Gesetz trat am 01. September 2009 in Kraft. Die Betroffenen sollten die Verfügung oder einen Verweis auf die Verfügung am besten zusammen mit dem Personalausweis und der Versichertenkarte immer bei sich tragen. Zu Beginn einer stationären Behandlung soll in jedem Fall auf die Patientenverfügung hingewiesen werden.

Eigene Initiative

Kaum zu glauben: Auf die häufig von Betroffenen an die Ärzte gestellte Frage: „Was kann ich denn dazu beitragen, nach meiner Krebserkrankung gesund zu bleiben?“ erfolgt noch viel zu oft die Antwort: „Essen Sie, was Ihnen schmeckt, leben Sie weiter wie bisher und schonen Sie sich. Kommen Sie zur nächsten Nachsorge am ...“

Diese sicher gut gemeinten beschwichtigenden Worte sind kontraproduktiv und lassen die vielfältigen Möglichkeiten der Selbsthilfe völlig außer acht. 1979 riefen besonders aktive Krebskranke in der Sonnenbergklinik zusammen mit ihren Ärzten einen Gesundheitsplan zur langfristigen Rehabilitation Krebskranker ins Leben. Mit Fördermitteln der Deutschen Krebshilfe e. V. wurde ein Sorgentelefon eingerichtet und die Ausbildung von onkologischen Laienhelfern ins Leben gerufen. Der damalige Leiter der psychoonkologischen Abteilung der Klinik, Hartwig Keute, bemühte sich, den Wandel der Betroffenen vom Patienten (lateinisch patiens = erduldend, erleidend) zum aktiven Mithelfer, dem Aktiventen zu unterstützen.

Nach Untersuchungen von Keute und Douwes (16) sind etwa ein Drittel aller Patienten von sich aus bereit, ihre Krebskrankheit als Anlass zu nehmen, im eigenen Leben etwas zu verändern. Bei fast zwei Dritteln aller Patienten bestehen jedoch zunächst Barrieren hinsichtlich einer umfassenden Lebens- und Verhaltensveränderung. Diese Patienten würden an umfassenden Gesundheitsprogrammen nicht von sich aus teilnehmen, wären aber einem gesundheitspädagogischen Ansatz zugänglich.

Als bahnbrechend kann in diesem Zusammenhang die Arbeit von Spiegel, Bloom, Kraemer und Gottheil betrachtet werden, die bereits 1989 in der Zeitschrift *The Lancet* veröffentlicht wurde (17). Diese medizinische Fachzeitschrift gilt als eine der renommiertesten weltweit. Nachgewiesen wurde von Spiegel und seinen Mitarbeitern in einer klinischen Studie bei Frauen mit fortgeschrittenem Brustkrebs, dass sich die durchschnittliche Überlebenszeit verdoppelte, wenn die Frauen zusätzlich zu den üblichen onkologischen Therapien Unterstützungsgruppen besuchten, in denen sie meditative Techniken lernten und soziale Beziehungen und eine Auseinandersetzung mit dem Leben und der Krankheit trainierten.

Anregungen für die Eigeninitiative enthält Teil II dieses Buches. Vielleicht wird der Tod immer drohend mit im Raum sein, vielleicht aber wird auch die Gewissheit, sterben zu müssen und sterben zu können, eine ungeahnte Ruhe spenden. Nichts wird mehr so sein, wie es war, und vielleicht liegt gerade darin auch eine unvermutete Chance zu Veränderung und Neubeginn. Vor diesem Hintergrund möchte dieses Buch auch eine Anregung zu schöpferischer Kreativität sein. Was immer die Leserinnen und Leser darunter verstehen mögen.

Vergessen Sie bitte niemals die immense Bedeutung von Entspannungs- und Meditationsübungen. Üben Sie regelmäßig, am besten ein- bis zweimal täglich. Es ist egal, ob Sie z. B. progressive Muskelentspannung nach Jacobson, Autogenes Training oder Yoga betreiben. In guter alter Tradition können Sie auch beten oder singen. Suchen Sie sich eine Technik, die zu Ihnen passt und perfektionieren Sie ihre Entspannungs- und Meditationsfähigkeit.

Anmerkungen

(1) Sontag, Susan: Krankheit als Metapher, 62
(2) ebd.
(3) zitiert nach: Sontag, Susan, 90
(4) Wilber, Ken: Mut und Gnade, 441
(5) siehe hierzu auch: Tausch, Anne-Marie: Gespräche gegen die Angst
(6) siehe hierzu auch: Krischke, Norbert R.: Lebensqualität und Krebs
(7) aus einem Brief von Treya Kilam Wilber, zitiert nach: Wilber, Ken, 390
(8) siehe hierzu auch: Verres, Rolf: Die Kunst zu leben
(9) Ertz, Susan, hier zitiert nach: Verres, Rolf (1994), 191
(10) zitiert nach: Arndt, Marianne, Vortrag vom 26. September 1996
(11) Meyer, Rüdiger: Mammographie. Erfahrene Radiologen befunden genauer, 929
(12) Wawashkesh (Wilfred Pelletier), in: Wagner, Waltraud: Zeit, das Fortschreitende oder die Ordnung, 45–49
(13) Mann, Thomas: Meerfahrt mit Don Quichote, 42

(14) Rehn, Axel: Die Zeit heilt, 51
(15) Hagen, A.; Hrushesky, V. J. M.; Torsten, U.; Weithel, H.: Der Operationszeitpunkt beim prämenopausalen Mammakarzinom, 282–289
(16) Keute, H., Douwes, F.: Einstellung von Krebskranken in der Nachsorge, 251
(17) Spiegel, D.; Bloom, J. R.; Kraemer, M. C.; Gottheil, E.: Effect of psychosocial treatment by survival of patients with metastatic breast cancer

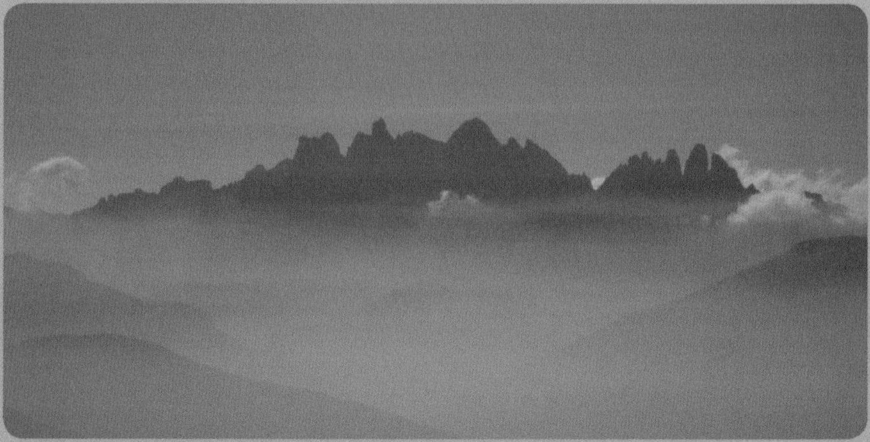

Stufen

Wie jede Blüte welkt und jede Jugend
Dem Alter weicht, blüht jede Lebensstufe,
Blüht jede Weisheit auch und jede Tugend
Zu ihrer Zeit und darf nicht ewig dauern.
Es muß das Herz bei jedem Lebensrufe
Bereit zum Abschied sein und Neubeginne,
Um sich in Tapferkeit und ohne Trauern
In andre, neue Bindungen zu geben.
Und jedem Anfang wohnt ein Zauber inne,
Der uns beschützt und der uns hilft zu leben.

Wir sollen heiter Raum um Raum durchschreiten,
An keinem wie an einer Heimat hängen,
Der Weltgeist will nicht fesseln uns und engen,
Er will uns Stuf' um Stufe heben, weiten.
Kaum sind wir heimisch einem Lebenskreise
Und traulich eingewohnt, so droht Erschlaffen,
Nur wer bereit zu Aufbruch ist und Reise,
Mag lähmender Gewöhnung sich entraffen.
Es wird vielleicht auch noch die Todesstunde
Uns neuen Räumen jung entgegensenden,
Des Lebens Ruf an uns wird niemals enden ...
Wohlan denn, Herz, nimm Abschied und gesunde!

Hermann Hesse: Glasperlenspiel

KAPITEL 2:
ENTSTEHUNG UND VORBEUGUNG VON KREBSERKRANKUNGEN

Worum es in diesem Kapitel geht:

- Erkrankungshäufigkeit und regionale Verteilungen
- Ursachen
- Vorsorgeuntersuchungen
- Studien zu Risiken der Krebsentstehung

Erkrankungshäufigkeit und regionale Verteilungen

Da es in Deutschland kein überregionales Krebsregister gibt, ist es sehr schwierig, präzise Angaben zu Häufigkeit und Verlauf von Krebserkrankungen zu machen. Im nachfolgenden Abschnitt wird daher von statistischen Problemen die Rede sein. Dabei werden Begriffe auftauchen, die in der Diskussion unter Fachleuten gebraucht werden. Diese Fachbegriffe werden mitunter verwirrend erscheinen und nicht immer im Einzelnen erklärt. Denn es soll an dieser Stelle aufgezeigt werden, wie groß die Schwierigkeiten sind, denen selbst Fachleute in der Diskussion um die Entstehung und Prävention von Krebserkrankungen gegenüberstehen.

1984 wurde durch Untersuchungen des Deutschen Krebsforschungszentrums in Heidelberg erstmals ein Überblick zur regionalen Verteilung von Krebserkrankungen und zur Krebssterblichkeit in Deutschland erstellt. Die Gesellschaft der epidemiologischen Krebsregister in Deutschland e. V. (GEKID) veröffentlicht unter www.gekid.de die jeweils aktuelle Datenlage. Diese wird aus den Landeskrebsregistern zusammengestellt. Die aktuellen Zahlen zeigen für die Zahl der Neuerkrankungen zuletzt einen leichten Anstieg. Rund 486.000 Menschen erkranken in Deutschland jährlich neu an Krebs. Die Neuerkrankungsraten unterscheiden sich laut GEKID-Atlas von Region zu Region. Die Erkrankungsrate ist in den neuen Bundesländern ebenso wie die Sterblichkeitsrate geringer als in den alten Bundesländern. Ebenso liegt die Rate der Brustkrebserkrankungen in

Bayern und Baden-Württemberg unter der in Nordwestdeutschland. Das Auftreten von Prostatakrebs ist in Niedersachsen, Mecklenburg-Vorpommern und Sachsen häufiger als in Süddeutschland.

Die unterschiedlichen Raten der Krebshäufigkeit werden unter anderem mit den Lebensbedingungen in Verbindung gebracht. Vermutet wird, dass die Frauen in der ehemaligen DDR Schutzfaktoren auf ihrer Seite hatten. Sie waren bei der Geburt ihrer Kinder durchschnittlich jünger, stillten ihre Kinder länger und nahmen weniger Hormonpräparate als die Frauen in der Bundesrepublik. Die insgesamt steigende Zahl der Brustkrebsfälle hängt auch mit der zunehmenden Verbreitung des Mammographie-Screening zusammen. Lungekrebs tritt in den Städten deutlich häufiger auf, als auf dem Land. Befürchtet wird eine weitere deutliche Zunahme. Die Zunahme von Lungenkrebs insbesondere bei Frauen liegt unter anderem darin begründet, dass Frauen in immer jüngerem Alter beginnen, Zigaretten zu rauchen. Lungenkrebs könnte schon bald Brustkrebs als häufigste Krebstodesursache ablösen.

Ursachen

Bei der Ursache von Krebserkrankungen geht man heute von einem multifaktoriellen Geschehen aus. Neben genetischen Einflüssen sind virale Infektionen, aber auch Schadstoffbelastungen – beispielsweise an bestimmten Arbeitsplätzen – und allgemeine Umweltbelastungen als gesicherte Mitverursacher von Krebserkrankungen bekannt. Diskutiert wird, ob und wie psychische Faktoren beziehungsweise lebensgeschichtliche Ereignisse die Entstehung einer Krebserkrankung fördern können. Nach Helm Stierlin und Ronald Grossarth-Maticek gilt auch chronischer Stress im Sinne einer schlechten Selbstregulation als ein Risikofaktor für die Entstehung von Krebs (1). Dieser Punkt wird später genauer ausgeführt.

Als Einzelrisikofaktor für die Entstehung von Lungenkrebs wird heute unumstritten das Zigarettenrauchen angesehen. Tumoren des Verdauungssystems werden mit an Sicherheit grenzender Wahrscheinlichkeit durch hohen Fettkonsum und geringe Aufnahme von frischem Obst und Gemüse in ihrer Entstehung gefördert. Auch Bewegungsmangel und Alkoholkonsum zählen zu den beachtenswerten Risikofaktoren (2).

Für den Brustkrebs gelten Faktoren wie frühe Menarche, späte Menopause, Übergewicht in der Menopause und eine hohe Mammographiedichte als risikoerhöhend (3). Zurecht steht zunehmend auch die Hormonersatztherapie in der Diskussion. Nach Hochrechnungen (4) sind etwa 10.000 Fälle von Brustkrebserkrankungen, die im Jahr 2000 diagnostiziert wurden, durch die Einnahme von Hormonpräparaten nach den Wechseljahren bedingt. Schätzungsweise 3100 Fälle von Gebärmutterkrebs und vermutlich 580 Fälle von Eierstockkrebs gehen ebenfalls auf die Einnahme von Hormonen zurück.

Etwa fünf Millionen Frauen nehmen zur Linderung oder Vermeidung ihrer Wechseljahresbeschwerden Hormonpräparate ein. Dies geschieht nicht ohne Risiken, und die Indikation muss im Einzelfall kritisch geprüft werden – insbesondere der Einsatz von kombinierten Präparaten. Im Zweifelsfall sollten zuerst naturheilkundliche Therapieverfahren, einschließlich Maßnahmen zum Stressmanagement, bevorzugt werden. Entspannungstechniken und moderates Ausdauertraining können bei Wechseljahrsbeschwerden ebenfalls hilfreich sein.

John R. Lee: Natürliches Progesteron – Ein bemerkenswertes Hormon. 4. Auflage. Akse Verlag, München 2011

Trotz des zum Teil gesicherten Wissens um vermeidbare Faktoren, zielen die Bemühungen in der Krebstherapie noch zu wenig auf präventive Maßnahmen. Nach Schätzungen des Deutschen Krebsforschungszentrums könnte durch Aufgabe des Zigarettenrauchens die Zahl der in Deutschland jährlich an Lungenkrebs Versterbenden um 36.000 bis 46.000 gesenkt werden (5). Interessanterweise würden aber die Kosten im Gesundheits- und Rentensystem durch die längeren Lebenszeiten der ehemaligen Raucher in die Höhe schnellen.

Vorsorgeuntersuchungen

Durch regelmäßige Vorsorgeuntersuchungen könnte im Sinne einer Früherkennung die Sterblichkeit an Krebserkrankungen wahrscheinlich deutlich gesenkt werden. Die Erfolge der Therapie und auch der Früherkennung sind im Zusammenhang mit Krebserkrankungen nur schwer abschätzbar. Neben möglichen statistischen Fehlschlüssen (siehe hierzu auch die nachfolgenden Kapitel) wird immer wieder der Einwand laut, dass sich beispielsweise die Überlebenszeit von Krebskranken infolge der Früherkennung nur scheinbar verlängert. Der Tumor wird, so die Kritiker, lediglich früher erkannt, die absolute Lebensspanne der Betroffenen bleibt möglicherweise gleich lang. Andere wiederum misstrauen den therapeutischen Ansätzen grundsätzlich, indem sie behaupten, dass auch der Verlauf einer Erkrankung durch die Diagnosestellung und die anschließende Therapie für die Betroffenen letztlich nicht positiv beeinflusst wird. Tatsächlich können wir aus wissenschaftlicher Sicht über den Verlauf von unbehandelten Krebserkrankungen nur wenig aussagen. Die Erkenntnis stützt sich auf Einzelfallbeobachtungen, die naturwissenschaftlich gesehen wenig Relevanz besitzen. Bilanzen, in denen von Erfolgen oder Misserfolgen der Krebsbekämpfung die Rede ist, sollten unabhängig von diesen Aspekten mit Vorsicht beurteilt werden. Auch darf gefragt werden, ob die Mehrzahl der Betroffenen überhaupt von einer Statistik über den allgemein zu erwartenden Krankheitsverlauf profitiert? Kann nicht der Krankheitsverlauf beim Einzelnen am Ende gerade die Ausnahme von der Regel sein? Mehr oder weniger wird hierauf zumindest immer dann besonders spekuliert werden, wenn eine bösartige Erkrankung diagnostiziert wird.

Studien zu Risiken der Krebsentstehung

Diesen Überlegungen zum Trotz sollen an dieser Stelle weitere Forschungen zur Entstehung von Krebserkrankungen vorgestellt werden.

Unabhängig von den Untersuchungen des Deutschen Krebsforschungszentrums hat der oben bereits erwähnte Ronald Grossarth-Maticek mit über hundert Mithelfern Studien zu möglichen Krebsrisiken durchgeführt. Diese Studien sind in ihrer Art und in ihrem Umfang sehr ungewöhnlich. Zu nennen sind im Wesentlichen drei große Untersuchungen: eine von 1963/65 bis 1986 laufende Studie in Jugoslawien, eine erste Studie in Heidelberg von 1971/72 bis 1996 und eine zweite Heidelberger Studie, die von 1973 bis 1978 und von 1988 bis 1996 lief (6).

Nicht nur die langen Untersuchungszeiträume, auch die Anzahl der Probanden ist ungewöhnlich. In allen drei Studien wurden zusammen 33.854 Menschen in 72.318 Interviews befragt. Der Umfang dieser Projekte brachte vielerlei Probleme mit sich, die bei sonst gewöhnlichen kürzeren und kleineren Untersuchungen nicht in dieser Weise auftreten. Vor allem der Wissenszuwachs, der sich unabhängig von den über mehrere Jahre laufenden Studien im allgemeinen ergibt, lässt sich nachträglich nur schwer integrieren. In der ersten Studie, die in Jugoslawien durchgeführt wurde, sind z.B. erbliche Dispositionen als Risikofaktoren noch unberücksichtigt geblieben (7).

Die späteren Forschungen von Grossarth-Maticek und Stierlin zeigen auf, dass die erbliche Belastung zu den Hauptrisikofaktoren für die Entstehung von Krebsleiden beim Menschen zählt. Wenn mehrere in direkter Erbfolge verbundene Familienmitglieder an Krebs erkrankt sind, steigt das Risiko für die Nachkommen, ebenfalls an Krebs zu erkranken (8).

Ein weiteres Ergebnis der drei großen Untersuchungen ist, dass Organvorschädigungen einem Krebsleiden Vorschub leisten können. Beispielsweise ergibt sich durch ständige Schädigung der Haut infolge übermäßiger Sonnenbestrahlung ein höheres Hautkrebsrisiko. Ebenso ergibt sich aus einer chronischen Bronchitis statistisch ein höheres Risiko, an Lungenkrebs zu erkranken (9).

Die Studien von Grossarth-Maticek und Stierlin bestätigen darüber hinaus, dass sich das fortgeschrittene Lebensalter ganz allgemein als Risikofaktor für Krebserkrankungen erweist. Bei vielen alten Menschen besteht ein Krebs, ohne dass irgendjemand davon weiß. Bestätigung erfährt auch, dass bestimmte Gifte kanzerogen (krebsauslösend) wirken. Genannt werden neben Tabakrauch unter anderem Autoabgase, Formaldehyd und Asbest.

Bis zu diesem Punkt bestätigen die Studien an über 30.000 Menschen die Untersuchungen des Deutschen Krebsforschungszentrums. Hinzukommen aber als fünfter Hauptrisikofaktor nach Grossarth-Maticek psychologische Faktoren, insbesondere Stress. Im engeren Sinne gemeint ist Dystress. Das heißt, die betroffenen Menschen fühlen sich kurzfristig oder dauerhaft in körperlicher und psychischer Hinsicht überfordert. Ein solcher Dystress kann sich aus bestimmten Familienkonstellationen heraus ergeben (10). Hier kann ein Zuviel an Sorge füreinander aber auch ein Mangel an der Umsetzung eigener Bedürfnisse einen Stressfaktor darstellen (11). Gerade dieser Punkt ist aber sehr missverständlich und muss mit Vorsicht beurteilt werden. Entsprechend der Grossarthschen Untersuchungen lässt sich (in einer groben Vereinfachung) vermuten, dass Menschen, die ihr Leben nicht auf die Umsetzung ihrer persönlichen Bedürfnisse abstimmen, ein höheres Risiko tragen, an Krebs zu erkranken. Es handelt sich dabei insbesondere um Bedürfnisse, deren Befriedigung von den Betroffenen als selbstsüchtig und eigennützig empfunden wird (12). Ein Beispiel hierfür ist das Bedürfnis, sich zu entspannen und zu regenerieren. Ein anderes Beispiel ist das Bedürfnis, sich gegen andere Menschen abzugrenzen.

Wie gesagt, handelt es sich bei diesen Aussagen nur um grobe Vereinfachungen, die der Komplexität nur unzureichend gerecht werden und hier lediglich als Beispiel dafür dienen sollen, dass auch unsere Verhaltensweisen und Einstellungen grundsätzlich einen Risikofaktor für die Entstehung von Krebserkrankungen darstellen können. Wichtig ist, dass in keinem Fall ein zwangsläufiger Zusammenhang besteht. Folgen wir Grossarth-Maticek und Stierlin in vorsichtiger Sichtweise, so scheint es möglich, durch das Hinterfragen und Ändern von persönlichen Einstellungen, Meinungen und auch Verhaltensweisen Einfluss auf unsere Gesundheit und unsere Krankheiten zu nehmen. Wie groß dieser Einfluss im Einzelfall sein kann, muss offen bleiben.

Grossarth-Maticek und Stierlin leiten als ein Hauptergebnis ihrer Untersuchung ab, dass Menschen, die in ihrer Autonomie gestärkt werden, ihr Risiko, an Krebs zu erkranken, verringern können. Das heißt, dass ein noch näher zu bezeichnendes Autonomietraining (nicht gleichzusetzen mit Psychotherapie) eine vorbeugende (präventive) Maßnahme gegen den Krebs darstellen kann. Die im vorigen Kapitel erwähnte prospektive Studie von Spiegel und Mitarbeitern bestätigt aber diese Auffassung. Diese Erkenntnis ist noch nicht allgemein anerkannt, verdient aber als Ergebnis der Grossarthschen Studien hier eine besondere Würdigung.

Um Missverständnissen vorzubeugen, sei nochmals erwähnt, dass mit dem Begriff Autonomietraining keineswegs die Psychotherapie gemeint ist. Letztlich geht es gerade nicht um Hilfen, die von außen, beispielsweise durch einen Psychotherapeuten, kommen müssen, sondern um die Selbsthilfe. So nehmen die Begriffe Selbstregulierung oder Selbstheilung einen breiten Raum in den Überlegungen von Grossarth-Maticek und Stierlin ein. In ähnlicher Weise argumentiert auch der amerikanische Arzt Carl Simonton. Es geht darum, sich in belastenden Lebenssituationen angemessen zu verhalten und angemessene Einstellungen zu den Ereignissen einzunehmen. Das Wort angemessen meint immer die Angemessenheit in Bezug auf die eigenen individuellen körperlichen und geistigen Möglichkeiten und Grenzen. Autonomie bedeutet hierbei, dass jeder Mensch seine eigenen Grenzen und Möglichkeiten kennenlernt, respektiert und danach lebt. Viele Gesunde, aber auch viele bereits an Krebs Erkrankte werden zur Entwicklung dieser Autonomie Hilfe von außen dringend benötigen. Diese Hilfen müssen aber keineswegs in Form einer Therapie im engeren Sinne angeboten werden. Auch verschiedene kreative Wege der Selbsterfahrung oder Entwicklungen zwischen Ehepartnern können eine hervorragende Art und Weise von Autonomietraining darstellen.

Wir alle brauchen immer wieder Hilfe und Unterstützung, aber auch Freiräume für die eigene Entfaltung individueller Bedürfnisse. Die Balance zwischen beiden Anteilen scheint im Zusammenleben von Menschen einen noch größeren Anteil an der Entstehung und Erhaltung von Gesundheit zu haben, als bisher von Wissenschaftlern vermutet.

Anmerkungen

(1) Grossarth-Maticek, Ronald; Stierlin, Helm (1998): Krebsrisiken – Überlebenschancen, 78
(2) zitiert nach: Deutsches Krebsforschungszentrum (1998), 28
(3) Kaufmann, Manfred et al.: Therapie primärer Mammakarzinome (2004), 167
(4) Koch, Klaus: Nur noch bei Symptomen, 2560
(5) Deutsches Krebsforschungszentrum (1998), 28
(6) Grossarth-Maticek, Ronald; Stierlin, Helm, 18
(7) ebd., 19
(8) ebd., 80
(9) ebd., 81
(10) siehe auch: Hellinger, Bert: Ordnung in der Liebe
(11) Grossarth-Maticek, Ronald; Stierlin, Helm, 66
(12) ebd., 54

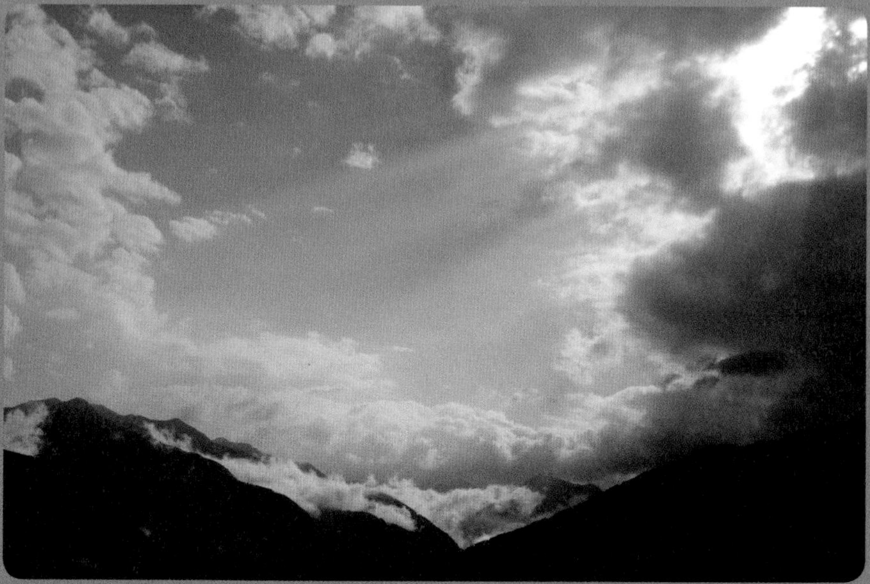

Alles prüfe der Mensch, sagen die Himmlischen,
Daß er kräftig genährt, danken für alles lern,
Und verstehe die Freiheit,
Aufzubrechen, wohin er will.

Friedrich Hölderlin

KAPITEL 3:
WO KÖNNEN KREBSKRANKE DIE BESTEN HILFEN BEKOMMEN?

Worum es in diesem Kapitel geht:

- Ungeprüfte paramedizinische Therapien
- Vertrauen zu den Ärzten
- Eigenes Engagement

Ungeprüfte paramedizinische Therapien

Viele Betroffene, hierzu gehören auch die Angehörigen, suchen im Verlauf der Erkrankung zahlreiche Arztpraxen und Krankenhäuser mit ganz unterschiedlichen Therapieansätzen auf. Selbstverständlich möchte niemand eine Chance auf Linderung oder Heilung von Beschwerden auslassen. Gerade dann, wenn die bereits durchgeführten Therapien nicht oder nur zum Teil den gewünschten Erfolg erbringen, drängen in der Regel zu recht alle Beteiligten auf weitere neue Behandlungsversuche. So ist es oft gar nicht die Enttäuschung über die behandelnden Ärzte, sondern nur die Suche nach neuen Heilungsmöglichkeiten, die Krebskranke von Praxis zu Praxis treibt. Hierbei werden häufig weite und mühevolle Reisen in Kauf genommen. Oft werden auch überflüssige teure Arztrechnungen und Medikamente akzeptiert. Die meisten Kranken nehmen im Verlauf ihrer Suche auch den Rat und die Behandlung von Heilpraktikern oder andere nichtärztliche Betreuung in Anspruch. Gerade im Bereich der Krebstherapie existieren unzählige paramedizinische Verfahren, die nie einer wissenschaftlichen Überprüfung unterzogen wurden.

Viele Kranke und auch Ärzte fragen aber in einer verzweifelten Lage nicht oder nicht mehr nach der wissenschaftlichen Prüfung von Arzneien oder Therapieverfahren. Hilfe wird gesucht. Leiden sollen verringert werden. Die Vernunft in uns lässt sich leicht überstimmen, wenn Angst und Ratlosigkeit unsere Gefühle bestimmen. Verständlich ist es, dass es die meisten dorthin drängt, wo in solcher Lage noch Hoffnung gestiftet wird.

Vertrauen zu den Ärzten

Aus unserer Sicht ist gegenseitiges Vertrauen die Basis jeder zufriedenstellenden Therapie. Die Erfahrung zeigt, dass alle Betroffenen am ehesten dort verweilen, wo gegenseitiges Vertrauen herrscht. Das Vertrauen in die Ehrlichkeit, die Aufmerksamkeit und die Bereitschaft, sich zu engagieren, ist oft das entscheidende Kriterium bei der Wahl der Therapeuten. Diese Tugenden werden nicht selten sogar höher eingestuft als die fachliche Reputation. Nicht selten begeben sich Kranke in die Obhut ihres Hausarztes oder eines anderen wohnortnah praktizierenden Arztes, weil hier das größte Vertrauen vorhanden ist. Dies ist allein durch die Nähe zur eigenen Wohnung oder durch die jahrelange gegenseitige Bekanntschaft begründet.

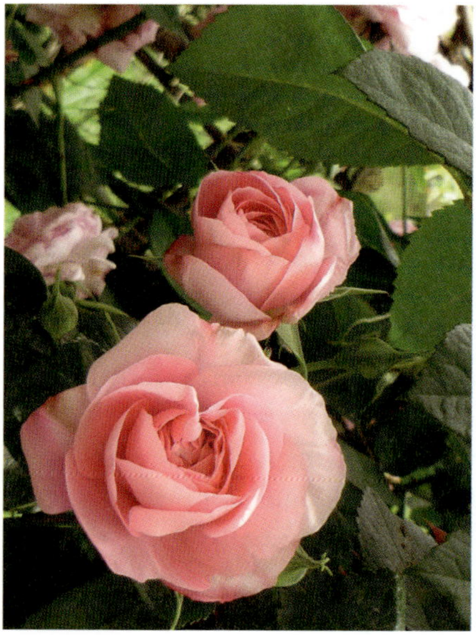

Als wir klein waren, gab es für uns, falls wir Glück hatten, einen Ort, an den wir verschwinden konnten, wenn irgendwelche Dinge schlecht standen: ein Baumhaus vielleicht, eine Stelle ganz hinten im Garten oder am Kanal. Dort fanden wir wieder zu uns selbst und gewannen unsere Kraft zurück. Vielleicht gibt es, falls wir Glück haben, immer noch einen solchen Ort: Wenn uns das Leben im Büro oder in der Küche zu viel wird, kennen wir einen Platz zum Luftholen: ein bestimmtes Rosenbeet in einem Park, einen besonders geliebten An- oder Ausblick, der unsere Seele nährt, irgendeine Stelle im Freien, wohin wir uns zurückziehen können, um Kraft zu tanken. In solchem Tun unterscheiden wir uns nicht von den zahllosen Generationen vor uns. Das ist unsere spirituelle Zweiwegekommunikation mit der ehrfurchtgebietenden Macht der Erde. Es ist keine Naturverehrung, sondern eine persönliche Beziehung zur Natur. Wir beziehen Vertrauen und Energie aus der Umgebung, die wir gut kennen.

Scilla Elworthy (1)

Tatsächlich sollten die Kranken im Zweifelsfall, sofern möglich, nach Therapeuten ihres Vertrauens suchen. Diese Suche kann lange dauern und weite Wege mit sich bringen. Die behandelnden Therapeuten wiederum müssen das Vertrauen entwickeln, verstehen und helfen zu können. Gerade dann, wenn von Kranken komplementärmedizinische Therapien gewünscht werden, wird diese Suche oft noch umständlicher sein, weil die Zahl der kompetenten Ärzte und Kliniken, die für schulmedizinische und komplementärmedizinische Aspekte offen sind, nicht sehr groß ist. Eine mögliche Anlaufstelle für Auskunft über Ärzte und Therapien im komplementärmedizinischen Bereich ist die Gesellschaft für biologische Krebsabwehr.

Hilfreiche Adresse:
Deutsche Krebsgesellschaft e. V., Kuno-Fischer-Str. 8, 14057 Berlin, Telefon: 030-32293290, www.krebsgesellschaft.de
Gesellschaft für biologische Krebsabwehr e. V., Voßstr. 3, 69115 Heidelberg, Info-Telefon: 06221/138020, www.biokrebs.de

Eigenes Engagement

Betroffene mit einem Interesse an der Komplementärmedizin sind in jedem Fall zu einem verstärkten Eigenengagement gezwungen. Sowohl für Kranke, als auch für Ärzte entsteht ein Mehraufwand, wenn über die etablierten Therapieverfahren hinaus Behandlungen gewünscht sind.

Viele Kranke fühlen sich an diesem Punkt dennoch in gewisser Weise doppelt gestraft, weil sie zusätzlich zu den durch die Krankheit entstehenden Leiden auch noch zeitliche, organisatorische und finanzielle Mühen aufbringen müssen. Doch der Mehraufwand, der durch die Suche nach den individuell richtigen Therapeuten und den individuell richtigen Therapien entsteht, lohnt sich. Diese Aussage meint hier nicht, dass es dann auch zur Heilung kommen wird. Das kann niemand versprechen. Doch wird der Lebensweg mit der Krankheit ein angenehmerer sein, wenn Vertrauen in die Wegweiser besteht.

Was einen guten Arzt und die richtige Therapie auszeichnet, kann und muss jeder selbst herausfinden und entscheiden. Mögliche Kriterien sind Zeit zum Zuhören und die Bereitschaft, die Angehörigen mit in die Therapieentscheidungen einzubeziehen, wenn die Kranken es wünschen.

Zurecht darf und muss aber immer wieder danach gefragt werden, welche Reputation Krebstherapeuten besitzen und in welcher Art und Weise sich die von ihnen angebotenen Therapieverfahren bewährt haben.

Anlässlich des ersten Koblenzer Patienten-Kongresses vom 17.–19. November 1999, veranstaltet vom Verein zur Förderung der Krebsmedizin Kirstins Weg e. V. (siehe auch Teil II, Kapitel 1: Krebsselbsthilfegruppen) wies Ulrich Tröhler darauf hin, dass das Leiden immer subjektiv erlebt wird. Das Problem des Hilfesuchens und der Hilfestellung ist hierbei immer auch ein Problem von Angebot und Nachfrage. Tröhler folgert: „Bei neutraler Betrachtung der geschilderten Perioden des Patienten-Arzt-Verhältnisses erkennt man, daß es letztlich immer um das Kraftverhältnis zwischen Patienten-Nachfrage und medizinischem Angebot gegangen ist. Durch die Wissenschaft hervorgerufene Veränderungen in pathophysiologischen Konzepten, medizinische Technologie und Pharmakologie haben beeinflußt, was die Ärzte anbieten, größere kulturelle Strömungen hingegen, was Patienten anzunehmen bereit sind. So muß sich der Arzt am Schluß doch nach dem richten, was sein Patient glaubt. In diesem Sinne ist die Rolle des Patienten nie nur passiv gewesen. Dies gilt heute, im postmodernen Zeitalter von Demokratie, von durch Massenmedizin verbreiteter medizinischer Information und von Patientenrechten wieder umso mehr und für mehrere als in der modernen Periode der medizinisch uninformierten Heldenverehrung des 19. und frühen 20. Jahrhunderts." (2)

Die Reputation von Krebstherapeuten ergibt sich zum einen aus der persönlichen Ausstrahlung, zum anderen aus dem therapeutischen Angebot. Zunächst soll der Frage nachgegangen werden, welches Selbstverständnis die Ärzte und Therapeuten in der Onkologie haben.

Als es wider den Vorhersagen der Ärzte bei mir zu Metastasen kam, beschloss ich, von nun an niemandem mehr zu glauben. Ich begann, mir konsequent von allen medizinischen Dingen ein eigenes Bild zu machen. Klar, dass ich dabei zunächst als Laie vielfach Intuition mit Wissen ersetzen mußte. Doch zunehmend wurde mir klar, dass ich auch die möglichen Konsequenzen der einzelnen Therapieschritte sehr viel leichter ertragen konnte, weil ich mich mit meinen eigenen Mitteln von ihrer Sinnhaftigkeit überzeugt hatte. Hieraus ist bis heute eine große Gewissheit gewachsen, die mir sagt, dass ich auf dem richtigen Weg bin. Wenn ich mich einmal falsch entschieden habe, sehe ich es als eine Chance, daraus etwas Neues zu lernen.

Gerda Ullmann

Anmerkungen

(1) Elworthy, Scilla: Power & Sex, 210

(2) Tröhler, Ulrich: Die Rolle des Patienten im Lauf der Geschichte der Medizin, 13

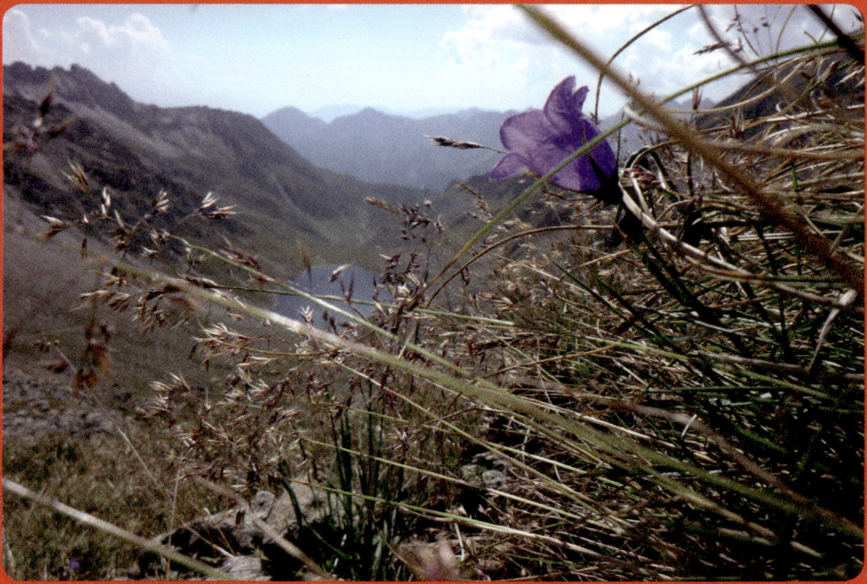

Die europäische Neurose faßt Glück als ein Ziel ins Auge und Vernunftanstrengung als Weg dahin. Ihren Zwang gilt es zu brechen. Man muß die kritische Sucht des Besserns auflösen, dem Guten zuliebe, von dem man sich auf langen Märschen so leicht entfernt. Ironischerweise ist das Ziel der kritischsten Auseinandersetzung das unbedingte Sichgehenlassen.

Peter Sloterdijk (1)

KAPITEL 4:
WELCHE THERAPEUTEN SIND DIE RICHTIGEN? – ZUM SELBSTVERSTÄNDNIS DER ONKOLOGEN

Worum es in diesem Kapitel geht:
- Ganzheitlichkeit in der Medizin
- Situation der Krankenkassen
- Ausbildung der Mediziner

Ganzheitlichkeit in der Medizin

Vielfach wird heute der Verlust eines so genannten ganzheitlichen Denkens und Handelns in der Medizin beklagt. Dabei bleibt zumeist offen, worin eigentlich die Ganzheitlichkeit bestehen soll. Wünschen wir uns – wie in der Antike – Priesterärzte, die neben medizinischen Leistungen auch religiösen oder philosophischen Ansprüchen unseres Lebens gerecht werden? Oder vermissen wir beim Arztbesuch einfach nur Hinweise zur Prävention von Krankheiten? Zumeist wird mit der Rede von ganzheitlicher Medizin oder auch holistischer Medizin ein sehr naheliegender einfacher Wunsch zum Ausdruck gebracht. Der Wunsch nach Ärzten, die sich Zeit nehmen, die zuhören können und die offen für die individuellen Bedürfnisse der Kranken über das direkte Krankheitsgeschehen hinaus sind. Die von den Kranken gewünschte Offenheit bezieht sich häufig ebenso auf die Offenheit gegenüber schulmedizinisch nicht anerkannten Therapieansätzen.

Situation der Krankenkassen

Worin liegen die Ursachen dafür, dass die Kranken den Eindruck haben, nicht mehr als ganze Menschen behandelt zu werden? Ganz offensichtlich und jedem verständlich ist, dass heute wirtschaftliche Gesichtspunkte viele engagierte Ärzte davon abhalten, mehr Zeit für die einzelnen Kranken einzuräumen. Die Gebührenordnung oder der einheitliche Bewertungsmaßstab für ärztliche Leistungen sieht zwar Ziffern für eingehende Gespräche vor, doch dürfen diese nur unter bestimmten Voraussetzungen und häufig nur wenige Male im Quartal von den Ärzten in Rechnung gestellt werden. Ein Hausarzt, der die Zeit und Mühe aufbringt, für alle seine Patienten nach bestem Wissen und Gewissen eine seinen ethischen Grundsätzen vollauf genügende Therapie anzubieten, muss heute fürchten, bald in unabwendbare finanzielle Not zu geraten.

Warum lassen es die Ärzte auf der anderen Seite zu, dass ihre Standesvertreter mit den Krankenkassen Vereinbarungen schließen, welche die Ausübung einer ganzheitlichen Medizin zumindest in einer Kassenarztpraxis fast unmöglich machen? Warum lassen Ärzte und Patienten überhaupt zu, dass Honorarfragen gegenüber medizinischen Fragen derartig überbetont werden können? Dieses sehr komplexe Thema reicht weit hinein in politische und wirtschaftliche Fragen. Für eine ergiebige Diskussion müssten nicht nur zahlreiche medizingeschichtliche Hintergründe, sondern auch ökonomische Entwicklungen beleuchtet werden, die unser heutiges Gesundheitssystem bestimmen. An dieser Stelle soll lediglich angedeutet werden, wie sich die Situation für einzelne Ärzte heute darstellt.

Ich glaube, daß diese massierte Ansammlung von Bedrohungen für den Menschen und seine ökologischen Systeme aus Irrtümern in unseren Denkgewohnheiten aus tiefen und teilweise unbewußten Ebenen hervorgeht. Da haben wir als Therapeuten natürlich eine Aufgabe. Erstens, in uns selbst Klarheit zu erreichen; und dann auf jedes Zeichen von Klarheit in anderen zu achten, und sie in allem, was in ihnen gesund ist, zu unterstützen und zu verstärken. Und es gibt noch gesunde Stellen, die in der Welt überlebt haben. Vieles von der orientalischen Philosophie ist gesünder als alles, was der Westen hervorgebracht hat, und einige der unausgesprochenen Bemühungen unserer eigenen jungen Leute sind gesünder als die Konvention des Establishments.

Gregory Bateson (2)

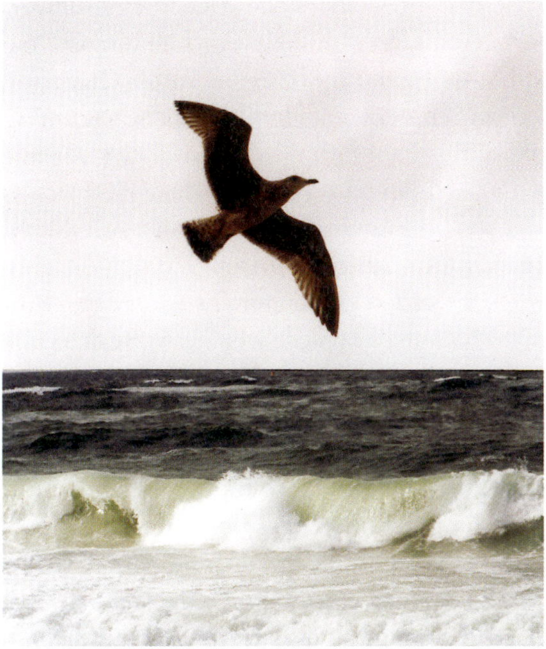

Individuelle Therapie bedeutet auch, die eigenen Horizonte ständig zu erweitern.

Ausbildung der Mediziner

Tatsächlich werden Aspekte einer ganzheitlichen Medizin und der Gesundheitsförderung in der Ausbildung von Ärzten bestenfalls am Rande erwähnt. Beispielsweise im Nebenfach Medizingeschichte. Weiterhin wird die zum Teil unzulängliche Ausbildung der Mediziner durch die zur Zeit gültigen Prüfverfahren wie beispielsweise das Multiple-Choice-System verstärkt (3).

Dennoch gibt es unabhängig von der Ausbildung an der Hochschule für Medizinstudierende hinreichend Möglichkeiten, nicht nur eine weitere Spezialisierung der Fertigkeiten, sondern auch eine ganzheitliche Sichtweise der Medizin einzuüben. Hier ist allerdings ein zusätzliches privates Engagement der Studierenden gefordert. Dazu gehört auch die Auseinandersetzung mit Themen wie Tod und Sterben. Auch diese Aspekte erfahren in der Ausbildung von Medizinern keine ausreichende Würdigung. So lernen Ärzte im Fach Pharmakologie zwar, welche Schmerz- oder Beruhigungsmittel hilfreich sind; dass es aber auch Strategien braucht, um als Arzt selbst mit todkranken, an Schmerzen leidenden Menschen umzugehen, darüber wird wenig vermittelt.

Patienten müssen vor diesem Hintergrund wissen, dass viele Ärzte, die sich in die Onkologie begeben, ein über ihre eigentliche Ausbildung weit hinausreichendes Engagement aufbringen müssen, um den Ansprüchen in diesem Fachgebiet gerecht werden zu können. Es kann dabei sehr hilfreich sein, sich vor Augen zu halten, dass nicht wenige Ärzte aus ganz bestimmten Gründen beginnen, sich für Krebskranke einzusetzen. Ein häufiger Grund wird die persönliche Betroffenheit sein. Nur ganz wenige Ärzte werden dabei von einem Enthusiasmus geleitet, der sich etwa in der Epoche von Paul Ehrlich, zu Beginn des Jahrhunderts, während der Entwicklung der ersten Chemotherapien fand. Gewiss kann auch heute noch mit der Erforschung neuer Krebstherapien viel Ruhm und Ehre erworben werden. Zunächst wird aber das onkologische Fachgebiet auch unter Ärzten als schwierig und anstrengend eingestuft. Auch die Ärzte leiden unter der Angst vor dem Tod und fürchten, gegenüber Patienten mit der Diagnose Krebs sprachlos oder hilflos zu sein (4).

Die persönliche Betroffenheit, die Ärzte in die Onkologie führt, wird somit oft lebensgeschichtliche Gründe, wie etwa Krebserkrankungen in der eigenen Familie oder besonders eindrückliche Erlebnisse in der Ausbildung, haben. Der Weg in die Onkologie kann aber auch durch den Zufall – etwa eine freie Ausbildungsstelle – bestimmt sein.

Die Darstellung der möglichen Hintergründe soll an dieser Stelle verdeutlichen, dass Ärzte, die aus freien Überlegungen heraus bereit sind, mit krebskranken Menschen zu arbeiten, von sich aus eine Auseinandersetzung mit dem Tod und den Grenzen menschenmöglicher Therapie nicht scheuen. Zumindest sollte die Offenheit bestehen, mit Patienten über Angst und Tod zu sprechen. Grundsätzlich darf jeder Kranke voraussetzen, dass die behandelnden Ärzte für ihre Tätigkeit in der Onkologie hinreichend qualifiziert sind und in jedem Fall selbst für Hilfe und Unterstützung durch andere Therapeuten sorgen, wenn die eigene Kompetenz überfordert ist.

Viele Ärzte entschließen sich aus guten Gründen, Krebskranke zu betreuen und sind auch im engeren Sinne des Wortes Mitbetroffene. Schmidbauer (5) spricht in diesem Zusammenhang auch von einem „Helfersyndrom“. Verschiedene Aspekte können danach im Leben eines Menschen dazu führen, dass die Bewältigung eigener Probleme nur oder hauptsächlich über ein Engagement für andere angestrebt wird. Es soll hier nicht ausgeführt werden, inwieweit solche Lösungsversuche letztlich hilfreich für die Helfer sind. Vielleicht liegt hier eine Verknüpfungsstelle zwischen den nicht selten hilflosen Helfern – den Ärzten, die an die Grenzen der medizinischen und menschlichen Möglichkeiten geraten – und den hoffentlich nicht immer hilflosen Ratsuchenden, den Patienten.

Claudia Witt (Hrsg.): Der gute Arzt aus interdisziplinärer Sicht – Ergebnisse eines Expertentreffens. KVC Verlag, Essen 2010

Als Mensch bestimmt ein jeder selbst das Maß der Verantwortung,
die er übernehmen will, als Ärzte aber sind wir nur für den Rat verantwortlich,
den wir erteilen, wenn wir dazu aufgefordert werden, und für die Art,
wie wir diesen Rat erteilen. Ob er befolgt wird oder nicht,
entzieht sich unsrer Macht, es liegt auch außerhalb der Grenzen unserer Pflicht.
Georg Groddeck (6)

Anmerkungen

(1) Sloterdijk, Peter: Kritik der zynischen Vernunft, Band 1, 27
(2 Bateson, Gregory: Ökologie des Geistes, 625–626
(3) Bourmer, H.: Überlegungen zum Selbstverständnis des Arztes, 23
(4) Müller-Christiansen, K.: Gespräche fördern den therapeutischen Prozeß, 1971
(5) Schmidbauer, Wolfgang: Hilflose Helfer
(6) Groddeck, Georg: Die Natur heilt, 157

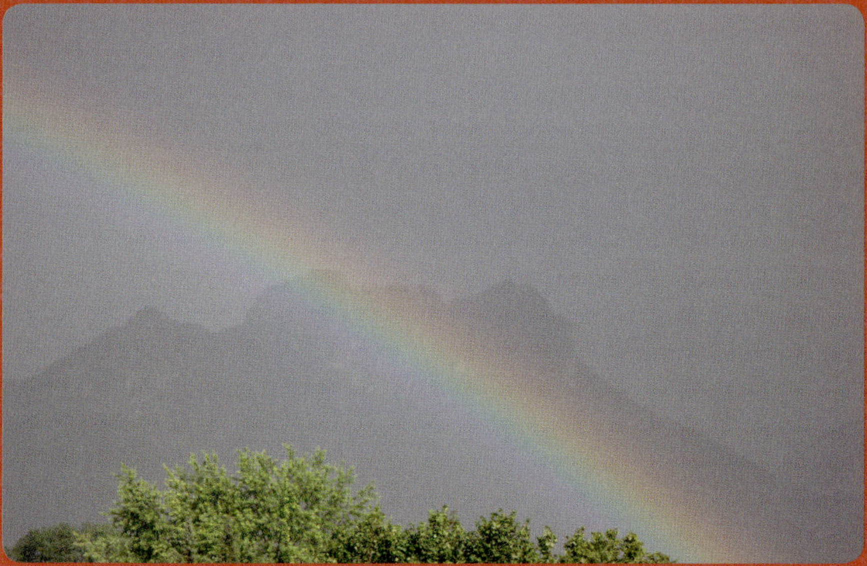

Don't know much about history,
don't know much biology,
don't know much about science book
don't know much about the French I took
what I do know is I love you
and I know that if you love me too
what a wonderful world this would be.

Campbell, Adler, Alpert (1)

KAPITEL 5:
WELCHE THERAPIEN SIND DIE RICHTIGEN? – DAS WISSENSCHAFTSVERSTÄNDNIS IN DER MEDIZIN

Worum es in diesem Kapitel geht:

- Woher kommt das medizinische Wissen?
- Ethische Richtlinien für die Forschung
- Geringe Akzeptanz der komplementären Therapien
- Freiheit von Forschung und Lehre
- Der randomisierte klinische Versuch
- Früherkennung und Tücken der Statistik
- Doppelblindstudien
- Qualität der Forschung

Woher kommt das medizinische Wissen?

Nach den Gedanken über das Selbstverständnis von Ärzten in der Onkologie im letzten Kapitel soll nun auf das therapeutische Angebot eingegangen werden. Ohne einen ausführlichen Blick in die Medizingeschichte geworfen zu haben, fragen die Kranken zurecht danach, woher das Wissen eigentlich kommt, das an den Hochschulen und anderen medizinischen Ausbildungszentren vermittelt wird. Die Methode der Wissenschaft ist in der Medizin heute in der Regel die naturwissenschaftliche Vorgehensweise. Im Hinblick auf mögliche ganzheitliche Ansätze wäre es selbstverständlich denkbar, dass die Forschung in der Medizin auch um geisteswissenschaftliche Methoden ergänzt wird. Dieser Aspekt spielt aber de facto heute nur eine untergeordnete Rolle. Die heutige Schulmedizin stützt ihr Wissen in der Hauptsache auf mit naturwissenschaftlichen Methoden gewonnenes Wissen.

Der Begriff Schulmedizin wurde 1876 von dem homöopathischen Arzt Franz Fischer erstmals gebraucht (2). Lange Zeit fand der Begriff zunächst als Schlagwort in der Auseinandersetzung um das Für und Wider der Homöopathie Verwendung. Gegen Ende des 18. Jahrhunderts wurde der Begriff Schulmedizin dann im erweiterten Sinne in der Abgrenzung von Erfahrungsheilkunde und wissenschaftlicher Medizin verwendet (3).

Heute wird mit der Bezeichnung Schulmedizin die naturwissenschaftliche Medizin bezeichnet, wie sie fast einheitlich an den Hochschulen gelehrt wird. Letztlich existieren natürlich auch an den Hochschulen zum Teil sehr divergierende Lehrmeinungen. Daher empfiehlt es sich, nicht von Schulmedizin, sondern von naturwissenschaftlich begründeter Medizin zu sprechen. Eine ausführliche Darstellung dieser Problematik und eine Übersicht zur Entwicklung der heute nicht an Hochschulen etablierten Therapieverfahren bietet Robert Jütte in seiner Geschichte der alternativen Medizin.

Robert Jütte: Geschichte der alternativen Medizin.
Verlag C. H. Beck, München 1996

Wie wird heute medizinisches Wissen gewonnen und gestützt? Wie verhält es sich diesbezüglich mit den anerkannten, beispielsweise den in Universitätskliniken oder in Kreiskrankenhäusern durchgeführten Therapien? Wie werden eigentlich die dortigen medizinischen Maßnahmen entwickelt und geprüft? Was beinhaltet eine wissenschaftliche Studie und welche Aussagekraft hat sie im Einzelfall?

Ethische Richtlinien für die Forschung

Die klinische Forschung unterliegt erst seit einigen Jahrzehnten vereinheitlichten Regeln, die im Wesentlichen durch Ethikkommissionen entwickelt werden. Die Mitglieder von Ethikkommissionen versuchen, die ethischen Dimensionen ärztlichen Handelns zu hinterfragen und sind beauftragt, Richtlinien für Ärzte zu entwerfen. Beispielsweise werden zur Zeit häufig Fragen aus dem Bereich der Transplantationsmedizin oder Problemkreise wie der Schutz des ungeborenen Lebens diskutiert. Vielfach sind medizinische und rechtliche Fragestellungen in diesen Diskussionen sehr eng miteinander verknüpft, so dass von den Vertretern der Ethikkommissionen fachübergreifende Kompetenzen erwartet werden dürfen. Schließlich wird sowohl medizinisches als auch rechtliches, religiöses und philosophisches Fachwissen gefordert. Im letzten Jahrzehnt hat die Forschung zur Erstellung von ethischen Handlungsgrundlagen, so genannten Ethik-Kodizes, zunehmend an Beachtung und Bedeutung gewonnen. 1996 wurde in Freiburg das Zentrum für Ethik und Recht in der Medizin gegründet (4). Die wissenschaftliche Institutionalisierung medizinethischer Fragen erfolgte in Anbetracht der Wichtigkeit für das ärztliche und pflegerische Handeln erst sehr spät. In Bezug auf Forschung an Menschen wurden Ethikkommissionen als internationales Standesrecht des Weltärztebundes immerhin schon 1975 in die revidierte Deklaration von Helsinki aufgenommen (5). In der Deklaration heißt es unter Ziffer 1.2: „Die Planung und Durchführung eines jeden Versuches am Menschen sollte eindeutig in einem Versuchsprotokoll niedergelegt werden; dieses sollte einem besonders berufenen, von Prüfer und Auftraggeber unabhängigen Ausschuss zur Beratung, Stellungnahme und Orientierung zugeleitet werden. Voraussetzung ist, dass dieser unabhängige Ausschuss im Einklang mit den Gesetzen und Bestimmungen des Landes steht, in dem der Forschungsversuch durchgeführt wird.“ (6)

Wer forschen möchte, muss sein Vorhaben und seine Vorgehensweise heute von einer unabhängigen Ethikkommission prüfen lassen. Die Zustimmung oder Ablehnung dieser Kommission ist abhängig von den jeweiligen Landesgesetzen. Das heißt, eine Studie, die in einem Land nicht gestattet wird, kann woanders vielleicht durchaus rechtens sein. Neben finanziellen Gründen wird auch aus diesem Grund von Wissenschaftlern gerne die Standortfrage gestellt. Häufig besteht Unzufriedenheit darüber, dass zum Beispiel in Deutschland bestimmte wissenschaftliche Fachfragen nicht erforscht werden können, weil die deutsche Rechtsprechung dagegen steht. Ein Beispiel hierfür sind bestimmte Bereiche der so genannten Gentechnik.

Weiterhin wurde jedem Arzt in der Deklaration von Helsinki eine freie Entscheidung über den Einsatz neuer diagnostischer und therapeutischer Maßnahmen zugestanden: „Bei der Behandlung eines Kranken muss der Arzt die Freiheit haben, neue diagnostische und therapeutische Maßnahmen anzuwenden, wenn sie nach seinem Urteil die Hoffnung bieten, das Leben des Patienten zu retten, seine Gesundheit wiederherzustellen oder seine Leiden zu lindern.“ (7)

Somit ist auch kein Hausarzt daran gebunden, die Misteltherapie abzulehnen, nur weil diese nicht an allen Universitäten akzeptiert wird.

Jeder Arzt unterliegt seinem eigenen Gewissen und seinem eigenen Verantwortungsbewusstsein. Auch deshalb ist es für einen schwerkranken Menschen wichtig, die Ärzte gut zu kennen, die bei im wahrsten Sinne des Wortes lebensentscheidenden Fragen die Therapieentscheidungen treffen.

Geringe Akzeptanz der komplementären Therapien

Auch die in diesem Buch vorgestellten komplementärmedizinischen Ansätze sind alles andere als Wundermittel. In jedem Fall wird die Anwendung der im zweiten Teil vorgestellten Therapien zusätzlich erschwert, weil sie nicht allgemein anerkannt sind. Insbesondere von Seiten der Universitätsmedizin werden sie in der Regel in Deutschland noch nicht akzeptiert. Die vorgestellten komplementären Therapien sind aus unterschiedlichen Gründen nicht etabliert. Ein Grund ist, dass sie aus Sicht der meisten Universitätsprofessoren nicht ausreichend wissenschaftlich geprüft worden sind. Vertreter der Komplementärmedizin halten dagegen, dass dieser Nachweis auch für viele Ansätze der Universitätsmedizin letztlich fehlt. An anderer Stelle wird noch von den Arbeiten des Biostatistikers Abel die Rede sein.

Andere Gründe für die Ablehnung der Komplementärmedizin durch die Universitäten liegen im weltanschaulichen Bereich. Beispielsweise wurde die Misteltherapie zuerst durch den Anthroposophen Rudolf Steiner in die Medizin eingeführt. Für viele Ärzte und Patienten verbietet sich die Anwendung der Mistel in der Krebstherapie deshalb, weil sie die Gedanken der Anthroposophie ablehnen. Hier wäre es zunächst hilfreich, Vorurteile zu vermeiden, da die Anwendung der Mistel auf dem heutigen Stand der Wissenschaft völlig unabhängig von der Anthroposophie vonstatten gehen könnte. Schließlich wird auch gerne behauptet, dass die Vertreter der Universitäten nur ungern Methoden und Therapieansätze akzeptieren, die nicht aus den eigenen Reihen heraus entwickelt worden sind. Wer gibt schon gerne die altvertrauten Lehrmeinungen und jahrelang eingeübten Vorgehensweisen aus der Hand. Zumal der klinische Alltag für die Ärzte auch abgesehen von komplementären Therapien ständig Innovationen und Veränderungen unterworfen ist. Letztlich geht es aber gar nicht darum, die bestehenden Therapieansätze in Gänze zu bezweifeln oder zu verdrängen. Wer möchte etwa in der Krebstherapie auf die exzellente Kunstfertigkeit der Chirurgen verzichten? Leider wird nicht selten im Gegenzug von Vertretern der Komplementärmedizin haltlos und unangemessen gegen die so genannte Schulmedizin geschimpft. Der Patient hat hiervon nichts.

Freiheit von Forschung und Lehre

Grundsätzlich gehört die Freiheit von Forschung und Lehre in der Bundesrepublik Deutschland zu den im Grundgesetz verankerten Rechten (Artikel 5, Absatz 3). In der Praxis besteht allerdings die Problematik, dass beispielsweise über die Verteilung staatlicher Fördergelder für bestimmte Forschungszwecke oftmals aufgrund der gegenwärtig vorherrschenden Wissenschaftsauffassung entschieden wird. (8) Projekte, die von den herrschenden Anschauungen und Normen der Naturwissenschaft abweichen, haben bei staatlichen Förderinstitutionen im Normalfall geringere Förderchancen. (9)

Andererseits läuft eine Uniformierung wissenschaftlicher Ansätze den Grundsätzen der Verfassung zuwider. Staatliche Vertreter sind deshalb im Sinne des Minderheitenschutzes auch angehalten, die Pluralität wissenschaftlicher Ansätze und Methoden zu gewährleisten. 1976 beschloss der Deutsche Bundestag, dass auch Förderanträge für Therapiekonzepte, die auf unkonventionelle Weise versuchen, die wissenschaftlichen Grundlagen der Krebsbekämpfung zu verbessern, ernsthaft geprüft werden müssen. Im Juni 1981 wurde im Rahmen des Gesamtprogramms zur Krebsbekämpfung die Arbeitsgruppe „Unkonventionelle Methoden der Krebsbekämpfung“ gegründet. Seit 1983 existiert eine durch das damalige Bundesministerium für Forschung und Technik (BMFT) – heute Bundesministerium für Bildung und Forschung (BMBF) – in Kooperation mit dem Bundesministerium für Gesundheit (BMG) getragene Förderung für Unkonventionelle Methoden der Krebsbekämpfung. (10) Von 1981 bis 1986 wurden allerdings von 150 Anträgen auf Unterstützung nur fünf Forschungsprojekte gefördert. Erst nachdem eine Projektbegleitung durch die Universität Witten/Herdecke eingeführt wurde, erlangten vermehrt

Forschungsvorhaben die Reife von der Idee zur Studie. Bis 1996 erhielten immerhin 26 Projekte eine staatliche Förderung durch das BMBF. (11) Schwerpunktmäßig untersucht wurden die Bereiche Misteltherapie, Fiebertherapie, Thymustherapie und Phytotherapie.

Unter dem Dach der Deutschen Krebsgesellschaft ist aus dem Arbeitskreis für Komplementäre Onkologie (AKKOM) seit Februar 2010 die Arbeitsgemeinschaft PriO (Prävention und integrative Medizin in der Onkologie) hervorgegangen. Dieser Arbeitskreis beschäftigt sich unter dem Vorsitz von Frau Dr. Jutta Hübner unter anderem damit, die Patientenperspektive in der Planung von Studien- und Therapiekonzepten stärker als bislang einzubeziehen. Hierbei wiederum spielen die Themen Prävention, Ernährung und körperliche Aktivität im Sinne der Patientenautonomie und Selbstverantwortung eine wesentliche Rolle. Untersucht werden aus dem Bereich der Komplementärmedizin aktuell zum Beispiel Artemisia annua, Silymarin oder Granatapfelsaft.

Der randomisierte klinische Versuch

Im Nachfolgenden wird ausgeführt, auf welche Art und Weise Ärzte und Forscher in der Medizin ihre Behandlungsmethoden prüfen. Die anerkannteste wissenschaftliche Methode ist heute der so genannte randomisierte* klinische Versuch, der in den 1930er Jahren von dem britischen Statistiker Austin Bradford Hill entwickelt wurde und zwischen 1946 und 1948 erstmals zur Überprüfung der Wirksamkeit von Tuberkulosemedikamenten zum Einsatz kam (12). Der Vergleich zweier oder auch mehrerer Therapien gilt als aussagekräftigster Beweis für den Nutzen eines Medikamentes oder einer Behandlungsform.

Nach den oft langwierigen Vorbereitungen zur vergleichenden Prüfung – wie zum Beispiel auch die Vorlage bei den Ethikkommissionen – werden Prüfpersonen, so genannte Probanden, gebraucht. Diese sollten sich hinsichtlich einiger wesentlicher Merkmale möglichst ähnlich sein. Das heißt, sie sollten beispielsweise unter der gleichen Erkrankung leiden und sich im Fall einer Krebserkrankung auch im gleichen Stadium der Erkrankung befinden. Selbstverständlich müssen die Probanden im Vorhinein über den Sinn und Zweck der Studie und mögliche Risiken, die durch die Teilnahme entstehen, aufgeklärt werden und ihr Einverständnis schriftlich niederlegen. Weitere Merkmale, so genannte Einschlusskriterien, können durch das Geschlecht, das Alter und vieles andere bestimmt sein. Die Einschlusskriterien werden in der Phase der Studienplanung exakt festgelegt. Es wird bereits jetzt deutlich, dass es oft schwierig ist, genügend Probanden zu finden, um eine aussagekräftige Studie durchführen zu können.

Weiterhin, auch das wird bereits vorab festgelegt, erfolgt die Einteilung der Probanden in zwei oder mehr Prüfgruppen. Die verschiedenen Prüfgruppen werden auch als Testarme bezeichnet. Die Gruppe aus einem Testarm erhält dann im Verlauf der Studie beispielsweise ein neues Medikament, das Verum. Die Probanden des anderen Testarmes erhalten ein Scheinmedikament, ein Placebo. Die Prüfdauer und Nachbeobachtungszeit ist exakt im Voraus festgelegt. Die Probanden wissen allerdings nicht, ob sie das Verum oder das Placebo einnehmen. Die Ethikkommissionen prüfen sehr streng, ob die Patienten, die an Studien teilnehmen, über diesen Tatbestand von den Studienleitern hinreichend aufgeklärt werden.

Die so genannte vergleichende Vorgehensweise sieht vor, dass zumeist eine Testsubstanz mit der bekannten Standardtherapie oder eine Testsubstanz mit einem Placebo verglichen wird. Es kann sich auch um Vergleiche verschiedener Dosierungen handeln. Weiterhin kann auch doppelblind getestet werden, das heißt weder Untersucher noch Probanden wissen, ob es sich im Rahmen der Vergleichsstudie im Einzelfall um ein Verum oder ein Placebo handelt. Dadurch sollen mögliche Erwartungshaltungen der Probanden und Prüfärzte ausgeschaltet werden (Rosenthal-Effekt). Diese so genannte Verblindung* erfolgt nach einem oft komplizierten Schlüssel, der nur dem Studienleiter oder einem Notar bekannt ist. Die Verblindung wird in der Regel erst nach Beendigung der Studie aufgedeckt.

Eine weitere Verbesserung der wissenschaftlichen Vorgehensweise wird durch die Randomisierung erreicht. Hierbei wird die Zuordnung der Probanden in die Vergleichsgruppen (Verum- und Placebogruppe) streng zufällig, zum Beispiel durch Würfeln, vorgenommen. Damit soll verhindert werden, dass das Studienergebnis verfälscht wird. Die Prüfer könnten ja zum Beispiel nur die Patienten mit den potentiell besseren Heilungschancen der Verumgruppe zuordnen und damit den Erfolg des jeweiligen Wirkstoffes vortäuschen.

*Randomisierte Studie: Eine Studie, bei der die Zuordnung der Prüfpersonen zu den beiden Vergleichsgruppen nach dem Zufallsprinzip (z. B. würfeln) vorgenommen wird
*Verblindung: Arzt oder Patient oder beide wissen nicht, ob die jeweilige Prüfperson das echte oder das Scheinmedikament bekommt

Vier Phasen der klinischen Studie

Klinische Prüfungen werden im Allgemeinen in vier Phasen durchgeführt (13). In der Phase 1 wird zunächst geprüft, wie beispielsweise die neue Wirksubstanz grundsätzlich von Menschen vertragen wird (so genannte Pharmakodynamik) und wie die Substanz im Körper verarbeitet und ausgeschieden wird (so genannte Pharmakokinetik). Aus der Phase 1 ergeben sich erste Erkenntnisse über die Wirkung der Arznei am Menschen, das Wirkprofil. Ableiten lassen sich auch erste Dosierungsempfehlungen.

In der Phase 2 erfolgt die Anwendung der neuen Substanz an Patienten, beispielsweise in der Abteilung einer bestimmten Klinik. Es wird nun versucht, die Wirksamkeit der Arznei in Bezug auf bestimmte Erkrankungen kennenzulernen und die Darreichungsform, die Nebenwirkungen und mögliche Wechselwirkungen mit anderen Arzneien zu ermitteln.

Erst in der Phase 3 erfolgt der breitere Einsatz der neuen Arznei unter therapierelevanten Bedingungen. Jetzt wird überprüft, ob sich die bisher vermutete Wirksamkeit der Arznei im klinischen Einsatz bewährt und die unerwünschten Nebenwirkungen tolerabel sind. Im Anschluss an die Phase 3 kann die Zulassung des Medikamentes beim Bundesinstitut für Arzneimittel und Medizinprodukte beantragt werden.

Im Fall der Zulassung schließt sich nochmals eine weitere Prüfphase, die Phase 4, an. In dieser Phase erfolgt eine Langzeitbeobachtung unter Alltagsbedingungen. Der Wirksamkeitsnachweis wird qualifiziert, Langzeitnebenwirkungen werden ermittelt, und Einflüsse auf die Lebensqualität und die Mortalität werden geprüft.

In der Onkologie erfolgt die Zulassung neuer Wirksubstanzen oft schon nach der Phase 2. Die Indikationen haben sich herauskristallisiert, die breitere Anwendung steht aber noch aus. Der eigentlich in Phase 2 ge-

Vier Phasen der klinischen Studie

Phase 1:	Erste Erkenntnisse über die grundsätzliche Wirkung der zu prüfenden Substanz auf den Menschen und Dosierungsempfehlungen
Phase 2:	Anwendung der zu prüfenden Substanz am Patienten
Phase 3:	Breiterer Einsatz der zu prüfenden Substanz unter therapierelevanten Bedingungen, Überprüfung der Nebenwirkungen und Beantragung der Zulassung
Phase 4:	Langzeitbeobachtung unter Alltagsbedingungen; Ermittlung von Langzeitnebenwirkungen und Lebensqualität

forderte Wirksamkeitsnachweis wird oft nur unkontrolliert erbracht. Das heißt, die Prüfung der neuen Substanz wird nicht vergleichend durchgeführt. Eine Prüfung der Wirkung gegenüber einem Placebo oder einer etablierten Standardtherapie unterbleibt. Diese Unzulänglichkeiten ergeben sich daraus, dass gerade bei der Untersuchung von Therapien bei fortgeschrittenen Tumoren selten eine Standardtherapie existiert, die zum Vergleich herangezogen werden könnte. Prüfen lassen sich somit häufig nur verschiedene aktuell zum Einsatz kommende Strategien.

Weiterhin ist es in der Onkologie oft schwierig, Probandengruppen zu finden, die den erforderlichen Einschlusskriterien entsprechen und bereit sind, an einer Studie teilzunehmen.

Leider spielt auch die Zeit eine wichtige Rolle, und so ist es oft nicht vertretbar, die Wirkungen von neuen zweifelhaften Therapien über lange Zeiträume zu untersuchen. Schließlich können die Probanden gerade bei fortgeschrittenen schweren Krebserkrankungen während der Studie versterben. Somit wird oft lediglich untersucht, ob sich die Tumorgröße und Ausdehnung oder auch die Häufigkeit von Metastasen in einem bestimmten kurzen Untersuchungszeitraum von beispielsweise einem Vierteljahr günstig beeinflussen lassen oder nicht. Diese so genannten Remissionsraten* können dann bereits zur vorzeitigen Zulassung eines Medikamentes führen, wenn die Zahlen vielversprechend sind. Ob sich durch die Einnahme des Medikaments tatsächlich ein Vorteil für das Wohlbefinden der Patienten ergibt, ist dann natürlich oft noch unklar. Ebenso die Frage, ob sich durch die Verabreichung der Substanz die Erkrankung langfristig günstiger entwickelt oder die Überlebenszeit verlängert werden kann. Der Biomathematiker Abel weist darauf hin, dass längere Überlebenszeiten der Patienten, bei denen sich durch die Einnahme der Prüfsubstanz Effekte zeigen (Responder), nicht immer im Sinne einer günstigen Therapiewirkung interpretiert werden dürfen (14). Die Ansprechrate einer Therapie darf nicht mit der Heilungsrate verwechselt werden.

*Remission: Zurückgehen von Krankheitserscheinungen

Früherkennung und Tücken der Statistik

Ein anderer, gar nicht selten begangener Fehler bei der Interpretation onkologischer Statistiken soll hier kurz Erwähnung finden. Er ergibt sich, wenn die Früherkennung von Krebserkrankungen falsch in die statistische Lebenszeit einbezogen wird. Durch moderne Testverfahren wie die Sonographie (Ultraschalluntersuchung) ist es möglich, Tumorerkrankungen in einem immer früheren Stadium zu erkennen. Die Länge des Lebens von der Diagnosestellung bis zum Tod verlängert sich, ohne dass diese Verlängerung automatisch einer verbesserten Therapie zugesprochen werden darf. Viele Autoren weisen heute auch auf das Problem des so genannten Length Bias im Zusammenhang mit der Früherkennung hin. Johannes Schmidt erklärt den Begriff wie folgt: „Besonders in die Irre geführt hat die altbekannte Beobachtung, daß „frühere" Krebsformen eine weit bessere Prognose aufweisen als Krebse in „fortgeschrittenem" Stadium. Und schon glaubte man, daß medizinische Möglichkeiten der Früherkennung aus „späten" Krebsen „frühe" Krebse machen können, die dann viel besser heilbar seien. Die klinische Epidemiologie bezeichnet diesen Fehlschluß als Length Bias. „Spätentdeckte" Krebse werden bei genauer Betrachtung nämlich nicht einfach spät entdeckt, sondern stellen eine Variante mit einem schnellen Wachstum dar, welches gar keine Gelegenheit zur Entdeckung in einem histologisch frühen Stadium zuläßt. Frühentdeckte Krebse sind demgegenüber solche mit einem langsamen Wachstum, welches eine lange Zeit zur Entdeckung im präklinischen Stadium zuläßt. Aus diesem Grund werden „frühentdeckte Karzinome“ in Wirklichkeit zeitlich später entdeckt als die schnellwachsenden, die schon nach kurzer Zeit als so genannte „spätentdeckte“ Tumoren klinisch nicht mehr zu übersehen sind. Der Length Bias erklärt den Zusammenhang zwischen Stadium und Prognose natürlich nicht vollständig.“ (15)

Schmidt führt in diesem Zusammenhang weiter aus, dass es durchaus problematisch ist, den Erfolg der Früherkennung oder der Krebstherapie an der Sterblichkeit (Mortalität) festzumachen. Untersuchungen zeigen, dass beispielsweise nur bei einem Siebtel der Fälle von Frauen mit bösartigen Brustdrüsenveränderungen der Brustkrebs auch die Todesursache war. Umgekehrt zeigten sich in anderen Nachforschungen, dass bei circa 25% aller Frauen nach dem Tod ein manifester Brustkrebs vorhanden ist, wobei dieses Tumorleiden nur bei etwa einem Drittel dieser Frauen zu Lebzeiten bekannt war. Zu einem sehr hohen Prozentsatz hätte demzufolge die Krebserkrankung der Brust nicht zum Tode geführt (16).

Doppelblindstudien

Nach diesem Ausflug in die Beurteilung des Nutzens von Früherkennungsmaßnahmen soll nochmals die vergleichende Doppelblindstudie näher beleuchtet werden. Die grundsätzliche komplexe Studienanlage, das so genannte Studiendesign, hat zur Folge, dass die Auswertung der Ergebnisse aus den vergleichenden Prüfgruppen nicht einfach ist. Schließlich kann sich ein sinnvolles Ergebnis nur bei einer möglichst konkreten Fragestellung ergeben. Diese wiederum setzt auch eine mathematische Exaktheit voraus, mit der die Vorgaben und Ergebnisse bearbeitet werden. Hier hat sich ein eigenes Fachgebiet, die Biomathematik oder auch Biometrie, entwickelt. Die Mediziner können heute auf die Biomathematik nicht verzichten, müssen aber auch die Risiken der jeweiligen Methoden kennen. Carl Friedrich Gauß behauptete einmal, dass sich mathematische Unkenntnis auch in zu genauem Rechnen zeigen könne (17).

Beispielsweise sind an sich einfache Angaben, wie etwa Prozentzahlen, oft nicht sinnvoll. Wenn bei einem von sieben Patienten im Rahmen einer Therapie eine Komplikation aufgetreten ist, stellt die Angabe, dass die Komplikationsrate bei 14,29% lag, keine angemessene Aussage dar. Die Angabe mit zwei Stellen hinter dem Komma ist in Anbetracht der kleinen Patientenzahl zu exakt, und die gesamte Aussage wird dem Sachverhalt nicht gerecht (18). Häufig werden Studien aus verschiedenen Gründen leider nur mit geringen Probandenzahlen durchgeführt. Die Aussagekraft ist dann natürlich in der Regel geringer als bei einer Studie mit einer großen Probandenzahl. Letztlich bleibt aber festzuhalten, dass die schließende Statistik keine endgültige Beweiskraft besitzt. Es können immer nur vorläufige Schlussfolgerungen gezogen werden, die eine Wahrscheinlichkeitsaussage über den möglichen Irrtum der jeweiligen Schlussfolgerung belegt. Es handelt sich also um ein Rechenmodell, dessen Stärken und Schwächen wir zunächst unabhängig von den inhaltlichen Ergebnissen begutachten müssen.

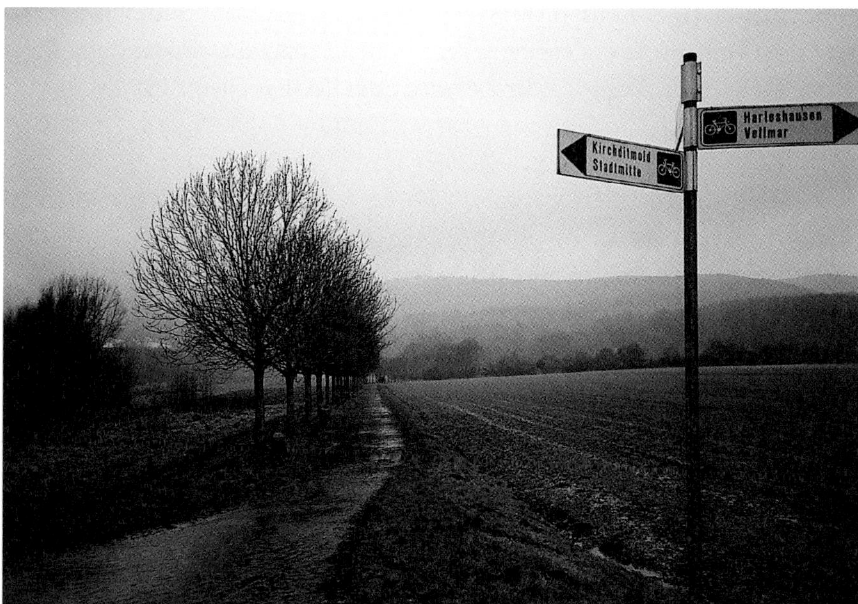

Vorsicht ist bei der Interpretation von Studienergebnissen geboten.

Die übliche Studie zur Erforschung der Wirksamkeit eines Arzneimittels ist heute die doppelblinde, randomisierte Verlaufsstudie. Neben der Verlaufsstudie werden auch retrospektive Studien durchgeführt. Hier werden bereits abgeschlossene Therapien beurteilt und miteinander verglichen. Die Verlaufsstudie wird im Gegensatz dazu auch als prospektive Studie bezeichnet. Im Idealfall werden Studien nicht nur an einem Ort, sondern an möglichst vielen Orten (multizentrisch) und mit möglichst vielen Probanden durchgeführt, um die Aussagekraft zu erhöhen. Sollen verschiedene bereits als an sich wirksam erforschte Arzneimittel oder Therapien miteinander verglichen werden, so stehen auch andere, nicht randomisierte Studiendesigns zur Verfügung. Die Ärzte sind heute in der Planung, Durchführung und Auswertung auf die Biomathematiker dringend angewiesen. Da der Bereich der Biomathematik für die meisten Ärzte nicht zum Alltagshandwerk gehört, fällt es nicht wenigen Ärzten schwer, die biometrische Qualität von Studien zu beurteilen. Andererseits gilt es gerade dann, wenn schwerwiegende Entscheidungen, etwa für oder gegen die Anwendung einer neuen Chemotherapie, zu treffen sind, auch die mathematische Korrektheit von zur Verfügung stehenden Studien zu überdenken. Ohne diesen Schritt kann die wissenschaftliche Einschätzung über die Wirksamkeit neuer Substanzen letztlich nicht beurteilt werden. Verständlicherweise unterliegen alle Beteiligten, Ärzte und Patienten, in diesem Punkt auch den Einflüssen nicht nur der Medien, Fachzeitschriften eingeschlossen, sondern auch den Interessen der Arzneimittelhersteller. Es ist sehr schwierig und zeitaufwendig, sich in diesem Bereich eine Unabhängigkeit zu bewahren.

Da es schon schwer genug ist, sich einen Überblick über die in bestimmten onkologischen Fragestellungen zur Verfügung stehenden Studien zu verschaffen und diese auch korrekt und unabhängig zu interpretieren, wird es leicht offenbar, dass die Durchführung eigener Studien extrem aufwendig ist. Ein einzelner Hausarzt beispielsweise ist dazu im Normalfall allein aus zeitlichen Gründen nicht in der Lage. Man braucht finanzielle Unterstützung, beispielsweise durch öffentliche Fördergelder, Ressourcen, die durch Stiftungen bereitgestellt werden oder auch ein Sponsoring durch die Pharmaindustrie. Man benötigt einen Stab von Mitarbeitern für die Planung, das Anwerben von geeigneten Prüfpersonen (Patientenrekrutierung) und die Auswertung sowie schließlich auch ein Forum für die Veröffentlichung der Ergebnisse. Nicht alle Studien werden publiziert. Nicht jede Studie kann dem ärztlichen Publikum in gleicher Weise zugänglich sein. So bleiben viele wichtige Erkenntnisse denjenigen, die sie dringend brauchen, vorenthalten. Zahlreiche Beispiele lassen sich für solche Erkenntnisse finden, die erst Jahre oder Jahrzehnte nach ihrer Entdeckung eine angemessene Würdigung erfahren haben. Andererseits können Studien, deren Ergebnisse nicht den Wünschen der Wissenschaftler oder Sponsoren entsprechen, bewusst unveröffentlicht bleiben. Es besteht die Gefahr, dass Interessenvertretungen, etwa der pharmazeutischen Industrie, Vorrang gegenüber der Wahrheitsfindung erhalten. Natürlich lassen sich in einem bestimmten Rahmen Studien auch von vornherein so planen und anlegen, dass gewisse Wunschresultate herauskommen.

Um derartige unwissenschaftliche Vorgehensweisen einzudämmen bzw. zu verhindern, gibt es neben der erwähnten Deklaration von Helsinki weitere Bestimmungen, die unter anderem auch den Umgang mit Studienergebnissen regeln. Etwa das Gesetz über den Verkehr mit Arzneimitteln (AMG) und vor allem die Grundsätze für Standards der Guten Klinischen Praxis (englisch: Good Clinical Practice). In mühevoller Diskussionsarbeit wurden diese von Vertretern der Wissenschaft im Rahmen der International Conference on Harmonisation entwickelt. Das Regelwerk wird weltweit anerkannt und ist seit dem 17.01.1997 für deutsche Forscher im Bereich der Medizin verbindlich.

Qualität der Forschung

Forschung ist also nicht gleich Forschung. Grundsätzlich bestehen gerade im Bereich der Onkologie einige besondere Schwierigkeiten bei der Überprüfung von neuen Therapieverfahren oder Medikamenten. Hinzukommt, dass Richtlinien, welche die Qualität der Erforschung regeln, noch nicht lange gültig sind. Daher muss unser Erkenntnisstand heute sehr vorsichtig beurteilt werden. Das gilt für die Qualität von Studien im Bereich der so genannten Schulmedizin ebenso wie für Forschungen im Bereich der Komplementärmedizin. Vor allem gilt dies aber für Studien zur Überprüfung von Therapieansätzen bei fortgeschrittenen Tumorleiden. Alle Betroffenen sollten sich im Fall weitreichender Entscheidungen darüber im Klaren sein, dass es in der Erforschung von Arzneien für Krebskranke aus naturwissenschaftlicher Sicht noch große Defizite gibt.

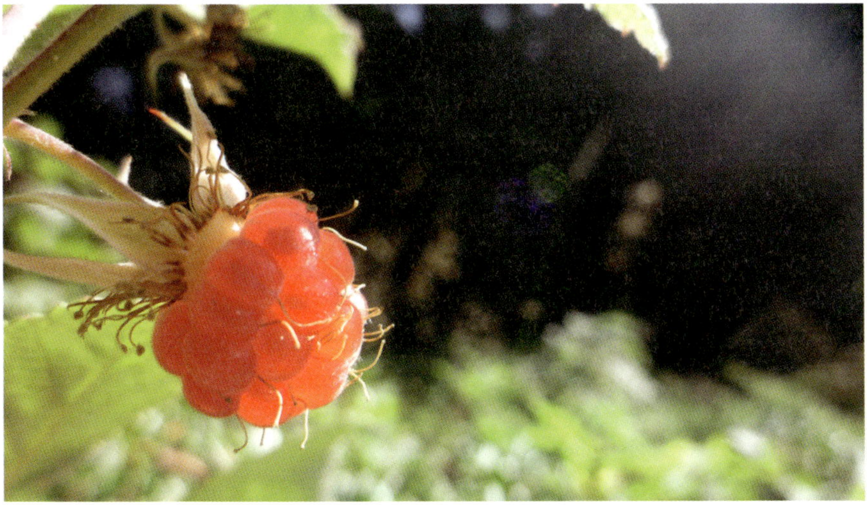

Die Studienstandards der Guten Klinischen Praxis (Good Clinical Prachtice) sind in Deutschland erst seit 1997 für die Forschung verbindlich.

Das alles versteht sich nicht von selbst.
Aber wo Grenzen und Schwellen überschritten werden,
fangen neue Wege an. Und vielleicht führen diese Wege
den Menschen, dessen Spielraum geringer wird,
dennoch in größere Freiheit.
Jörg Zink (19)

In jedem Fall lohnt es sich zu fragen, ob die Untersuchungen, die mit bestimmten Substanzen unternommen wurden, den Gütekriterien der Guten Klinischen Praxis entsprechen. Abgesehen von allen redlichen Bemühungen wird zusätzlich immer wieder mit leider oft dubiosen, ja, kriminellen Methoden versucht, bestimmte Arzneien oder Therapieverfahren zu vermarkten. Eine aufschlussreiche Analyse wurde 1998 in der Zeitschrift Medizinische Klinik veröffentlicht (20). Untersucht wurden ausgewählte kontrollierte Studien, die zwischen 1979 und 1996 in der gleichen Zeitschrift erschienen. Es konnte gezeigt werden, dass die methodisch hochwertigen Anforderungen nur sehr begrenzt erfüllt wurden bzw. aus den Veröffentlichungen selbst oft nicht hervorgehen. Diese kritische Bilanz kann aus Sicht der Patienten nur Ansporn und Herausforderung für alle zukünftigen Studien sein.

Objektive Resultate von Studien bedeuten nicht automatisch, dass die Schlussfolgerungen sinnvoll sind. Rückschlüsse auf den jeweils individuellen Nutzen von Therapien, ob schulmedizinisch oder komplementärmedizinisch, sind sehr schwierig herauszuarbeiten. Wer am Ende mit welchem Konzept therapiert werden sollte und davon profitieren wird (number needed to treat = die Zahl derer, die behandelt werden sollten), muss daher immer wieder aufs Neue von den persönlichen Perspektiven und Wünschen abhängig gemacht werden.

Anmerkungen

(1) am bekanntesten in der von Sam Cooke gesungenen Version
(2) Wölfing, A.: Entstehung und Bedeutung des Begriffes Schulmedizin, 71
(3) ebd., 158
(4) Hick, Christian: Forschung zu Ethik-Kodizes, 2236
(5) Meyer, Frank P.: Salus aegroti suprema lex, 1
(6) zitiert nach: Meyer, Frank P., 2
(7) zitiert nach: ebd., 1
(8) Teichert, J.; Matthiesen, P. F.: Das therapeutische Wirkprinzip der Mistel, 474
(9) ebd., 475
(10) alle Angaben zur staatlichen Förderung der unkonventionellen Methoden nach ebd., 476
(11) ebd., 1159
(12) Moss, Ralph: Fragwürdige Chemotherapie, 69
(13) Angaben zu Klinischen Prüfungen nach Meyer, Frank P., 4
(14) Meyer, Frank P., 7
(15) Schmidt, J. G.: Ist Verzicht eine schlechte Medizin?, 1174
(16) ebd.
(17) Kuhlemann, Heino; Majerus, Jürgen; Möller, Johannes, 2206
(18) Beispiel zitiert nach ebd., 2206
(19) Zink, Jörg, 19
(20) Mihan, Lars; Windeler, Jürgen: Die methodische Qualität kontrollierter Studien der Medizinischen Klinik

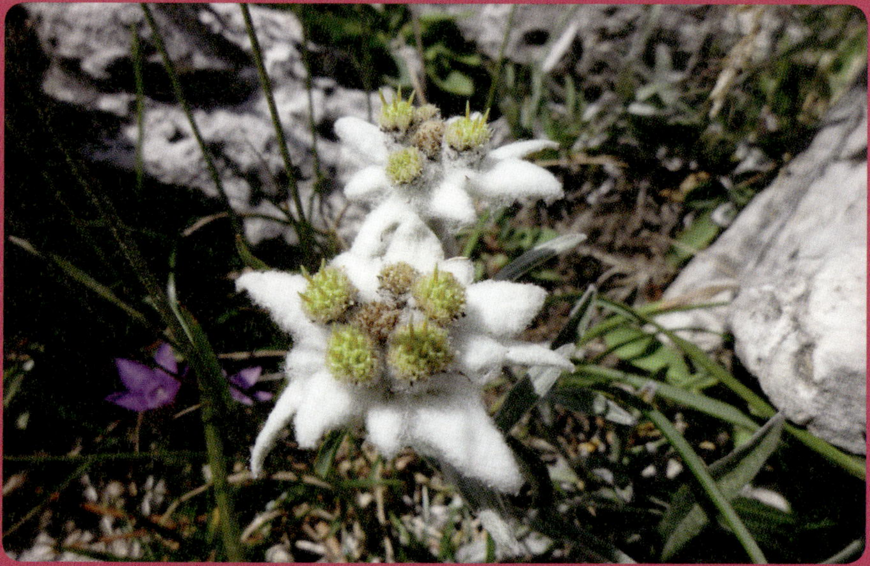

Entscheidungen in der geistigen Dimension können eine genauso wesentliche Wirkung auf die Überlebenszeit eines Menschen haben wie die organmedizinischen Maßnahmen mit Skalpell, Strahlen- und Chemotherapie.

Rolf Verres (1)

KAPITEL 6:
DIE DREI KONVENTIONELLEN GRUNDPFEILER – OPERATION, BESTRAHLUNG UND CHEMOTHERAPIE

Worum es in diesem Kapitel geht:

- Exkurs in die Medizingeschichte
- Häufigkeit und Verbreitung der Krebserkrankung
- Zur Wertigkeit von Operation und Strahlentherapie
- Therapieerfolge durch Chemotherapie
- Exkurs: Portsysteme
- Neue Ansätze in der Therapie
- Primärtumor und Metastasen – Hinweise auf einen Strategiewechsel in der Therapie?
- Kontrollieren statt besiegen?
- Immunologie und Molekulargenetik

Die drei konventionellen Grundpfeiler

Wer über die Therapie von Krebserkrankungen spricht, hat beinahe unwillkürlich die Trias Operation, Bestrahlung und Chemotherapie im Sinn. In der Tat stellen diese drei Therapieformen für zahlreiche Tumorarten die Grundpfeiler ärztlichen Handelns dar.

Insbesondere die Chemotherapie gilt bei vielen Laien fast als ein Synonym für die Krebstherapie. Automatisch verbinden viele den Begriff Chemotherapie mit Leiden wie Haarausfall, Übelkeit, Gewichtsverlust und anderen schweren unerwünschten Therapiefolgen. An dieser Stelle sei ausdrücklich darauf hingewiesen, dass die nachfolgenden Ausführungen, die im Wesentlichen den Arbeiten von Abel und Moss folgen, keineswegs grundsätzlich die Anwendung der Chemotherapie verurteilen. Es gilt vielmehr angesichts der vielfachen Polemik an anderen Stellen, dieses Thema so sachlich wie möglich immer wieder im Einzelfall einer kritischen Analyse zu unterziehen. Auch darf das Augenmerk in der Krebsforschung und Krebstherapie nicht zu einseitig auf die Chemotherapie und die anderen beiden traditionellen Hauptpfeiler, die Operation und die Bestrahlungstherapie, gerichtet werden. Alle Beteiligten müssen stets für gänzlich neue Ansätze offen sein. Eine gründliche Erforschung muss und wird hoffentlich immer die Voraussetzung für den Einsatz von Therapien an Patienten bleiben.

Grundsätzlich ist heute der Nutzen der verschiedenen Chemotherapien in frühen Krebsstadien unumstritten und belegt. Eine kritische Sichtweise ist allerdings bei vielen Tumorarten in fortgeschrittenen Stadien gerechtfertigt. In jedem Fall sollte die Entscheidung über den Einsatz und die Dosierungen sowohl der Chemotherapien als auch der Strahlentherapien den entsprechenden Fachärzten überlassen werden. Zum näheren Verständnis der modernen Krebstherapie sei an dieser Stelle ein kurzer Exkurs in die Medizingeschichte gestattet.

Exkurs in die Medizingeschichte

1903 wurde auf Initiative Ernst von Leydens an der Berliner Charité die erste deutsche Abteilung für Krebsforschung eröffnet (2). 1906 begründete der Chirurg Vincenz Czerny, der zuvor unter anderem als Assistenzarzt bei Theodor Billroth gearbeitete hatte, in Heidelberg das Institut für experimentelle Krebsforschung. Aus dieser Einrichtung ist das Deutsche Krebsforschungszentrum hervorgegangen, das 1964 als eine Stiftung des öffentlichen Rechts des Landes Baden-Württemberg gegründet wurde (3). Die Entwicklung der Chemotherapie ist ganz eng verknüpft mit den Arbeiten des deutschen Serologen und Pharmakologen Paul Ehrlich (1854–1915). (4)

Ehrlich arbeitete als Assistenzarzt und als Oberarzt an der Berliner Charité. Zunächst beschäftigte er sich in seinen Forschungen mit der Hämatologie, der Lehre vom Blut und seinen Erkrankungen. Später spezialisierte er sich auf die Erforschung der Immunität des Körpers gegenüber verschiedenen Erregern von Infektionskrankheiten. 1908 erhielten er und der russische Biologe Ilja Metschnikow den Nobelpreis für Medizin. 1910 entwickelte Ehrlich zusammen mit dem Japaner Sahatschiro Hata eine Arznei gegen die Syphilis, das Salvarsan. Schon 1907 befasste sich Ehrlich im Rahmen seiner Studien mit verschiedenen Farbstoffen, um bestimmte

Zellen für die mikroskopische Betrachtung sichtbar zu machen. Er fand dabei heraus, dass sich mit einigen Farbstoffen auch ganz bestimmte Zellen abtöten ließen. Damit war die Grundidee der Chemotherapie geboren. (5) Für eine tiefergehende Einarbeitung in die Geschichte speziell der deutschen Ärzteschaft bietet sich Robert Jüttes Geschichte der deutschen Ärzteschaft an.

Robert Jütte (Hrsg.): Geschichte der deutschen Ärzteschaft. Deutscher Ärzteverlag, Köln 1997

Die zur Chemotherapie eingesetzten Stoffe sollen möglichst gezielt das Wachstum von Tumorzellen hemmen oder die Krebszellen abtöten. Im ersten und zweiten Weltkrieg wurden verschiedene Kampfgase eingesetzt, die, wie sich später herausstellte, auch krebshemmende Wirkungen aufweisen. Vor allem der Gelbkreuzstoff (S-Lost, Senfgas) wurde von den Krebsforschern eingehend untersucht. Thomas Dougherty untersuchte als wahrscheinlich erster die Wirkung von Stickstoff-Lost an Mäusen, bei denen er zuvor künstlich Tumoren erzeugt hatte. Hieraus leiteten sich später Krebsmedikamente ab, die beispielsweise bei Leukämien eingesetzt wurden. (6)

1949 erschien auf der Titelseite der Zeitschrift Time ein Bild von Cornelius P. Rhoads, der zunächst Leiter der Abteilung für chemische Waffen der US-Armee und später Leiter des Sloan-Kettering Instituts für Krebsforschung in New York war. Rhoads verbreitete eine große Euphorie bezüglich der zu erwartenden neuen Therapien. (7) Während sich durch die Einführung von Penizillin bahnbrechende Neuerungen für die Behandlung von Infektionskrankheiten ergaben, propagierte Rhoads, dass ein Heilmittel wie das Penizillin auch für Krebs in greifbarer Nähe sei. Getragen von dieser Faszination wurde ein immenses Programm zur Untersuchung chemischer Verbindungen und ihrer möglichen Wirkung auf Krebserkrankungen gestartet. Nachdem die Ärzte vormals die Behandlung Krebskranker eher gescheut hatten, setzte vor allem unter den forschenden Ärzten in den 1950er Jahren eine große Begeisterung für die Suche nach der Wunderwaffe gegen den Krebs ein. Im *Reader's Digest* vom Februar 1957 war zu lesen, dass ein Hauch von Endsieg in der Luft liege (ein weiteres Beispiel für die militaristische Ausdrucksweise im Zusammenhang mit Krebserkrankungen). (8)

Die ersten Versuche mit Stickstoff-Lost waren, wie gesagt, im Krieg durchgeführt worden, und viele Protagonisten der Chemotherapie in der Krebsbehandlung waren ehemalige Mitglieder des Militärs. Somit lässt sich erklären, dass Ausdrücke wie „Kampf gegen den Krebs" und „Endsieg" in den Umlauf kamen. Noch 1971 wurde vom US-Senat ein Milliardenprogramm zum Kampf gegen den Krebs bewilligt, das der amerikanische Präsident Richard Nixon einen Tag vor Weihnachten im Sinne eines Geschenkes für das Volk verkündete. (9)

Nachdem die Behandlung von Krebserkrankungen lange Zeit im Wesentlichen in den Händen von Chirurgen lag, ergaben sich auch in Deutschland mit Instituten in Berlin oder Heidelberg und den neuen Kenntnissen über die Möglichkeit der Chemotherapie gänzlich neue Perspektiven. Das Fachgebiet der Onkologie (von griechisch onkos = Geschwulst, Schwellung) und Hämatologie (von griechisch haima = Blut) bildete sich als eigenständiges Gebiet im Fach der internistischen Medizin heraus und erfuhr eine zunehmende Ausdifferenzierung in weitere Spezialgebiete. Erst in den 1970er Jahren erhielt die Krebstherapie dann zunehmend auch Impulse aus dem Bereich der Psychologie.

Das Selbstverständnis der Ärzte und Patienten begann, sich zu wandeln – nicht nur hinsichtlich der Krebsentstehung, sondern auch in Bezug auf die Therapie. Immer häufiger erfolgten Anleihen aus dem Bereich der Psychologie, wie auch das bereits Anfang der 1970er Jahre entwickelte Visualisierungstraining nach Carl Simonton zeigt. Die Berichterstattung in den Medien konzentrierte sich aber im Wesentlichen weiter auf die Verbreitung von Informationen über die Chemotherapie. In der New York Times hatte dieses Therapieverfahren lange Zeit eine uneingeschränkte Lobby. Teilweise ergeben sich im Zusammenhang mit der Öffentlichkeitsarbeit in Bezug auf Krebserkrankungen sehr skurrile Zusammenhänge. So wurde etwa die bekannte Werbekampagne für die Zigarettenmarke Lucky Strike von Albert Lasker, einem der Gründer der Amerikanischen Krebsgesellschaft (American Cancer Society) entwickelt. (10) Elmer Bobst, ebenfalls Mitbegründer der Amerikanischen Krebsgesellschaft, war selbst Vorstandsvorsitzender einiger großer Pharmakonzerne und somit ebenfalls nicht unabhängig in Bezug auf die

Krebsbehandlung und mögliche Alternativen zur Chemotherapie. Solche Verquickungen von Interessen sind niemals grundsätzlich vermeidbar, weil das Gesundheitssystem einen beträchtlichen wirtschaftlichen Faktor darstellt. Es wird wohl immer Menschen geben, die sich auf Kosten von Krankheiten wie Krebs zu bereichern versuchen. Diese Aussage gilt selbstverständlich auch völlig unabhängig von der Chemotherapie für alle anderen Arten der Krebstherapie, einschließlich der komplementären Therapieverfahren.

Häufigkeit und Verbreitung von Krebserkrankungen

Die wachsende internationale Beschäftigung mit Krebserkrankungen brachte viele überraschende Erkenntnisse über die Häufigkeit und die Verbreitung der Krebskrankheiten mit sich. So variiert beispielsweise die Häufigkeit bestimmter Tumorarten von Region zu Region außerordentlich. Die unterschiedlichen Krebsraten in Deutschland wurden bereits erwähnt. Noch deutlichere Unterschiede ergeben sich im europäischen bzw. weltweiten Vergleich. So starben zum Beispiel zwischen 1986 und 1988 in England und Wales 30 von 100.000 Frauen an einer Brustkrebserkrankung, während es in Polen nur 16 von 100.000 Frauen waren. (11)

Die Sterblichkeit für Krebserkrankungen ist im Allgemeinen in den westlichen Industrieländern wie zum Beispiel den USA viel höher als in den fernöstlichen Ländern wie etwa Japan. Interessanterweise übernehmen die Menschen, die zum Beispiel von Japan in die USA immigrieren, das dort höhere Krebsrisiko. (12)

Offensichtlich gibt es somit noch zu wenig bekannte Einflüsse, die sich durch die Umwelt, die Lebensweise, die Ernährungsformen und vieles andere ergeben und das Auftreten von Krebserkrankungen mitbestimmen.

Letztlich gelten die Unterschiede auch für die Therapieansätze in verschiedenen Ländern. 1990 wurde das Internationale Institut für Kulturvergleichende Therapieforschung gegründet, um insbesondere die traditionellen Medizinsysteme in Europa, Amerika und Asien näher zu untersuchen.

Hilfreiche Adresse:
Internationales Institut für Kulturvergleichende Therapieforschung (IIKT), Kopernikusstraße 55, 40225 Düsseldorf
www.andritzky-online.de

Zur Wertigkeit von Operation und Strahlentherapie

Wie ist es heute um die Wertigkeit der drei konventionellen Grundpfeiler der Onkologie – Operation, Bestrahlung und Chemotherapie – bestellt? Allgemeine Aussagen sind diesbezüglich nicht hilfreich, da die Vielzahl der Tumorarten und auch die unterschiedlichen therapeutischen Aspekte, die sich aus dem Tumorstadium, den Nebenerkrankungen und anderen Einflüssen wie Geschlecht und Alter ergeben, bestenfalls für den Einzelfall eine Einschätzung ermöglichen. Nach Ansicht vieler Onkologen ist und bleibt die Operation grundsätzlich die entscheidende Stütze in der Krebstherapie der soliden Tumoren. Jedoch scheint die hochentwickelte Kunst der Chirurgen nach Ansicht der meisten Sachverständigen an der Grenze ihrer Leistungsfähigkeit angelangt zu sein. (13)

Bevor die Ära der minimalinvasiven Chirurgie* begann, wurden allerdings bereits ähnliche Aussagen in Bezug auf die Chirurgie getroffen, die sich heute als falsch erwiesen haben. Die durch chirurgische Eingriffe erzielten Heilungsraten werden auf maximal ein Drittel aller Betroffenen geschätzt. Im Fall einiger Karzinome, etwa dem Dickdarmkarzinom, ist bekannt, dass der Therapieerfolg ganz wesentlich von der jeweiligen Qualität des chirurgischen Eingriffs abhängt (14). Hinsichtlich des Brustkrebses besteht seit einigen Jahren ein deutlicher Trend zu brusterhaltenden Vorgehensweisen. Nachdem früher häufig nicht nur die gesamte Brust und ausgedehnte Bereiche in der Achselhöhle, sondern auch Teile der Brustwandmuskulatur operativ entfernt wurden, hat der Wissenszuwachs dazu geführt, dass immer häufiger nur der Tumor selbst mit einem Sicherheitsabstand entfernt wird. Der Grund dafür ist, dass die Prognose für Patientinnen mit Brustkrebs vor allem von der Wachstumsgeschwindigkeit, von der Tumorgröße und vom Lymphknotenbefall abhängig ist (15). Der so genannte histologische Befund, der durch mikroskopische Betrachtung der Tumorzellen mittels verschiedener Anfärbungstechniken gewonnen wird, erhält somit heute eine sehr große Bedeutung in Bezug auf Therapie und Prognose. Weltweit werden schätzungsweise zwei Drittel aller Brustkrebsoperationen brusterhaltend durchgeführt (16).

*Minimalinvasive Chirurgie: Operative Eingriffe, die unter Einsatz von Endoskopen möglichst schonend und unter Verzicht auf offene Schnitte durchgeführt werden.

Standardisierte, auf wissenschaftlichen Untersuchungen basierende Empfehlungen bestehen bezüglich der Indikation zur Strahlentherapie zum Beispiel bei Brustkrebs oder Analkarzinomen in adjuvanter, das heißt heilender Absicht.

Immer öfter besteht die Indikation zur Strahlentherapie aber auch bei Patienten mit fortgeschrittenen Krebserkrankungen in palliativer, das heißt leidenlindernder Absicht. Beispielsweise können durch Metastasenbildung entstehende lokale Knochenschmerzen deutlich gelindert werden.

Ein für die betreffenden Patienten enormer Fortschritt ergibt sich auch dadurch, dass die Bestrahlungen immer zielgenauer platziert werden können. So sind mit Techniken wie dem Gamma-Knife punktgenaue Bestrahlungen bei Tumoren im Gehirn möglich geworden. Häufig reichen einmalige Anwendungen aus. Diese benötigen zwar einen hohen vorbereitenden und apparativen Aufwand, schenken den Patienten aber bisweilen in der Folge einen erheblichen Gewinn an Lebensqualität.

Speziell beim Brustkrebs stellt die Strahlentherapie nach brusterhaltender Operation ein Standardtherapieverfahren dar. Insbesondere natürlich dann, wenn auch Lymphknoten aus der Achselhöhle von Metastasen befallen sind. Wichtig ist es, die Strahlentherapie nach brusterhaltender Operation zeitnah zu beginnen. In einer rückblickenden Untersuchung von mehr als 18.000 Frauen jenseits des 65. Lebensjahres, die nach der Operation keine Chemotherapie, sondern lediglich eine Hormontherapie und/oder nur Strahlentherapie erhielten, zeigte sich, dass auch im höheren Alter ein zeitlicher Verzug zwischen Operation und Strahlentherapie sehr nachteilig war (17). Ein Zeitintervall von mehr als sechs Wochen brachte leider eine deutlich erhöhte Wahrscheinlichkeit für einen Rückfall mit sich. Oftmals ging man bislang davon aus, dass gerade bei älteren Frauen aufgrund der vermeintlich geringeren Krebsaggressivität und des vermeintlich langsameren Krebswachstums die Erholungspause nach der Operation verlängert werden darf. Wenn möglich, sollte die Strahlentherapie grundsätzlich zeitnah nach der Operation beginnen.

Eine andere sehr wichtige Untersuchung bei Frauen mit Brustkrebs zeigte, dass unter Umständen eine verkürzte Strahlentherapie ebenso nützlich sein kann, wie die Standardbehandlung. Kanadische Forscher verglichen bei Frauen nach brusterhaltender Operation die 35 Tage dauernde Standardtherapie mit einer auf 22 Tage verkürzten Strahlentherapie. Die Rückfallquote lag zehn Jahre später in der Gruppe der Frauen, welche die verkürzte Therapie erhalten hatten, bei 6%. In der Gruppe der Frauen, welche die Standarddosis erhalten hatten, lag die Rückfallquote bei knapp 7% und war damit statistisch gesehen gleich hoch. Eine verringerte Dosis könnte damit ebenso effektiv sein wie die bisherige Standardisierung, wodurch sich ein erheblicher Gewinn an Lebensqualität für die Frauen ergäbe (18). Weitere Folgeuntersuchungen zu dieser Thematik sollten unbedingt erfolgen.

! Vor einer Strahlentherapie sollten betroffene Frauen nach den aktuellen Daten zur Dauer und Dosis der Strahlentherapie bei den behandelnden Radiologen fragen.

Therapieerfolge durch Chemotherapie

Hinsichtlich der Therapieerfolge durch die Anwendung von Chemotherapien ergaben sich seit der Ära von Paul Ehrlich stets sehr kontroverse Ansichten. Die allgemeine Euphorie der Anfangszeit besteht heute aus vielen Gründen nicht mehr. Andererseits wird mit enormem finanziellen und zeitlichen Aufwand an der Verbesserung dieser Therapieart gearbeitet. Nicht zuletzt wurde mit der Einführung der so genannten Hochdosischemotherapie mit Stammzelltransplantation erst vor wenigen Jahren eine weitere neue Ära eingeleitet.

Der Biomathematiker Ulrich Abel vom Deutschen Krebsforschungszentrum in Heidelberg untersuchte 1985 in einer Metaanalyse die Ergebnisse von weltweit zu verschiedenen fortgeschrittenen soliden Tumoren* durchgeführten Studien (19). Er kam zu einem für viele völlig unerwarteten und niederschmetternden Ergebnis. So fand Abel für fast alle von ihm untersuchten Tumorarten wie Brustkrebs oder Gebärmutterkrebs keine ausreichenden Hinweise auf eine lebensverlängernde Wirkung der Chemotherapie bei fortgeschrittenen Tumoren. Abel wies darüber hinaus darauf hin, dass Studien, die einen Vorteil für die so genannte Lebensqualität nachweisen, ebenfalls fehlen. Das heißt, dass durch den Einsatz von Chemotherapien bei fortgeschrittenen Tumorerkrankungen auch eine Linderung von Beschwerden und eine Verbesserung des Allgemeinbefindens bis zum Zeitpunkt seiner Studie nicht naturwissenschaftlich belegt waren. Die Ergebnisse der Untersuchung Abels haben heftige kontroverse Diskussionen ausgelöst. Auf wissenschaftliche Erkenntnisse gestützte Einwände sind aber nicht in nennenswerter Weise erbracht worden. Somit war die Diskussion im Wesentlichen, wie Abel selbst formuliert, onkopolitischer Art (20).

Heute, fast 30 Jahre später, hat sich die Situation im Hinblick auf überzeugende Studien zum Glück deutlich gebessert.

*Solide Tumoren: Geschwülste, die von Organen oder bestimmten Gewebearten des Körpers ausgehen

Mit den Aussagen von Abel sollen die verschiedenen Chemotherapien, wie einleitend bereits ausgeführt, keinesfalls grundsätzlich verurteilt werden und erst recht nicht deren Anwender. Für die Anwendung in frühen Stadien der Krebserkrankung sieht die Situation, wie bereits erwähnt, ganz anders aus. In der Tat haben sich hier die Überlebensraten durch die Anwendung der Chemotherapien – wenn auch geringfügig – verlängert. Aussagekräftige Untersuchungen zur Lebensqualität während und nach einer chemotherapeutischen Anwendung stehen aber für eine große Zahl der Tumorarten noch aus. Um Missverständnissen vorzubeugen, sei nochmals gesagt, dass über das Für und Wider einer Chemotherapie immer im Einzelfall von Fachleuten entschieden werden muss. Eine pauschale Ablehnung der Chemotherapie wird der Vielzahl von verschiedenen Krebserkrankungen und Stadien in keiner Weise gerecht und ist in keiner Argumentation nützlich. Als unbestritten gilt der Nutzen einer chemotherapeutischen Behandlung beispielsweise bei Leukämien, Non-Hodgin-Lymphomen und Hodenkrebs.

Der uPA/PAI-1-Test

Hinsichtlich der Indikationsstellung zur Chemotherapie bei Frauen mit Brustkrebs im frühen Stadium, d.h. ohne Lymphknotenbefall, kommt dem uPA / PAI-1-Test (Urokinase-Typ Plasminogen Aktivator) eine große Bedeutung zu. Es handelt sich um Eiweiße, die entscheidend daran beteiligt sind, wenn der Krebs im Körper Metastasen bildet. Der uPA / PAI-1-Test stellt somit einen prognostischen Marker dar. Frauen mit Brustkrebs ohne Lymphknotenbefall haben bessere Heilungschancen, wenn der Anteil von uPA / PAI-1 im Tumorgewebe niedrig ist. Langzeitdaten zeigen, dass vielen Frauen sogar die Chemotherapie erspart bleiben kann. Geschätzt wurde zuletzt, dass es sich um mehr als ein Drittel der Betroffenen Frauen, in Deutschland rund 10.000 Frauen pro Jahr, handeln dürfte.

Die routinemäßige Bestimmung von uPA / PAI-1 als Prognosefaktor für die Risikobewertung wird seit 2003 nach den deutschen AGO-Richtlinien (AGO = Arbeitskreis Gynäkologische Onkologie) empfohlen. Das aufwendige Testverfahren und die Kosten von circa 200–300 Euro haben bislang verhindert, dass die Untersuchung zu einem allgemein verbindlichen Standard geworden ist. Dies ist zum einen bedauerlich, weil viele Frauen somit eine Chemotherapie erhalten, die möglicherweise für sie keine Vorteile bringt. Zum anderen entstehen durch die Verabreichung der Chemotherapie noch höhere Kosten im Gesundheitssystem (Prof. Beckmann, Universitätsfrauenklinik Erlangen, Internethomepage der Deutschen Krebsgesellschaft e. V. 2010).

Brustkrebs und Kinderwunsch

Für junge Frauen mit Brustkrebs und Kinderwunsch gibt es neueren Untersuchungen zu Folge Anlass zur Hoffnung. Bislang ging man davon aus, dass eine Chemotherapie vor den Wechseljahren Unfruchtbarkeit nach sich zieht. In einer Studie mit über 450 Brustkrebspatientinnen zwischen 20 und 45 Jahren wurde untersucht, ob und wann nach einer Chemotherapie die Monatsblutung wieder einsetzte. Wenn die Blutungen nach der Chemotherapie bereits nach deutlich weniger als einem Jahr wiederkehrten, war die Chance auf das Einsetzen eines regulären Monatszyklus deutlich größer, als bei erst nach länger als einem Jahr wieder einsetzender Monatsblutung. Erfreulicherweise kehrte die Monatsblutung dann schneller wieder ein, wenn die neu entwickelten Chemotherapie-Medikamente eingesetzt worden waren. Somit besteht Hoffnung, dass bei Einsatz neuer Chemotherapien ein regelmäßiger Regelzyklus wieder einsetzt und keine dauerhafte Unfruchtbarkeit besteht (21).

Exkurs: Portsysteme

Eine große Hilfe bei der Verabreichung von Chemotherapien stellen in vielen Fällen so genannte Portsysteme dar. Hierbei handelt es sich um kleine, circa Flaschendeckel große Kunststoffkammern, die unterhalb des Schlüsselbeins unter die Haut implantiert werden. Von der Kammer führt ein dünnes Schlauchsystem durch die Venen bis direkt vor das Herz (es handelt sich somit um einen so genannten zentralen Venenkatheter). Die Kammer ist mit einer Membran versehen, durch die das System von außen durch die Haut mit einer Spezialnadel angestochen werden kann. Der Port (englisch für Hafen) ist von außen nicht oder nur als kleine Vorwölbung sicht- bzw. tastbar und kann über viele Jahre an seinem Platz verbleiben und dabei fast beliebig oft angestochen werden. Ein Portsystem lohnt sich für Kranke, die regelmäßig Infusionstherapien erhalten, insbesondere dann, wenn die Therapien über viele Wochen oder Monate regelmäßig verabreicht werden müssen oder auch dann, wenn die Einzeltherapien über 24 Stunden gegeben werden (wie zum Beispiel häufig bei 5-Fluorouracil). Das Portsystem ist auch dann hilfreich, wenn die Kranken sehr schlechte periphere (außenliegende) Venen aufweisen und das Punktieren mit Braunülen schwierig ist. Aus dem Port kann auch Blut abgenommen werden. Möglich ist im Bedarfsfall auch die Gabe von künstlicher (parenteraler) Ernährung, wodurch eventuell auf die Anlage einer Magensonde verzichtet werden kann. Die Portimplantation selbst wird in lokaler Betäubung durchgeführt und dauert ungefähr 30 Minuten. Das System kann unter Umständen auch für längere Zeit unbenutzt verbleiben. Wichtig ist eine gründliche Pflege des Portsystems nach jeder Anwendung (durch Pflegekräfte oder Ärzte).

Neue Ansätze in der Therapie

Bisphosphonate

Zusätzlich zu den Chemotherapien gewinnen andere, moderne Therapieansätze an Bedeutung. Bei Frauen mit hormonempfindlichem Brustkrebs zählt hierzu – in Kombination mit einer antihormonellen Therapie – die Therapie mit Bisphosphonaten. Lange Zeit nach ihrer Einführung wurden Bisphosphonate im Wesentlichen dann eingesetzt, wenn der Tumor in den Knochen metastasiert hatte. Die Bisphosphonate werden im Übrigen auch bei Osteoporose eingesetzt. Die Medikamente sind in der Regel gut verträglich und können über viele Jahre hin eingenommen werden. Verabreicht werden sie zumeist als Infusion. Nach der Erstgabe kann es zu grippeähnlichen Beschwerden kommen.

Neu ist, dass die Bisphosphonate offensichtlich auch bei Brustkrebskranken Frauen im Frühstadium das krankheitsfreie Überleben verlängern können. Bei hormonempfindlichem Brustkrebs sollten Frauen diesseits und jenseits der Wechseljahre unbedingt nach dem zusätzlichen Einsatz fragen. Eine Zulassung zum adjuvanten Therapieeinsatz wurde von den Herstellern 2010 beantragt. Bei nicht überzeugender Datenlage wurde der Antrag 2011 zurückgezogen.

Targeted Therapy (Signaltransduktionshemmer)

Das zunehmende Wissen um die molekularen Vorgänge in gesunden Zellen und in Krebszellen hat in den vergangen Jahrzehnten zur Entwicklung von Medikamenten mit gänzlich neuen Ansatzpunkten geführt. Die herkömmlichen Chemotherapien wirken leider vergleichsweise unspezifisch. Neben den Krebszellen können auch gesunde Zellen geschädigt werden. Hierdurch wiederum entstehen unerwünschte Effekte, die so genannten Nebenwirkungen wie Übelkeit, Erbrechen, Durchfall oder Haarausfall. Die neuen Wirkstoffe richten sich demgegenüber spezifisch gegen gezielte Angriffspunkte an den Tumorzellen, so genannte Targets. Die Medikamentengruppe wird daher auch Targeted Therapy (gezielte Therapie) genannt.

Wie alle Zellen weisen auch Krebszellen an ihrer Außenseite Rezeptoren (Andockstellen) für bestimmte Botenstoffe des Körpers auf. An diese Rezeptoren binden sich Signalübermittler, die im Stoffwechsel des Körpers entstehen und die Zellen über die Blutbahn erreichen. Sobald die Signalübermittler an den Krebszellen andocken, werden im Inneren der Zelle wiederum weitere Stoffwechselprozesse stufenweise in Gang gesetzt. Sehr gut bekannt ist beispielweise dic Tyrosinkinase. Nach Aktivierung der Signalübertragungskette werden am Ende im Zellkern der Krebszellen Wachstumsgene angeschaltet. Hierdurch erhält die Krebszelle ein Wachstumssignal. Die Targeted Therapy hemmt die Tyrosinkinase und dadurch das Krebswachstum.

Im weiteren Verlauf der Forschungen wurden verschiedene Tyrosinkinasen entdeckt. Dies führte zur Entwicklung diverser Tyrosinkinase-Hemmstoffe (Tyrosinase-Inhibitoren wie beispielsweise Lapatinib, Erlotinib und viele andere). Leider erwies sich die Targeted Therapy nicht als frei von Nebenwirkungen. Akneartiger Hautausschlag, Wasseransammlung im Körper und andere unerwünschte Effekte sind je nach Medikament zu erwarten.

Monoklonale Antikörper

Einen nochmals anderen Ansatzpunkt verfolgt die Forschung im Bereich der Antikörpertherapien. Das Immunsystem aktiviert zur Abwehr von fremden Stoffen Antikörper. Hierbei handelt es sich um Eiweißstoffe, welche sich wiederum an der Oberfläche von zum Beispiel Bakterien oder Viren, aber auch an körpereigenen Zellen anheften können. Die Ausschüttung der Antikörper und deren Andocken an fremde oder für den Körper potentiell gefährliche Zellen ermöglichen dem Organismus, die Gefährdung zu erkennen und Abwehrmechanismen in Gang zu setzen. Die Andockstellen der Antikörper werden als Antigene bezeichnet.

Bekannt sind zum einen polyklonale Antikörper. Diese vermögen an beliebige Teile eines Zielantigens anzudocken. Monoklonale Antikörper können nur an eine einzige bestimmte Zielstelle binden.

Da auch Krebszellen zu den Strukturen gehören, gegen die sich das Immunsystem versucht, zur Wehr zu setzen, ließ sich aus dem Zusammenwirken von Antikörper und Antigen ein therapeutisches Konzept entwickeln. Entwickelt werden konnten Medikamente, die in der Wirkweise die Effekte von körpereigenen monoklonalen Antikörpern aufweisen. Diese Medikamente sollten sich nach der Verabreichung gezielt an bestimmte Zielstellen von Krebszellen binden und damit eine Abwehrreaktion hervorrufen. Bekannte Beispiele für monoklonale Antikörper sind

Trastuzumab (bindet an das Transmembran-Antigen HER-2/neu), Bevacizumab (Antikörper gegen den Gefäßwachstumsfaktor VEGF und somit wirksam gegen das Wachstum von Blutgefäßen, mittels derer sich die Tumoren einen Wachstumsvorteil verschaffen) oder Cetuximab (Antikörper gegen den Epithelwachstumsfaktor EGFR1).

Vor dem Einsatz der Antikörper ist es notwendig, das Vorhandensein der Rezeptoren nachzuweisen. Bei der Diagnose von Brustkrebs wird deshalb beispielsweise nicht nur der Hormonrezeptorstatus untersucht, sondern auch der Status der HER-2/neu-Rezeptoren. Nur der positive Rezeptorstatus rechtfertigt den Einsatz des Antikörpers Trastuzumab.

Leider sind die Antikörper ebenso wenig wie die Targeted Therapy in aller Regel nicht wirksam genug, um den Einsatz der anderen Krebstherapie zu ersetzen. Die Antikörper kommen deshalb zusätzlich zu Operation, Chemotherapie, Strahlentherapie oder Hormontherapie zum Einsatz.

Wichtig zu wissen ist auch, dass die Antikörpertherapie ebenso wie die Targeted Therapy durchaus relevante unerwünschte Nebenwirkungen aufweisen kann. Dennoch wird dieser Therapiebereich derzeit intensiv erforscht. Der Einsatzbereich weitet sich aktuell aus, obwohl zum Teil erhebliche Kosten entstehen.

Chemosensitivitätstestung

Angesichts der durch den zusätzlichen Einsatz von Targeted Therapy und Antikörpertherapie rapide steigenden Kosten wird die gezielte Auswahl der Therapiestrategie auch aus volkswirtschaftlicher Sicht immer bedeutsamer. Für die jeweils betroffenen Patienten war und ist eine individualisierte und gezielt ausgerichtete möglichst wirksame und gleichzeitig nebenwirkungsarme Therapie selbstredend von größter Bedeutung.

Aus dieser Überlegung heraus wird versucht, durch individuelle Austestung im Vorfeld der Behandlung das optimale Medikament herauszufinden. So genannte Chemosensitivitätstestungen sollen vor allem mögliche Resistenzen aufdecken, die dem Patienten unnötige Nebenwirkungen ersparen würden. Der Grundgedanke der Testung vor Therapiebeginn ist an sich zwingend einleuchtend.

Wenngleich die Kenntnisse über die Biologie der Tumorzellen stetig wachsen, muss an dieser Stelle jedoch eindeutig gesagt werden, dass die bis heute am Markt befindlichen Testverfahren die in sie gesetzten Hoffnungen noch nicht erfüllt haben. Wissenschaftliche Untersuchungen konnten bislang nicht nachweisen, dass eines der zahlreichen Testverfahren präzise genug ist, um eine gesicherte Therapiestrategie daraus abzuleiten. Aus diesem Grund sind Chemosensitivitätstestungen nicht Bestandteil der Empfehlungen von Fachgesellschaften. Die zum Teil erheblichen Kosten für Testungen werden von den Krankenkassen zur Zeit nicht übernommen.

Primärtumor und Metastasen – Hinweise auf einen Strategiewechsel in der Therapie?

Krebserkrankungen können erfolgreich behandelt werden. Vor allem dann, wenn sie frühzeitig entdeckt und richtig behandelt werden. Das Motto hierzu lautet seit mehreren Jahrzehnten hit hard and early (hart und früh behandeln).

Sobald eine Tumorerkrankung nach Monaten oder auch vielen Jahren zurückkehrt, sprechen die Ärzte von Rezidiv oder Metastasenbildung. Rezidivbildung bedeutet: An der Stelle des Primärherdes findet trotz Operation und gegebenenfalls zusätzlich durchgeführter Strahlen- oder Chemotherapie erneut Tumorwachstum statt. Metastasenbildung bedeutet: Der Tumor hat gestreut. Obwohl der Primärherd nach bestmöglicher Strategie behandelt worden ist, entstehen an anderen Stellen im Körper Absiedelungen. Diese werden Metastasen genannt.

Klassischerweise sind die Forscher davon ausgegangen, dass die Metastasenbildung – nach für die verschiedenen Krebsarten typischen Verteilungsmustern – auf dem Blut- oder auf dem Lymphweg im Körper stattfindet. In diesem Zusammenhang ist in den vergangenen zwei Jahrzehnten zunehmend auch die Rede von Krebs als Systemerkrankung entstanden. Ein Krebs, der nicht mehr nur lokal, zum Beispiel an der Brust, nachweisbar ist, wird systemisch und ist, gekennzeichnet durch Metastasenbildung, zum Beispiel in Lymphknoten oder Leber, eine Ganzkörpererkrankung. Mit einer gewissen Berechtigung wurde behauptet, verschiedene Krebsarten seien per se immer als Systemerkrankung anzusehen. Auch dann, wenn der Krebs nur ein lokalisiertes Verteilungsmuster aufweist. Unter anderem infolge dieser Überlegung leitete sich auch die Empfehlung zur Durchführung von systemisch wirksamen Chemotherapien ab.

Leider zeigen die Metastasen zumeist nicht nur an, dass die Krebserkrankung nicht geheilt ist. Vielmehr stellen die Metastasen oftmals eine für die Gesundheit der Betroffenen viel größere Einschränkung dar, als der Ursprungstumor.

Die Behandlungsstrategie der Metastasen richten die Ärzte in aller Regel nach dem Ursprungstumor aus. Das heißt, Brustkrebsmetastasen werden als Brustkrebs behandelt, auch wenn sie nicht in der Brust, sondern in der Lunge oder der Leber lokalisiert sind. Immer häufiger wird heute zurecht verlangt, dass die Metastasen ebenso wie der Ursprungstumor bei der Diagnosestellung, einer möglichst gründlichen Untersuchung unterzogen werden. Sofern zugänglich und möglich, wird versucht, aus den Metastasen eine Gewebeprobe zu gewinnen, die vom Pathologen mittels spezieller Färbetechniken und Analysen untersucht werden kann. Seit vielen Jahren konnte hierbei festgestellt werden, dass beispielsweise der Hormonrezeptorstatus oder auch der Antigenstatus bezüglich HER-2/neu in den Metastasen ein anderer sein kann als im Primärtumor. Diese Informationen sind selbstredend von großer Bedeutung für die Behandlung.

Sehr aufwendige mittels moderner genetischer Analysetechniken überhaupt erst möglich gewordene aktuelle Untersuchungen zeigten nunmehr, dass auch das genetische Muster der Metastasen erheblich von dem Muster im Primärtumor abweichen kann. Auch so genannte ektopische Tumorzellnester – hierbei handelt es sich um im Körper vorhandene Krebszellen, die bei Erstdiagnose schon vorhanden, aber bislang in der Regel weder sichtbar noch anderweitig sicher nachweisbar sind – können sich frühzeitig als so genannte disseminierte Krebszellen im Körper verteilen und zu Metastasen umwandeln. Dieser Prozess läuft eventuell sogar unabhängig vom Primärtumor ab.

Die Forscher stellen infolge dieser Erkenntnisse zu Recht in Frage, ob die Pathologie des Primärtumors für die Behandlung der Metastasen tatsächlich die ihr bislang zugesprochene Bedeutung verdient (22).

In der Konsequenz lassen diese Überlegungen den Gedanken zu, dass metastasierter Krebs gänzlich anderer Behandlungsstrategien bedarf als nicht metastasierter Krebs.

Kontrollieren statt besiegen?

Mit ähnlichen Konsequenzen setzen sich auch Robert Gatenby und seine Forschungsgruppe am Moffit Cancer Center in Tampa, Florida auseinander, nachdem sie sich zunächst theoretisch und später praktisch mit neuen Modellen in der onkologischen Forschung befassten. Gatenby untersuchte mit seinen Kollegen, wie sich unbehandelte bzw. weniger aggressiv behandelte Tumoren verhalten (23).

Zu dieser Frage gab und gibt es grundsätzlich nur relativ wenige Untersuchungen. Ein naheliegender Grund dafür ist, dass die Ärzte und Forscher schon allein aus ethischer Sicht die jeweils vorhandene, als bestmöglich anerkannte Krebstherapie nur dann verlassen werden, wenn es eine vermeintlich bessere gibt. Diese vermeintlich bessere Strategie wird dann schrittweise auf ihre Verträglichkeit und ihren Nutzen hin gegen die alte Strategie geprüft. Die Unterlassung von Therapie wird gemeinhin ebenso wie eine bewusste Abschwächung der Therapie als unterlegene Variante eingestuft.

Die Rechenmodelle zu dieser Frage zeigten allerdings, dass die Tumoren wahrscheinlich auch durch die Therapie selbst in ihrem Wachstumsmuster nicht ausschließlich positive Veränderungen erfahren. Die Veränderungen wiederum sind abhängig von verschiedensten Einflüssen, unter anderem auch von der Dosierung der Therapie. Einen sehr wichtigen Faktor aber stellt auch die – möglicherweise schon bei Erstdiagnose – vorhandene Resistenz gegenüber verschiedenen Therapien dar.

Experimente mit der Dosierung

Gatenby führte infolge dieser theoretischen Erkenntnisse Experimente mit Mäusen durch. Die ethische Vertretbarkeit von Tierexperimenten ist an sich fragwürdig, soll an dieser Stelle aber nicht hinterfragt werden.

Eine Mäusegruppe erhielt die übliche Chemotherapiedosierung. Eine andere Mäusegruppe wurde nach Möglichkeit so behandelt, dass die Tumoren lediglich eine bestimmte, zuvor als tolerabel festgelegte Größe nicht überschritten. In der ersten Gruppe verschwanden die (zuvor künstlich bei den Mäusen erzeugten) Krebsgeschwüre. Die Tumoren kehrten allerdings in ihrer Häufigkeit statistisch signifikant wieder, und die Mäuse starben letztlich. Die Mäuse aus der zweiten, nicht wie üblich behandelten Gruppe, verloren ihren Krebs nicht, lebten aber statistisch signifikant deutlich länger. Die weniger aggressive Therapie hatte weniger Nebenwirkungen und schnitt bezüglich der Gesamtüberlebenszeit besser ab.

Gatenbys Ansatz ruft kontroverse Diskussionen hervor. Nicht zuletzt, weil sein Ansatz fraglos mit weiterer Forschungstätigkeit untermauert werden muss. Bislang fußen die Thesen Gatenbys auf theoretischen Modellen und Mäuseexperimenten. Therapierelevante Evidenzen lassen sich hieraus zunächst nicht ableiten.

Brisant ist der Ansatz aber dennoch. Postuliert wird schließlich nichts weniger als eine gänzlich neue Herangehensweise in der Krebstherapie. Krebszellen könnten demnach infolge von Stress durch Chemotherapie neue Überlebensstrategien entwickeln, die für den betroffenen Menschen am Ende schlimmere Folgen haben als die nicht oder zumindest weniger aggressiv behandelte ursprüngliche Krebskrankheit.

Die Behandlungsstrategie müsste demzufolge nicht darauf abzielen, den Krebs zu vernichten. Vielmehr käme es darauf an, den Krebs in einem für den Gesamtorganismus erträglichen Maß unter Kontrolle zu halten. Statt aggressiverer Verfahren mit der möglichen Folge von Resistenzbildung würde lediglich eine kontrollierte Offensive zum Einsatz kommen. Die Therapie wäre in der Hauptsache auf das Wohlbefinden des Gesamtorganismus fokussiert und in geringerem Maße auf den lediglich lokalen Erfolg.

Entscheidung nach dem Einzelfall

Denkansätze, die eine Reduktion von Therapie fordern, klingen grundsätzlich immer verlockend. Welcher Krebskranke träumt nicht davon, durch neue Strategien mit geringst möglichem Schaden am Ende geheilt oder von Beschwerden befreit zu werden. Bessere Resultate trotz geringerem Einsatz sind nicht zuletzt aus volkswirtschaftlicher Sicht interessant beziehungsweise zwingend notwendig. Eine leistungsfähigere Medizin, die durch stetigen Wissenszuwachs beständig neue diagnostische und

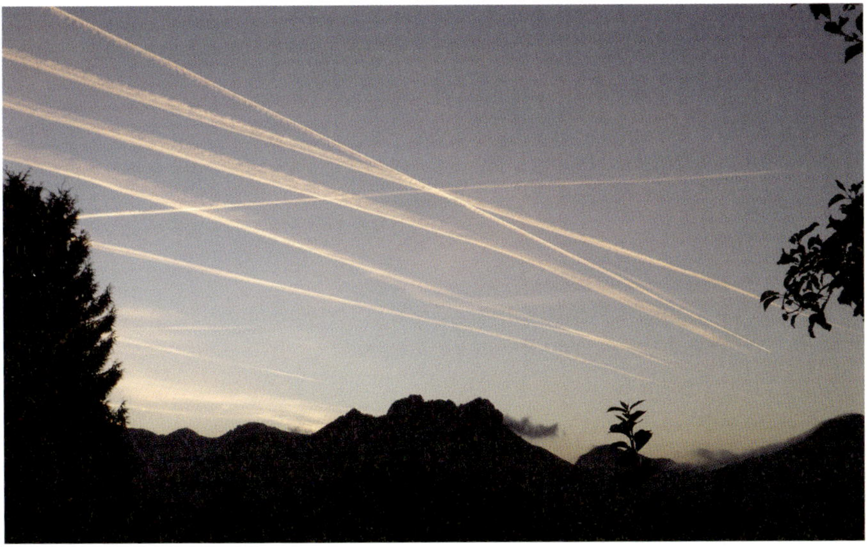

Kontrollieren statt besiegen könnte ein Ansatz für die zukünftige Therapie sein.

therapeutische Optionen erwirbt, wird letztlich immer teurer und irgendwann vielleicht für die meisten Kranken unbezahlbar. Insofern verheißt der Gedanke, dass weniger am Ende mehr sein könnte, paradiesischen Zugewinn. Eine sehr entscheidende Frage ist in diesem Zusammenhang aber auch, ob das, was medizinisch möglich ist, immer zwingend umgesetzt werden muss. Sind beispielsweise wenige Lebensmonate, die durch den Einsatz neuer moderner Krebsmedikamente gegebenenfalls gewonnen werden können, wirklich immer gewonnene Monate? Im Hinblick auf dafür erforderliche Krankenhausaufenthalte und durch die Therapie erworbene Arzneimittelnebenwirkungen sicherlich nicht unbedingt. Nicht dem Leben Jahre geben, sondern den Jahren Leben geben.

Die Frage nach der Sinnhaftigkeit von Therapie kann nur im Einzelfall und auch hier nur je nach Situation stets aufs Neue beantwortet werden. Die Gesellschaft könnte allerdings von Ihrem Recht Gebrauch machen, über die potentiellen Ressourcen mit zu entscheiden.

Weniger kann manchmal mehr sein. Mit Recht werden dennoch Ansätze wie diejenigen von Gatenby scharf kritisiert. Sicher fehlt noch eine tiefere Durchdringung, und intensive Forschung wird notwendig sein, um die dargestellten Postulate zu untermauern. Der Übergang von der Theorie in die Praxis bedarf in diesem Fall noch zahlreicher Schritte. Welcher Arzt wird so vermessen sein, dem Patienten die in jahrzehntelanger weltweiter Forschung erworbenen bestmöglichen Strategien vorzuenthalten? Andererseits treten im Verlauf der Diskussionen nicht selten neue Forschungsergebnisse hinzu, welche die laufenden Diskussionen als gänzlich hinfällig erscheinen lassen. Weniger oder mehr ist nicht die Frage, wenn wir erst wissen, was das Richtige ist. Das Richtige bleibt wiederum einem steten Wandel unterlegen.

Die pauschale Abwehr neuer Modelle ist ebenso unvernünftig wie das unkritische Fortsetzen des ewig Gestrigen. Erfreulicherweise stehen mit der Einführung und der voranschreitenden Perfektionierung der evidenzbasierten Medizin Werkzeuge zur Verfügung, die es uns hoffentlich ermöglichen, im Einzelfall jeweils die besten Wege einzuschlagen. Sofern im Beratungsgespräch bei den Hilfesuchenden und den Helfern eine ausreichende Portion an Erfahrung und Menschenverstand hinzutreten, sollten sich die Kranken und die Ärzte über die durchzuführenden Therapien einig werden können.

Für Therapieentscheidungen braucht es eine gründliche Erarbeitung von Informationen und einen gemeinsamen ausführlichen Austausch. Der offene aber verbindliche Austausch gelingt dann, wenn Respekt bezüglich unterschiedlichster Lebenseinstellungen vorhanden ist. Eine andere Basis für den wahrhaftig gewinnbringenden Austausch bildet die Achtung von Gefühlswelten. Wissen ist nicht wertfrei. Vor allem dann, wenn so viel Angst hinzutritt und so viel auf dem Spiel steht wie bei einer Krebserkrankung.

Immunologie und Molekulargenetik

Inwieweit die bestehenden Therapien durch weitere Stützpfeiler wie etwa die Immunologie* oder die Molekulargenetik* ergänzt werden müssen, ist noch offen. Momentan ergibt sich in den beiden genannten Fachbereichen ein enormer Wissenszuwachs, dessen Wertigkeit für die onkologische Therapie noch offen ist.

Das Hauptproblem der Immundiagnostik und Immuntherapie stellt das sehr komplexe menschliche Immunsystem selbst dar. Je mehr Informa-

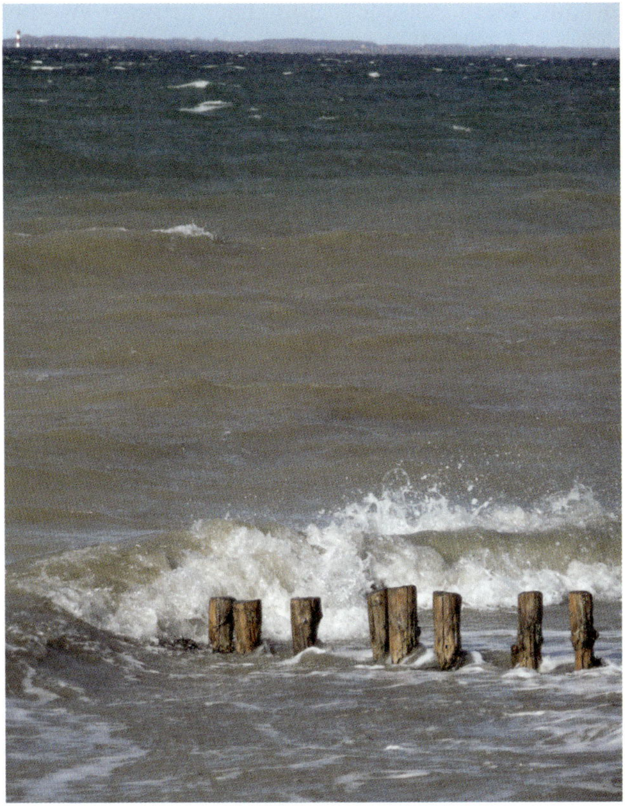

Immunologie und Molekulargenetik gehören in Zukunft zu den Grundpfeilern der Krebstherapie.

tionen über dieses System bekannt werden, desto schwieriger wird die Interpretation. Die immunkompetenten Zellen (Lymphozyten) gehören den weißen Blutkörperchen (Leukozyten) an und können durch verschiedene Techniken untersucht werden. Durch Markierung bestimmter Oberflächenstrukturen gelingt es, die Lymphozyten in zahlreiche Untergruppen aufzuteilen und zu zählen. So lassen sich beispielsweise Suppressorzellen* und Killerzellen* finden. Seit einigen Jahren sind wiederum weitere Untergruppen der Suppressorzellen gefunden worden, die zum Teil gar keine Suppressorzellfunktion haben. Die Experten streiten auch deshalb über die Bedeutung der Funktion einzelner Zelluntergruppen. Vielerorts wird auch über die Vor- und Nachteile verschiedener Messmethoden gestritten. So stehen wir heute vor der Frage, was es eigentlich im Einzelfall nützt, bestimmte Zellen zu stimulieren oder auch zu unterdrücken.

*Immunologie: Die Lehre von der Struktur und der Funktion des Immunsystems
*Molekulargenetik: Wissenschaft, die sich mit dem Zusammenhang zwischen der Vererbung und den Eigenschaften der Gene beschäftigt
*Suppressorzellen: Körperzellen, die Tumorzellen unterdrücken oder hemmen können
*Killerzellen: Körperzellen, die Tumorzellen abtöten können

Genetische Veränderungen

Ebenfalls mittels moderner Technologien können beispielsweise zahlreiche genetische Veränderungen erkannt werden. Diese Untersuchungen sind nicht mit den so genannten Tumormarkern zu verwechseln, die nur sehr unspezifische Hinweise auf mögliche Tumorentwicklungen geben und in der Regel allenfalls in der Tumornachsorge bzw. in der Nachbeobachtung zur Beurteilung des Krankheitsverlaufs herangezogen werden.

Es können heute noch keine Aussagen darüber gemacht werden, ob der molekulargenetische Nachweis von Tumorzellen einer Therapie bedarf, bevor ein Tumorleiden durch Beschwerden oder radiologische Untersuchungen (Röntgen oder Ultraschall) festgestellt wird.

Unter den bekannten Genen ist das p53-Gen (ein so genanntes Tumorsuppressor-Gen = tumorunterdrückendes Gen) zu nennen. Das Genprodukt ist ein Eiweiß, das innerhalb einer Zelle an der Reparatur von Schäden im Erbmaterial beteiligt ist. Wenn eine Zelle schädigenden Einflüssen ausgesetzt war, zum Beispiel einer Strahlentherapie, sorgt p53 dafür, dass die geschädigte Zelle aus dem Zyklus der Teilung heraus in einen Ruhezustand überführt wird, damit das Erbmaterial repariert werden kann. Wenn sich der Zellschaden als irreparabel erweist, wird durch p53 ein Prozess in Gang gesetzt, der zum „Selbstmord" der Zelle führt. Dieser Mechanismus entspricht einem natürlichen und letztlich gesundheitserhaltenden Prinzip der Natur. Veränderungen (Mutationen) am p53-Gen können nun aber dazu führen, dass die defekten Zellen nicht mehr auf natürlichem vorprogrammierten Wege absterben (die so genannte Apoptose), sondern weiterleben und ihr geschädigtes Erbmaterial an andere Zellen weitergeben. Wenn nun verschiedene weitere Einflüsse hinzukommen, können solche Zellen Ausgangspunkt für die Entstehung und Verbreitung von Krebszellen werden.

Auch andere Defekte der Weitergabe von Erbsubstanz (DNS) sind in ihrer Bedeutung bereits ähnlich gut erforscht. Bekannt sind die Gene c-myc (ein Transkriptionsfaktor = Übertragungsfaktor) und erb B2 (ein Gen, das einen für die Zellen wichtigen Wachstumsfaktor kodiert). Bestimmte genetische Veränderungen solcher Art können mittlerweile einzelnen Tumorarten und Tumorstadien zugeordnet werden. In vielen Fällen wäre es darüber hinaus vielleicht auch möglich vorherzusagen, ob eine Chemotherapie im jeweiligen Einzelfall etwas nützt oder nicht. Damit könnte sich die Möglichkeit ergeben, die Indikation, die Art und auch den optimalen Zeitpunkt einer Chemotherapie individueller zu bestimmen. Dies ist jedoch heute noch keinesfalls realisierbar.

Der richtige Umgang mit der genetischen Diagnostik

Eine weitere wichtige Frage im Zusammenhang mit genetischen Veränderungen ist die Frage nach der Vorhersagbarkeit von Krebserkrankungen. Dies ist gerade dann von Bedeutung, wenn in einer einzelnen Familie eine Häufung von Krebserkrankungen auftritt.

Unbedingt notwendig ist es hierbei, dass jede genetische Diagnostik* immer in ein fortlaufendes Beratungsangebot eingebunden ist. Idealerweise sollten neben den Hausärzten die onkologischen Fachärzte, die Fachärzte für Humangenetik, aber auch psychotherapeutisch tätige Helfer in das Konzept integriert sein. Schätzungsweise sind 5–10% aller Krebserkrankungen auf eine erbliche Disposition zurückzuführen.

*Genetische Diagnostik: Diagnostik, die auf der Untersuchung des Erbmaterials beruht

Wichtig zu wissen ist, dass ein bestimmter Gendefekt nicht automatisch zu einer Krebserkrankung führt. Vielmehr sind zahlreiche zusätzliche Faktoren, beispielsweise Störungen im Reparatursystem der Erbsubstanz, Voraussetzung für die Entstehung einer Krebserkrankung.

Trotz dieses Sachverhalts sind bereits prophylaktische Brustamputationen und prophylaktische Eierstockentfernungen bei Frauen durchgeführt worden, die bestimmte genetische Veränderungen aufwiesen bzw. ein häufiges Auftreten dieser Krebsarten in der Familie zu beklagen hatten (24). In Deutschland sind vorbeugende (prophylaktische) Operationen bisher nicht etabliert. Es handelt sich immerhin um schwerwiegende Eingriffe, nach denen ein Restrisiko für eine spätere Tumorentstehung dennoch nicht ausgeschlossen ist.

Unabhängig von der zukünftigen Bewertung immunologischer oder molekulargenetischer Ansätze ist es sinnvoll, das klassische Drei-Säulen-Modell zu ergänzen. Die drei Hauptpfeiler müssen, auch mangels besserer Alternativen, bestehen bleiben. Als alleinige Stützen sind die genannten Verfahren aber schon lange nicht mehr anzusehen, so dass das Grundmodell zur Krebstherapie ein anderes sein sollte.

In den nachfolgenden Kapiteln werden nun einzelne, zum Teil noch nicht ausreichend gewürdigte und anerkannte Bausteine dieses anderen Modells näher erläutert. Voraussetzung für die Auswahl der einzelnen ergänzenden Therapieansätze war der bisherige Stand der wissenschaftlichen Forschung.

Das Ziel dieser Ansätze liegt nicht in der unbedingten Zerstörung von Tumorzellen, sondern in der Stärkung des ganzen Menschen. Der Organismus soll gestärkt werden, um Krankheiten besser abwehren und bewältigen zu können. Hier schließt sich der Kreis zu der eingangs erwähnten Tuberkulosetherapie. Auch hier ist heute neben der Chemotherapie allgemein anerkannt, dass ein stabiler Organismus ein geringeres Risiko hat zu erkranken, und dass die Stärkung der allgemeinen Abwehrkräfte auch die mögliche Heilung erleichtert.

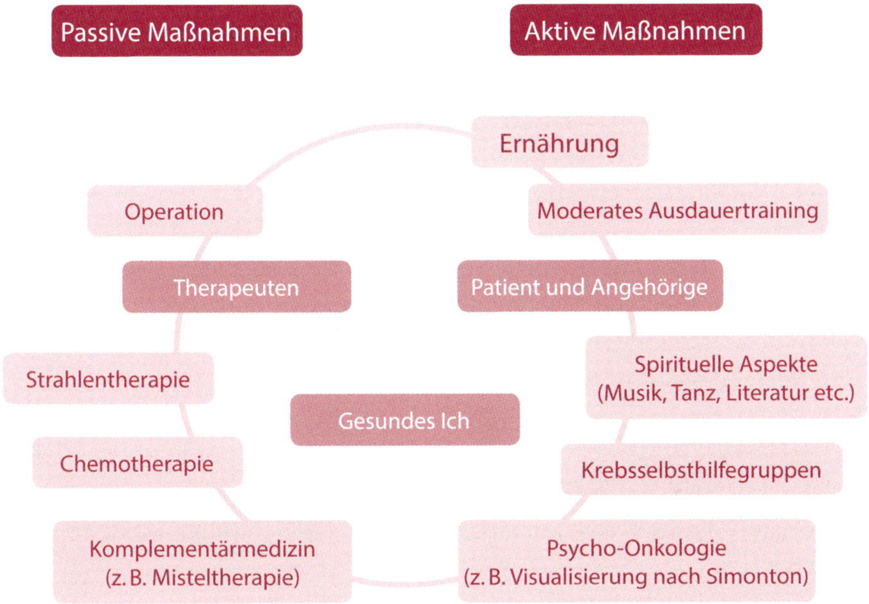

So können konventionelle und komplementäre Therapien ineinander greifen: Sämtliche wissenschaftlich geprüfte Maßnahmen werden gebündelt angeboten, die Trennung von Schulmedizin und Komplementärmedizin wird aufgehoben. Patienten, Angehörige und Therapeuten entscheiden gemeinsam, wann welche Optionen zum Einsatz kommen. Ausgangspunkt ist das gesunde Ich mit seinen Wünschen und Bedürfnissen.

Anmerkungen

(1) Verres, Rolf: Lebenskraft und Resonanz, 39
(2) Schott, Heinz: Chronik der Medizin, 362
(3) ebd., 524
(4) ebd., 60
(5) ebd., 375
(6) siehe auch die ausführliche Darstellung der Geschichte der Chemiewaffen von Martinez, Dieter: Vom Giftpfeil zum Chemiewaffenverbot
(7) Moss, Ralph: Fragwürdige Chemotherapie, 32
(8) ebd., 35
(9) ebd., 36
(10) ebd., 42
(11) Bristol-Myers: Breast Cancer: Current Status & Future Direction, 15
(12) ebd., 19
(13) Wrba, Heinrich: Kombinierte Tumortherapie, 21
(14) Schumpelick, Volker; Willis, Stefan; Kasperk, Reinhard: Moderne Operationsverfahren des Rektumkarzinoms, 978
(15) Jakesz, R.: Mammakarzinom – limitierte chirurgische Therapie, 22
(16) Costa, S. D.; Minckwitz, G. von: Empfehlungen zur adjuvanten Therapie des Mammakarzinoms, 2
(17) Punglia, R. S. et al: Impact of interval from breast conserving surgery to radiotherapy on local recurrence in older woman with breast cancer, c845
(18) Whelan, T. J. et al: Long-Term Results of Hypfractional Radiation Therapy for Breast Cancer
(19) Abel, Ulrich: Chemotherapie fortgeschrittener Karzinome
(20) ebd., 10
(21) Sukumvanich, P. et al: Incidence and time course of bleeding after long-term amenorrhea after breast cancer treatment
(22) Stocklein N. H., Klein C. A.: Genetic disparity between primary tumors, disseminated tumour cells and manifest metastasis
(23) Gatenby R. A. et al.: Adaptive Therapy
(24) siehe hierzu beispielsweise: Rebbeck, T. R.: Breast Cancer Risk oder Hartmann, L. C.: Efficacy of bilateral prophylactic mastectomy

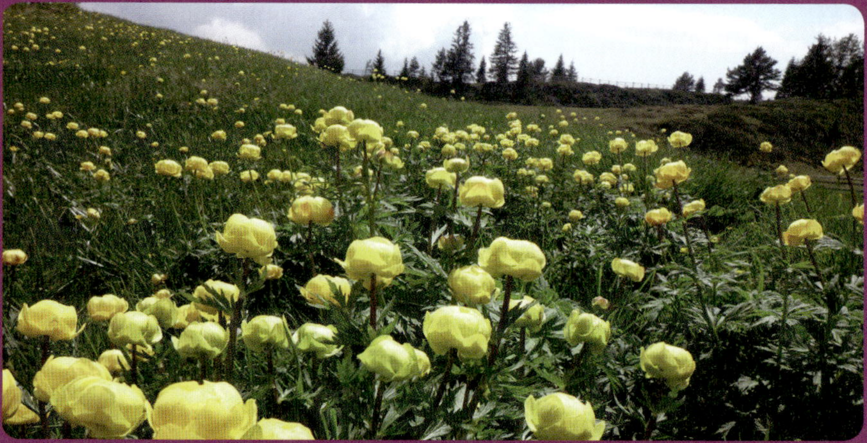

Die Gedanken sind frei

Die Gedanken sind frei, wer kann sie erraten,
sie fliegen vorbei, wie nächtliche Schatten.
Kein Mensch kann sie wissen, kein Jäger erschießen
mit Pulver und Blei.
Die Gedanken sind frei!

Ich denke, was ich will und was mich beglücket,
doch alles in der Still' und wie es sich schicket.
Mein Wunsch, mein Begehren kann niemand verwehren,
es bleibet dabei:
Die Gedanken sind frei!

Und sperrt man mich ein im finsteren Kerker,
das alles sind rein vergebliche Werke.
Denn meine Gedanken zerreißen die Schranken
und Mauern entzwei.
Die Gedanken sind frei!

Drum will ich auf immer den Sorgen entsagen
und will mich auch nimmer mit Grillen mehr plagen.
Man kann ja im Herzen stets lachen und scherzen
und denken dabei:
Die Gedanken sind frei!

Text: anonym, Melodie: Volksweise, um 1780–1800

TEIL II – KOMPLEMENTÄRE THERAPIEANSÄTZE

KAPITEL 1: KREBSSELBSTHILFEGRUPPEN

Worum es in diesem Kapitel geht:

- Gemeinsamkeit stärken
- Nationale Kontakt- und Informationsstelle (NAKOS)
- Frauenselbsthilfe nach Krebs e. V.
- Kompetenz in medizinischen, sozialen und rechtlichen Fragen
- Therapeutischer Prozess in der Gruppenarbeit
- Krankheitsbewältigung durch Kontakte
- Geschlechtsspezifische Verteilung
- Pflege – auch zu Hause
- Eigene Initiative

Gemeinsamkeit stärken

Die Selbsthilfe, in welcher Form auch immer, stellt, wie die Ausführungen in Teil I zeigen, aus unserer Sicht einen ganz wesentlichen Aspekt der Krankheitsbewältigung dar. Auch aus diesem Grund steht die Arbeit der Krebsselbsthilfegruppen gleich zu Beginn der Vorstellung komplementärer Therapieansätze.

„Reden und Handeln – Gemeinsamkeit stärken – Selbsthilfe aktivieren und unterstützen". Unter diesem Motto steht die Arbeit der Deutschen Arbeitsgemeinschaft Selbsthilfegruppen e. V. Zu ihren Zielen zählt es, Menschen zusammenzubringen, „deren Aktivitäten sich auf die gemeinsame Bewältigung von Krankheiten, psychischen oder sozialen Problemen richten, von denen sie – entweder selber oder als Angehörige – betroffen sind." Denn nahezu alle Menschen können von der Teilnahme an einer Selbsthilfegruppe profitieren, sofern die Bereitschaft besteht, sich mit den eigenen Problemen und den Fragen anderer Menschen auseinanderzusetzen.

Für die Mitarbeit in einer Selbsthilfegruppe oder gar die Gründung einer Gruppe können verschiedene schwierige Lebenssituationen Anlass geben. Bekannt sind Selbsthilfegruppen, die Menschen mit bestimmten chronischen Krankheiten zusammenführen, z. B. Multiple Sklerose, rheumatische Erkrankungen oder Osteoporose. Bekannt sind Selbsthilfegruppen auch bei Suchterkrankungen wie der Alkoholabhängigkeit. Ebenso gibt es aber auch Selbsthilfegruppen für Schwangere oder alleinerziehende Mütter und verschiedene Seniorenselbsthilfegruppen. Für all diese Zusammenschlüsse gilt, dass sich ihre Mitglieder in der Gemeinschaft besser im Stande sehen, ihre Probleme zu lösen und darüber hinaus von den Kontakten zu anderen, möglicherweise Gleichgesinnten, profitieren. Die Gründung einer Gruppe oder der Eintritt in eine Selbsthilfegruppe ist immer ein Schritt zu eigener Aktivität, immer geprägt von der Bereitschaft, das Schicksal selbst in die Hand zu nehmen.

Nach Schnurre gibt es drei Formen von Selbsthilfegruppen (1):

1. Die autonomen und selbstregulierten Gruppen von Betroffenen, die sich ohne professionelle und kontinuierliche Begleitung zusammenfinden.
2. Die teilweise autonomen Selbsthilfegruppen, die sich gemeinsam treffen und teilweise oder dauernd zur Anleitung eine professionelle Hilfe holen, zum Beispiel einen Gruppenbetreuer bzw. Leiter, wie einen Therapeuten, Psychologen oder Arzt.
3. Gruppen mit festen Strukturen, die meist als eingetragener Verein organisiert sind und bestimmten Organisationen, wie beispielsweise dem Deutschen Paritätischen Wohlfahrtsverband, angeschlossen sind.

Die nationale Kontakt- und Informationsstelle (NAKOS)

Seit 1984 gibt es in Deutschland die nationale Kontakt- und Informationsstelle zur Anregung und Unterstützung von Selbsthilfegruppen (NAKOS). Träger der NAKOS ist die Deutsche Arbeitsgemeinschaft Selbsthilfegruppen e. V. in Kooperation mit dem Paritätischen Bildungswerk Bundesverband e. V. Das Angebot der NAKOS umfasst die allgemeine Verbreitung des Selbsthilfegedankens in der Öffentlichkeit sowie die Unterstützung und Förderung von Selbsthilfegruppen verschiedenster Art.

Die NAKOS gibt regelmäßig eine Adressenliste heraus, in der bundesweit Selbsthilfevereinigungen und andere relevante Institutionen aufgelistet sind. In dieser Liste finden sich auch Selbsthilfegruppen von Menschen mit Tumorerkrankungen oder ihren Angehörigen.

Hilfreiche Adresse:
NAKOS
Wilmersdorfer Str. 39, 10627 Berlin
Telefon: 030/31018960
Telefonische Sprechzeiten:
Di 9–13 Uhr, Mi 9–12 Uhr, Do 14–17 Uhr, Fr 10–13 Uhr
www.nakos.de

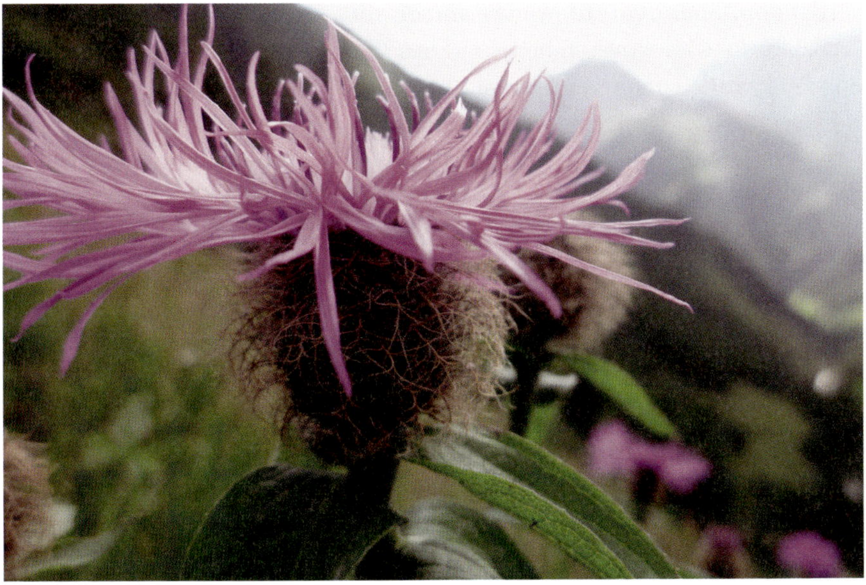

Die Kompetenz von Selbsthilfegruppen ist in der medizinischen Landschaft von heute absolut unersetzbar.

Frauenselbsthilfe nach Krebs e. V.

Sehr bekannt ist in Deutschland die Frauenselbsthilfe nach Krebs e. V. Diese wurde in den 1970er Jahren initiiert von Ursula Schmidt aus Mannheim, die 1986 an den Folgen ihrer Krebserkrankung verstarb (2).

In Mannheim fand 1976 das erste Treffen von 20 brustamputierten Frauen statt, die sich als „Interessengemeinschaft für Brustamputierte" gründeten. Nach dem Modell dieser Gruppe entstanden in der Bundesrepublik schnell weitere Gruppen. 1977 fand ebenfalls in Mannheim das erste bundesweite Treffen von Gruppenleiterinnen und Mitarbeiterinnen statt. 1977 wurde der Verein „Frauenselbsthilfe nach Krebs" gegründet. Zwischen 1979 und 1996 entstanden im Rahmen der wachsenden Organisation Einzelverbände in den jeweiligen Bundesländern.

Nach Angaben der „Frauenselbsthilfe nach Krebs" bestanden im August 1998 in Deutschland über 387 Gruppen in insgesamt elf Landesverbänden. Betreut werden im Rahmen dieser Gruppen mehr als 46.000 krebskranke Menschen. Ein besonderes Phänomen ist hierbei, dass überdurchschnittlich mehr Frauen als Männer in Selbsthilfegruppen organisiert sind. Hierauf wird später noch eingegangen.

„Frauenselbsthilfe nach Krebs" gliedert sich in einen Bundeverband mit 12 Landesverbänden und über 400 Gruppen. Die Mitglieder arbeiten ehrenamtlich, freiwillig und unbezahlt, in den Gruppen werden derzeit (Stand: 2012) etwa 50.000 krebskranke Menschen betreut. Die Vielzahl der Mitglieder und die Bekanntheit dieser Organisation liegt auch darin begründet, dass die Deutsche Krebshilfe 1979 die Schirmherrschaft übernommen hat. Die Krebshilfe geht, wie vielen bekannt ist, auf Mildred Scheel, die verstorbene Frau des ehemaligen Bundespräsidenten Walter Scheel, zurück.

Die „Frauenselbsthilfe nach Krebs" stellt auf ihrer Internetseite www.frauenselbsthilfe.de ein 6-Punkte-Programm vor. Dabei geht es im Einzelnen um Folgendes:

1. **Krebskranke psychosozial begleiten**
   durch menschliche Zuwendung in Einzelgesprächen und Aussprache in Selbsthilfegruppen – gemeinsam lernen, mit Krebs zu leben

2. **Helfen, die Angst vor weiteren Untersuchungen und Behandlungen zu überwinden**
   Vermitteln von Hoffnung durch persönliche Erfahrung und eigenes Erleben
3. **Vorschläge zur Stärkung der Widerstandskraft geben**
   aktuelle Vorträge von Fachleuten aus den verschiedenen Bereichen des Gesundheitswesens, u.a. Ernährung, Bewegung
4. **Die Lebensqualität verbessern helfen**
   Hilfe zur Selbsthilfe, Überwindung von Isolation, Förderung der Kreativität
5. **Informieren über soziale Hilfen, Versicherungs- und Schwerbehindertenrecht**
   (Anschlussheilbehandlung, Rehabilitation, Pflegeversicherung, Renten u.v.a.m.)
6. **Die Interessen Krebskranker sozialpolitisch und gesundheitspolitisch vertreten**

Die meisten Gruppen treffen sich regelmäßig, zum Beispiel einmal monatlich, und diskutieren zu verschiedenen speziellen Themen. Häufig bilden sich gerade in den größeren Gruppen auch Untergruppen von Betroffenen mit speziellen Fragen oder Wünschen. In vielen Gruppen wird neben informeller Arbeit der allgemeine soziale Austausch in den Vordergrund gestellt. So gibt es vielfach Sport-, Tanz- oder Wandergruppen. In vielen Gruppen wird gemeinsam meditiert.

Dank dieser Aktivitäten werden das gegenseitige Kennenlernen und die Möglichkeit zum intensiven Erfahrungs- und Gedankenaustausch gefördert. Viele Gespräche über bestimmte Sorgen und Ängste lassen sich beispielsweise auf einer ausgiebigen langen Wanderung viel leichter führen als beim Zusammensein in einem Zimmer. Die meisten Selbsthilfegruppen laden regelmäßig Referenten zu Vorträgen ein. Hier kommen neben Psychologen und Ärzten auch Seelsorger, Ernährungsberater, Prothesenfachleute oder Experten aus dem Versicherungs- und Sozialwesen zu Wort. Oftmals bilden sich im Kleinen gewisse Patenschaften, die darin bestehen, dass z.B. ein Onkologe einer Klinik regelmäßig einmal im halben Jahr zu einer Gruppe stößt und sich außerdem bereit erklärt, für Mitglieder und allgemeine Fragen aus der Gruppe zur Verfügung zu stehen.

Ein Engagement dieser Art wird in der Regel für beide Seiten einen großen Nutzen haben. Darüber hinaus treffen sich die Gruppenleiterinnen regelmäßig zu einem überregionalen oder bundesweiten Kongress zum Gedanken- und Erfahrungsaustausch.

Kompetenz in medizinischen, sozialen und rechtlichen Fragen

Die sich aufgrund dieser Arbeit entwickelnde Kompetenz in medizinischen, sozialen oder rechtlichen Fragen ist bei den engagierten Gruppenmitgliedern als sehr hoch einzustufen. Wenngleich die Gespräche und der Erfahrungsaustausch in den Gruppen die medizinische Beratung durch Ärzte nicht ersetzen können oder wollen, ergibt sich doch ein großer Gewinn an Informationen. Die ehrenamtliche und unentgeltliche Aktivität der Krebsselbsthilfegruppen – hiermit ist nicht nur die „Frauenselbsthilfe nach Krebs" gemeint – nimmt aus unserer Sicht einen nicht mehr wegzudenkenden Platz im Gesundheitssystem ein. Die informelle und beratende Tätigkeit könnte in diesem Umfang niemals von Ärzten oder anderen Therapeuten geleistet werden.

Renate Rehn bezeichnete diese Kompetenz der Selbsthilfegruppen als „neue Macht im Gesundheitswesen" (3). Verschiedene medizinische Organisationen entdecken mittlerweile die Selbsthilfegruppen als neues Machtpotenzial. Gesprochen wird auch von der dritten Säule im Gesundheitswesen (4). Insgesamt existieren in Deutschland ca. 70.000 Zusammenschlüsse von Betroffenen und ihren Angehörigen. Dieses Potenzial kann auch von den Krankenkassen nicht mehr übersehen werden.

Noch vor einigen Jahren konnte Jürgen Matzat von der Deutschen Arbeitsgemeinschaft der Selbsthilfegruppen völlig zu Recht beklagen, dass die Krankenkassen Selbsthilfegruppen lediglich als lästige Antragsteller behandeln (5). Tatsächlich existiert für eine Vielzahl der Krebsselbsthilfegruppen kein ausreichender finanzieller Hintergrund, so dass die Mitglieder ihre Aktivitäten nicht nur selbst organisieren, sondern auch selbst bezahlen müssen. Sicherlich ist es einerseits verständlich, dass die Vertreter der Krankenkassen stets den Nachweis eines konkreten Nutzens für die einzelnen Versicherten verlangen, bevor finanzielle Zuwendungen erfolgen. Andererseits hat beispielsweise Ellis Huber, der ehemalige Präsident der Berliner Ärztekammer, deutliche Worte gefunden, die den Nutzen und auch die Kompetenz der Selbsthilfegruppen herausstellen: „Nicht der Arzt heilt, sondern das Beziehungsnetz zwischen Arzt und Patient kann dazu beitragen." (6) Auch Alfred Möhrle, Präsident der Hessischen Ärztekammer, erkennt, dass für Ärzte und Patienten ein gemeinsamer Nutzen aus der Selbsthilfegruppenarbeit entstehen kann, der sich letzten Endes als therapeutischer Effekt niederschlägt: „Viele Patienten mit chronischen Erkrankungen wissen mehr als mancher Arzt, der nicht gerade auf diese Erkrankung spezialisiert ist." (7) Die Einsicht, dass auch die Ärzte selbst durch die Zusammenarbeit mit den Selbsthilfegruppen viel lernen können, ist leider nicht weit verbreitet. Die meisten Veranstaltungen von Krebsselbsthilfegruppen leiden darunter, dass nur wenige der offiziell eingeladenen Vertreter von Ärzten, Psychologen oder Krankenkassen anwesend sind.

Letztlich hat die Aktivität von Selbsthilfegruppen im Bereich der Krebsselbsthilfe längst die Dimension einer großen Bewegung in der Gesamtbevölkerung erreicht. Nach einer Umfrage würden 76% der Bevölkerung im Krankheitsfall die Unterstützung einer Selbsthilfegruppe zu Rate ziehen (8).

Therapeutischer Prozess in der Gruppenarbeit

Der therapeutische Prozess in der Gruppenarbeit wird von Marina Schnurre in einem 5-Phasen-Modell zusammengefasst (9).

1. Zunächst stellen sich die jeweiligen Betroffenen in der Eingangsphase als neues Gruppenmitglied vor. Zumeist ergibt sich der Kontakt zur Gruppe durch persönliche Bekanntschaft mit einem anderen Gruppenmitglied. Es ergibt sich über die Begegnung mit anderen Betroffenen der Austausch von Informationen über die Krankheit, über die Behandlungsmethoden einzelner Ärzte und Krankenhäuser und vieles andere mehr.
2. Daraufhin folgt die Reflexionsphase, in der die einzelnen Betroffenen beginnen, in der Gruppe das Warum ihrer Erkrankung zu hinterfra-

gen. Hierbei rücken in den Gesprächen das soziale Umfeld wie etwa Partnerschaft und Bedingungen am Arbeitsplatz in den Vordergrund.

3. In der dritten, der Handlungsphase, beginnen die Betroffenen, sich intensiv mit der eigenen Lebensgeschichte auseinanderzusetzen und ihre Krankheit in diese Lebensgeschichte einzuordnen. In dieser Zeit ergeben sich viele so genannte Sinnfragen, die häufig mit depressiver Verstimmung und Resignation einhergehen können.
4. In der vierten Phase, der Integrationsphase, erlangen die Betroffenen dann eine verstärkt objektivere Rückschau, die weniger von Emotionen als von rationalen Einsichten getragen ist und eine Ausrichtung in das Hier und Jetzt und auch die Zukunft ermöglicht.
5. Diese Phase geht in die Neuorientierungsphase über, in der die Betroffenen sich selbst mit neuem Selbstbewusstsein akzeptieren, die Schwerpunkte ihres Lebens neu definieren und neue Haltungen und Einstellungen einnehmen. In dieser Phase werden nicht selten und idealerweise Partner, Kinder, Freunde oder Arbeitskollegen mit einbezogen.

Dieser als idealer Ablauf dargestellte Prozess zeigt deutlich auf, wie wichtig der Bezug zu einer Krebsselbsthilfegruppe sein kann. Häufig werden die Phasen nicht in der oben beschriebenen Art und Weise zum Nutzen der Betroffenen ablaufen können. Gerade der letzte Schritt der Neuorientierung verlangt schließlich auch vom Umfeld der Kranken, das heißt den Partnern, Kindern, Freunden und Arbeitskollegen, eine Neuorientierung, die zunächst alles andere als selbstverständlich ist.

So kann bereits der Wunsch nach einer Umstellung der Ernährung, der Freizeitbeschäftigung oder der Wunsch nach einer Umgestaltung der Wohnverhältnisse beim Partner erhebliches Unverständnis auslösen. Die Krebskranken durchlaufen häufig in der Gemeinschaft mit den anderen Mitgliedern der Krebsselbsthilfegruppe einen Veränderungs- bzw. Wandlungsprozess, der sie über die Krebskrankheit hinaus zu einem anderen, neuen Menschen werden lässt.

Hier ist es dann wiederum für die Angehörigen oft nicht einfach, die Prozesse nachzuempfinden und sich entsprechend zu verhalten. Wünschenswert und auch in einigen Fällen praktiziert ist deshalb eine Einbeziehung der Partner oder Freunde in die Gruppenarbeit, zum Beispiel durch die Teilnahme an den gemeinsamen Wanderungen oder Wochenendausflügen.

Fraglos zeigt aber der von Schnurre geschilderte therapeutische Prozess im Rahmen der selbstgeleiteten Gruppenarbeit eindeutig Übereinstimmung mit vielen Konzepten der Patientenschulung. Forscher, Ärzte und auch Vertreter von Krankenkassen wissen heute, dass die so genannte Lebensqualität von chronisch Kranken entscheidend davon abhängt, wie die Kranken und ihre Angehörigen die Krankheit akzeptieren und bewältigen. Akzeptanz und Bewältigung hat wiederum viel mit Wissen zu tun. Auch deshalb werden in Zukunft Konzepte der Patientenschulung, zumeist interdisziplinär orientiert, ein wesentlicher Bestandteil einer erfolgreichen modernen Therapie von chronisch Kranken sein. Als Schlagwort wird heute gerne der Begriff Selbstmanagement gebraucht (10). Durch Schulung und Anleitung können Patienten sich selbst sensibler wahrnehmen und zum Beispiel Notfallsituationen durch rechtzeitiges Erkennen der Körpersignale vermeiden. Auch die so genannte Compliance, das heißt die Mitarbeit des Patienten bei der Therapie, ist infolge eines selbstbewussten Selbstmanagements stabiler und auf lange Sicht hin verbessert. Dieses zeigt sich zum Beispiel in der regelmäßigen Einnahme von Medikamenten oder in der Beachtung von zusätzlichen Eigenaktivitäten hinsichtlich Symptomkontrolle, Hygiene oder der Durchführung von Sport und Entspannungsübungen.

Krankheitsbewältigung durch Kontakte

Neben den bereits genannten positiven Effekten kann sich durch die Gründung einer Selbsthilfegruppe für viele Krebskranke ein enormer Nutzen für die Krankheitsbewältigung ergeben. Das nicht selten mühevolle Aufbauen von Kontakten und Strukturen bei der Gründung und Zusammenführung einer Krebsselbsthilfegruppe vermag fraglos im Erfolgsfall das Selbstbewusstsein zu stärken. In gleicher Weise kann auch das langjährige Aufrechterhalten einer Gruppe in ihren komplexen und vielfach konfliktbeladenen Strukturen ein hohes Maß an Selbstwertgefühl vermitteln. Wie in vielen anderen Gruppen, zum Beispiel Sportvereinen oder politischen Vereinigungen, zeigt sich selbstverständlich auch bei den

Krebsselbsthilfegruppen ein bestimmtes Beziehungsspektrum, das von stark aktiven bis zu lediglich konsumierenden Mitgliedern reicht.

Viele Leiterinnen von Krebsselbsthilfegruppen erwerben durch ihre Tätigkeit nicht nur eine große Kompetenz, sondern haben auch einen erheblichen Arbeitsaufwand zu leisten. Dieser Arbeitsaufwand ist nicht selten mit dem einer beruflichen Tätigkeit vergleichbar und liegt oft sogar weit über dem zeitlichen Aufwand einer 40-Stunden-Woche. Gerade die Leiterinnen von Krebsselbsthilfegruppen sind immer wieder in organisatorischer und psychologischer Hinsicht stark gefordert, weil regelmäßig Hilfen eingefordert werden. Dies können zum Beispiel regelmäßige Besuche bei erkrankten Mitgliedern sein. Am Ende ergibt sich dann eine Situation, in der viele Mitglieder hauptsächlich aufgrund der engen sozialen Kontakte gerne in die Gruppe kommen, die Bereitschaft zur Eigenaktivität in organisatorischen Fragen aber vermissen lassen. Diese Situation kann möglicherweise gerade dann auftreten, wenn die Leitung der Gruppe besonders engagiert und aufopferungsvoll und über einen langen Zeitraum hin konstant gearbeitet hat (und das wiederum gerade im Sinne der eigenen Krankheitsbewältigung).

An dieser Stelle gewinnt wiederum eine Supervision für die Leiterinnen von Krebsselbsthilfegruppen eine große Bedeutung. Letztlich ist hiermit ein Aufruf an alle Vertreter des Gesundheitssystems von den Ärzten bis hin zu Politikern verbunden, die Krebsselbsthilfegruppen und ihren Nutzen für die Allgemeinheit verstärkt anzuerkennen und zu unterstützen. An vielen Schnittpunkten kristallisiert sich heraus, dass die Arbeit professioneller Hilfen bedarf, wobei niemals vergessen werden sollte, wie bedeutsam und einzigartig gerade die Autonomie und Selbstregulation für die Betroffenen ist.

Ein Beispiel für eine solche unabhängige Selbstorganisation ist der gemeinnützige Förderverein „Kirstins Weg", der 1996 auf Initiative der an Krebs erkrankten Kirstin Diehl als eine Vereinigung von Patienten, ihren Betreuern und Freunden gegründet wurde. Der Verein unterstützt die patientenorientierte Krebsforschung und setzt sich insbesondere für eine verbesserte Stellung der Kranken im Gesundheitssystem ein.

Der Verein ist eigenständig und unabhängig und hat mittlerweile etwa 7000 Mitglieder, die zahlreiche Veranstaltungen bis hin zu großen

Patientenkongressen organisieren und die eigene Zeitschrift Wegweiser herausgeben (11).

Hilfreiche Adresse:
Kirstins Weg – Verein zur Förderung der Krebsmedizin e. V.
Theodor-Heuss-Str. 90, 56564 Neuwied
Telefon: 02631/53499
www.kirstins-weg.de

Geschlechtsspezifische Verteilung

Ein besonderes, bereits angesprochenes Phänomen ist die Tatsache der geschlechtsspezifischen Verteilung in den Krebsselbsthilfegruppen. In den meisten Gruppen findet sich eine deutliche Ungleichverteilung zu Ungunsten der Männer. Im Hinblick auf die allgemeine gesundheitspsychologische Perspektive kann zunächst die These formuliert werden, dass Männer sich im Allgemeinen weniger um ihre Gesundheit kümmern. Männer nehmen beispielsweise die Gesundheits- oder Krebsvorsorge in deutlich geringerem Maß wahr als Frauen. Annette Schröder postuliert über diese These hinaus, dass Männer auch weniger von der Selbsthilfegruppenarbeit profitieren (12).

Die geschlechtsspezifische Ungleichverteilung ist bis heute noch wenig untersucht. Die Studien hierzu zeigen auf, dass Frauen und Männer möglicherweise in ihrem Verhalten unterschiedlichen Bewältigungsmustern folgen. Nach Schröder verlangt jegliche Form der Gruppenarbeit in aller Regel für die einzelnen Mitglieder auch das Aufdecken eigener Schwächen und Probleme. Das setzt die Bereitschaft zum Mitteilen eigener Erfahrungen und eine offen nach außen getragene Suche nach Rat und Hilfe voraus. Männer sind in der Gesamtheit offensichtlich weniger bereit, sich in dieser Art und Weise in eine Gruppe einzubringen. Dies gilt insbesondere für eine Gruppe, die gemischtgeschlechtlich organisiert ist. Das männliche Verhaltensmuster bei der Bewältigung der Krebskrankheit (das Bewältigungscluster nach Schröder) zielt offensichtlich eher darauf ab, eigene Schwierigkeiten mit der Krankheit möglichst zu negieren. Viele Männer neigen demnach eher dazu, ihre Probleme nicht wahrhaben zu wollen. In reinen Männergruppen, wie zum Beispiel häufig bei den Anonymen Alkoholikern anzutreffen, werden durch die Gruppe ganz andere Bedürfnisse gestillt als in reinen Frauen- oder auch in gemischten Gruppen. Im Mittelpunkt vieler Männergruppen steht nach Schröder eher das Bedürfnis zu berichten, wie die Krankheit bzw. die Sucht erfolgreich bewältigt werden konnte, während kaum ein Bedürfnis besteht, auch über Misserfolge zu sprechen. In den 1990er Jahren sind vermehrt Männergruppen entstanden, die gerade die Veränderung eingefahrener männlicher Verhaltensmuster zur Zielsetzung haben. Hieraus sind mit Sicherheit wichtige Impulse auch für die Krebsselbsthilfegruppen zu erhoffen.

Wissenswertes im Überblick – Krebsselbsthilfegruppen

Gemeinsam ist mehr zu erreichen. Der therapeutische Prozess kann, angefangen von der Diagnose bis hin zur Nachsorge, durch die Mitgliedschaft in einer Krebsselbsthilfegruppe in nahezu jeder Hinsicht verbessert werden. Das Selbstmanagement verbessert nachhaltig die Compliance und auch den Krankheitsverlauf. Im Idealfall sollten sich die Ärzte stets darüber im Klaren sein, dass die informelle und beratende Tätigkeit von ihnen selbst niemals in dem Umfang geleistet werden kann, wie in den Krebsselbsthilfegruppen. Die Gruppen arbeiten möglichst unabhängig und selbstbestimmt. Gleichzeitig sollten Ärzte und Therapeuten zur Mitarbeit bereit sein, wenn dies von den Mitgliedern der Krebsselbsthilfegruppen gewünscht ist. Ärzte und Therapeuten sollten grundsätzlich regelmäßig Kontakt zu Krebsselbsthilfegruppen suchen, nicht zuletzt, um hiermit dem enorm hohen gesundheitspolitischen Stellenwert der Gruppen gerecht zu werden. Die Idee der Selbsthilfe sollte nach Möglichkeit auch auf Familienangehörige oder Freunde der Krebskranken ausgeweitet werden. Gerade im Zusammenhang mit Krebserkrankungen muss festgestellt werden, dass Männer die bestehenden Angebote in weitaus geringerem Maß nutzen als Frauen. Hier gilt es, ebenso wie im Bereich der Krebsvorsorge, männliche Erkrankte verstärkt zur Teilnahme an Selbsthilfegruppen anzuregen.

Anmerkungen

(1) Schnurre, Marina, zitiert nach: Aulbert, Eberhard: Bewältigungshilfen für den Krebskranken, 171
(2) Diese und folgende Angaben sind entnommen aus: Das Leben ruft mich immer wieder neu. Eine Broschüre der Frauenselbsthilfe nach Krebs, Bundesverband e. V., 7. überarbeitete Auflage, November 1995
(3) Rehn, Renate: Selbsthilfegruppen als neue Macht im Gesundheitswesen?, 316
(4) nachzulesen bei ebd.
(5) zitiert nach: Psychologie Heute (1996), 48, o. A.
(6) zitiert nach: Rehn, Renate
(7) ebd.
(8) Jürgen Matzat, zitiert nach: Rehn, Renate
(9) Schnurre, Marina in: Aulbert, Eberhard: Bewältigungshilfen für den Krebskranken, 171–180
(10) zitiert nach: Petermann, Franz: Der lernende Patient, 51
(11) Kirstins Weg, Verein zur Förderung der Krebsmedizin e. V. Die kostenlose Zeitschrift des Vereins heißt „Wegweiser“ und ist zu beziehen über: Kirstins Weg – Theodor-Heuss-Str. 90, 56564 Neuwied, Tel. (02631) 53499
(12) Schröder, Annette: Selbsthilfegruppen, nichts für Männer?, 33

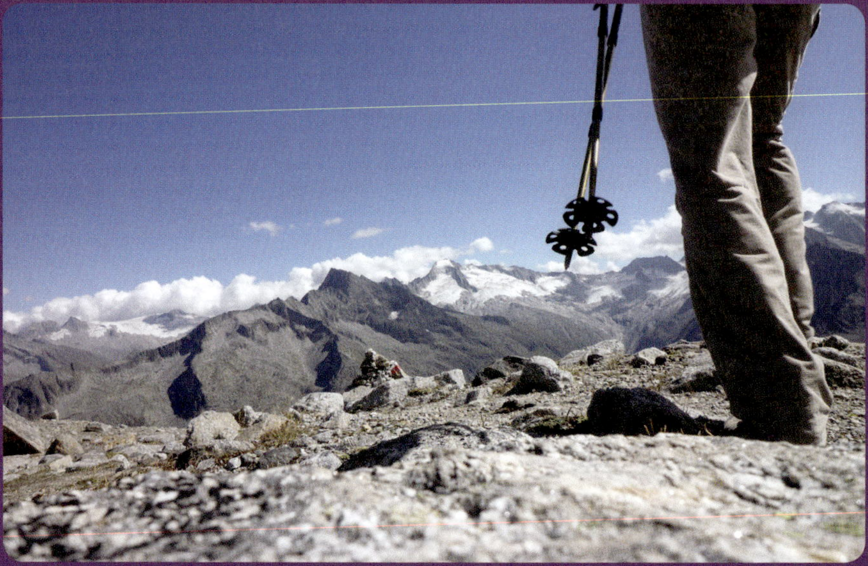

Bewegung ist Leben.
Jeder krebskranke Mensch sollte sich im Rahmen seiner Möglichkeiten einem regelmäßigen Bewegungstraining unterziehen, um dadurch den Verlauf der Erkrankung, der Therapie oder auch der Krankheitsbewältigung positiv zu beeinflussen.
Das Stichwort lautet hierzu heute nicht mehr:
Bewegung trotz Krebs, sondern vielmehr: Bewegung wegen Krebs.

KAPITEL 2: SPORT- UND BEWEGUNGSTHERAPIE

Worum es in diesem Kapitel geht:

- „Wir haben keine Körper, wir sind Körper"
- Unterschiedliche Sitzhaltungen
- Körperliche Aktivität und geistiges Wohlbefinden
- Aktivität und Beta-Endorphine
- Entspannung durch Aktivität
- Ausdauertraining und Immunsystem
- Sport und Kommunikation

„Wir haben keine Körper, wir sind Körper"

Lange Zeit waren Wissenschaftler, Ärzte und auch Patienten davon überzeugt, dass sich Menschen mit Krebserkrankungen schonen müssen. Gerade im Hinblick auf sportliche Betätigung war man der Ansicht, dass durch die damit verbundenen Anstrengungen zusätzliche schädliche Überlastungen beim kranken Menschen entstehen würden. Diese Ansichten sind falsch.

Die Auffassung, dass körperliche Anstrengung oder Sport für krebskranke Menschen schädlich sein könnten, ergab sich vor allem aus der Tatsache, dass die Einflüsse von Sport und Bewegung auf den krebskranken Menschen früher nicht gründlich genug untersucht worden sind. Mittlerweile liegen hinreichend Studien zu dieser Thematik vor, und die einleitend genannten Aussagen können geradezu gegenteilig formuliert werden: Sport schützt möglicherweise in einem bestimmten Rahmen vor Krebs, und sportliche Aktivität kann vielerlei positive Veränderungen beim Krebskranken bewirken. Allerdings ist eine differenzierte Betrachtungsweise erforderlich. Dies gilt mit Bezug auf den Zeitpunkt und auf die Art und Weise des körperlichen Trainings.

Stanley Keleman sagte einmal: „Wir haben keinen Körper, wir sind Körper." (1) Mit dieser Aussage verdeutlichte Keleman, dass der Körper und seine Bewegungen immer auch ein sichtbarer Ausdruck unserer Persönlichkeit sind. Als gesunde Menschen empfinden wir Werte wie Schönheit, Fitness und körperliche Tüchtigkeit als hohe Ideale. So lange unser Körper gesund ist, erscheint er uns allerdings eher im Sinne eines dienstbereiten Werkzeugs, das zur täglichen Nutzung zur Verfügung steht. Wir beachten unseren Körper häufig nicht oder viel zu wenig, so lange er einigermaßen funktioniert. Oft führt erst eine Erkrankung dazu, dass wir unserem Körper als solchem eine tiefergehende Beachtung schenken. Viele banale Körperfunktionen wie Sitzen, Stehen oder Gehen erhalten plötzlich eine ganz andere Bedeutung, wenn sie nicht mehr wie gewohnt ausgeführt werden können. Auch aus diesem Grund zielen viele Bemühungen von Ärzten und Therapeuten wie etwa Moshe Feldenkrais darauf ab, dass wir unsere Haltungen und Bewegungen im gesunden und im kranken Zustand auf eine neue Weise beachten sollten. Dies müssen die meisten Menschen lernen.

Es drängt sich die Einsicht auf, dass der Körper nicht nur Ausdruck von Funktionen und Bewegungen ist, sondern auch Ausdruck der Persönlichkeit und ein Instrument des Geistes. Die Psychologen sprechen gerne vom Körper als Ausdruck der inneren Person.

Unterschiedliche Sitzhaltungen

Die Ansätze von Feldenkrais und vielen Bewegungstherapeuten sind zunächst nicht im engeren Sinne als Sport zu verstehen. Es geht mehr darum, über die Bewegung eigene Denktraditionen zu verändern und neue Einstellungen zum Körper und seiner Bewegungsfähigkeit zu erlangen.

Schon 1957 dokumentierte der Anthropologe Hewes unterschiedlichste Sitzhaltungen von Menschen weltweit (2). Hewes unterschied stabile Haltungen, die bequem für eine längere Zeit eingenommen werden können, von unbequemen Sitzhaltungen, die schon nach kurzer Zeit wieder verlassen werden müssen. In den Untersuchungen konnte aufgezeigt werden, dass in den 1950er Jahren etwa ein Viertel der Menschheit gewohnheitsmäßig Sitzpositionen am Boden einnahm. Für die so genannten zivilisierten Menschen, die Stuhlsitzer, erschien auch damals die Sitzposition am Boden schon als seltsam und sogar teilweise extrem unbequem.

Auf dem Boden zu sitzen ist uns auch heute nur ausnahmsweise erlaubt, beispielsweise im Rahmen privater Freizeitvergnügen, am Strand oder bei einem Picknick.

Helmut Milz berichtet, dass die historische Entwicklung des Stuhls in der Menschheitsgeschichte eng verknüpft ist mit der Entwicklung von zwischenmenschlichen hierarchischen Strukturen (3). So können Stühle im übertragenen Sinne auch als Stützen der Gesellschaft beschrieben werden. Menschen, die Stühle benutzen, haben ein konstantes Anlehnungsbedürfnis und ein anderes Bequemlichkeitsideal als Menschen, die in Sitzkulturen leben. So ist der Sitz nach Milz zu einem Symbol für Unbeweglichkeit und Trägheit geworden. Bereits im Kindergarten, in der Schule und später am Arbeitsplatz nehmen wir vornehmlich sitzende Positionen ein, obwohl gerade das Sitzen extrem schlechte Druckbelastungen im Bereich der Wirbelsäule verursacht und damit nicht nur Rücken- und Kopfschmerzen fördert, sondern letztlich auch Verdauungsstörungen, Gefäßleiden und andere chronische Krankheiten.

Friedrich Nietzsche schrieb: „So wenig als möglich sitzen; keinem Gedanken Glauben schenken, der nicht im Freien geboren ist und bei freier Bewegung, indem nicht auch die Muskeln ein Fest feiern. Alle Vorurteile kommen aus den Eingeweiden. Das Sitzfleisch ist die Hauptsünde gegen den Heiligen Geist." (4)

So kann etwa das Hinterfragen der sitzenden Position und das Ausweichen auf andere Sitzgelegenheiten wie den Sitzball (Pezzyball) oder einen Balancestuhl nicht nur die Dienstbereitschaft und die Funktionalität unseres Körpers positiv beeinflussen, sondern auch unsere inneren Einstellungen und unsere Denktraditionen verändern.

Körperliche Aktivität und geistiges Wohlbefinden

Für Menschen mit Krebserkrankungen ergeben sich wissenschaftlich gut belegte, positive Einflüsse aus dem herkömmlichen Kraft- oder Ausdauertraining. Hier kann an erster Stelle der positive Einfluss auf den so genannten psycho-physischen Stress genannt werden. Heute benutzt man den englischen Begriff Health Coaching. Schon der bewusste Entschluss, etwa ein leichtes Lauftraining zu beginnen, bewirkt eine Bewusstseinsveränderung. Jemand, der mit dem Laufen beginnt, um etwas für seine körperliche oder seelische Gesundheit zu tun, fängt an, auf eine neue Art und Weise Verantwortung für sein eigenes Wohlergehen zu übernehmen (5). Die Selbstwahrnehmung wird positiver. Der Mensch, der läuft, erlebt seinen Körper unmittelbarer und erfährt über ein absolviertes Laufpensum etwas über seine Leistungsfähigkeit. Viele Untersuchungen zeigen mittlerweile, dass Jogger durch ihr regelmäßiges Training seltener zu emotionaler und geistiger Erschöpfung neigen als Nichtläufer. Dies zeigt sich bereits bei einer etymologischen Betrachtung des Wortes Emotion. Das Wort leitet sich ab von lateinisch emovere = etwas bewegt uns. Man kann also sagen, dass körperliche Bewegung mit psychischem Wohlbefinden korreliert, und dass körperliche Aktivität Dystressempfinden verringern kann. Diese Erkenntnisse wurden bereits im Altertum genutzt. Die asklepiadischen Tempel, die Zentren der Gesundheitsförderung und Krankenbehandlung im alten Griechenland, verfügten alle über Sportstätten wie beispielsweise ein Stadion.

Vielfältig untersucht ist in diesem Zusammenhang der Begriff Stress. An dieser Stelle soll nur sehr kurz erwähnt sein, dass verschiedene Stressarten unterschieden werden können, unter denen einige letztlich essentiell, das heißt unbedingt notwendig für die Entstehung und Erhaltung von Gesundheit sind. So verfügt der Körper über Mechanismen der Selbstregulation, die sich in einem Fließgleichgewicht befinden. Wohlbefinden stellt sich dann ein, wenn bestimmte Körperfunktionen und die Psyche in den Zustand der Balance geraten. Beispielsweise sind die bekanntesten Stresshormone Adrenalin, Noradrenalin oder auch Cortisol in keiner Weise nur schädigend (etwa durch Blutdruckerhöhung und Pulsbeschleunigung), sondern gleichzeitig immer auch absolut lebensnotwendig. Mit anderen Worten: Wir brauchen ganz offensichtlich in einem individuell unterschiedlichen Maß körperliche und emotionale Stresssituationen. Auch hier gilt wieder, dass die persönliche Bewertung und Einstellung, die wir zu unserem Körper und seinen Bewegungen einnehmen, wesentlich ist (kognitive Einschätzung). So ist es immer wichtig, die körperliche Leistung, etwa beim Jogging die zurückgelegte Wegstrecke und die Zeit, individuell festzulegen und so in den Alltag zu integrieren, dass Wohlbefinden daraus erwachsen kann. Es ist schwierig, hier allgemeine Vorgaben zu machen.

1979 erschien die erste seriöse wissenschaftliche Studie zur Lauftherapie (6). Untersucht wurde seinerzeit der Nutzen von Training im Zusammenhang mit depressiven Beschwerden. Viele weitere Studien zeigten hinsichtlich der Lauftherapie bei Angst und Depression deutliche Effekte. Eine anerkannte Erklärung für diesen positiven Nutzen ist die klassische Monoaminhypothese, nach der bestimmte körpereigene Stoffe (die so genannten Katecholamine Noradrenalin und Dopamin sowie die Indoleamine, hauptsächlich Serotonin) in einem sehr komplexen Zusammenspiel eine direkte antidepressive Wirkung haben. Die genannten Substanzen sind im Körper unter anderem beteiligt an der Regulation des Schlafrhythmus, an der Steuerung von Emotionen und an sämtlichen Bewegungsfunktionen. Auch eine Reihe von Medikamenten aus dem Bereich der Antidepressiva soll über Veränderungen im Noradrenalin-, Dopamin- und Serotoninhaushalt Depressionssymptome lindern. Tatsächlich vermag aber auch allein körperliche Bewegung die Aktivität der Neurotransmitter* zu beeinflussen (7).

i

*Neurotransmitter: Chemische Substanzen im Körper, die im Nervensystem Erregungen weiterleiten

Aktivität und Beta-Endorphine

Ein weiterer Erklärungsansatz ist die Beta-Endorphinhypothese. Untersuchungen zu diesem Themenkomplex zeigen, dass körperliche Aktivität zu einer Konzentrationssteigerung der Beta-Endorphine führt. Beta-Endorphine haben im Körper eine analgetische (schmerzlindernde) Wirkung. Ein bekannter Stoff aus dieser Substanzgruppe ist das Morphin. Ebenso wie bei den genannten Monoaminen haben sich auch hier Ärzte und Wissenschaftler den schmerzlindernden Mechanismus dieser Substanzgruppe zum Vorbild für die Entwicklung der chemischen Substanz Morphium gemacht. Allgemein bekannt ist, dass das Morphium auch einen euphorisierenden Einfluss auf den Organismus haben kann. Auch dieser ist bereits in der Natur des Menschen angelegt. Bei schweren Verletzungen oder starker körperlicher Aktivität werden vermehrt Beta-Endorphine ausgeschüttet, die dann akut den Schmerz lindern helfen oder die Stimmungslage verbessern können. Vielen Läufern ist ein Gefühl der Euphorie, der Entspannung und Ausgelassenheit bekannt, das sie während einer bestimmten Phase ihrer Aktivität erleben können. In der Regel tritt dieses Gefühl erst nach länger anhaltender Belastung auf. Exemplarisch hierfür ist die Endphase eines Marathonlaufes (8).

Positive gesundheitliche Auswirkungen von Sportarten mit Schwerkraftumkehr (Joggen, Tanzen, Trampolinspringen, bestimmte Yoga-Übungen etc.)

- Verbesserung des Lymphflusses im gesamten Lymphsystem (wirkt gegen Lymphödeme)
- Stärkung des Immunsystems und der Abwehrfunktion, unter anderem durch Steigerung der Körpertemperatur
- Verbesserte Zirkulation des Nervenwassers (Liquor) im Gehirn und Rückenmark
- Stärkung der Knochenstruktur und somit Vorbeugung von Osteoporose und Knochenbrüchen
- Verbessertes Abhusten durch Reinigungswirkung auf das bronchopulmonale System
- Bessere Säfteversorgung und Säfteentsorgung der Bandscheiben und des Gelenkknorpels
- Bessere Drainage der Hornhaut, des Glaskörpers und vor allem der Augenlinse
- Verbesserung der Darmbewegungen und damit Verkürzung der Durchlaufzeit des Darminhaltes
- Verbesserte Entgiftungsleistung durch „Massage“ von Organen wie Nieren, Leber, Milz, Bauchspeicheldrüse
- Besseres Gleichgewicht zwischen linker und rechter Hirnhälfte = Stressabbau

Entspannung durch Aktivität

Weitere Erklärungsmechanismen für das Wohlbefinden nach körperlicher Belastung sind die Hypothese der erhöhten Körpertemperatur und die so genannte Entspannungshypothese. Die Erhöhung der Körpertemperatur kann deshalb positive Effekte auf das allgemeine Wohlbefinden auslösen, weil die Temperaturregulierung im Gehirn im Bereich des Hypothalamus (ein Teil des Zwischenhirns) gesteuert wird. Der Hypothalamus und die angeschlossenen Hirnbereiche haben gleichzeitig einen wesentlichen Einfluss auf unsere Emotionen. Die Entspannungshypothese wiederum beschreibt körperliche Bewegung wie beispielsweise Laufen und ihre dem Biofeedback sehr ähnliche Wirkung. Laufende Menschen müssen nach dieser Hypothese ihre Aufmerksamkeit auf ihre körperlichen Signale lenken und sich während des Sports veränderten Verhältnissen anpassen. Das Laufen hat in der Regel eine Zunahme bzw. Verstärkung der körperlichen Signale zur Folge. Diese Signale kann der Patient wahrnehmen, interpretieren und unterstützen. Durch regelmäßiges Üben, das heißt durch regelmäßiges ausdauerndes Laufen, kann der Patient lernen, körpereigene Signale zu beeinflussen und auch über das Lauftraining hinaus im Alltag besser selbst zu steuern. Der Patient lernt, die Signale seines Körpers unter experimentellen Bedingungen (Sport) einzuordnen und so an seine eigene Leistungsfähigkeit anzupassen, dass Wohlbefinden auch unabhängig von der Dystresssituation verstärkt werden kann.

Ausdauertraining und Immunsystem

Grundsätzlich kann gesagt werden, dass sowohl ein dynamisches Krafttraining, zum Beispiel an einer Kraftmaschine im Sportstudio, als auch ein isometrisches Krafttraining, bei dem einzelne Muskeln angespannt und entspannt werden, positive Effekte auf das allgemeine Wohlbefinden haben können. Besonders wichtig für Krebskranke sind weitere, heute bekannte Erkenntnisse über immunologische Phänomene. So zeigt sich in verschiedenen Untersuchungen zur Wirkung von Ausdauertraining auf das Immunsystem, dass die Ausschüttung von Zytokinen*, Fresszellen (Makrophagen) und die Ausschüttung der natürlichen Killerzellen sowie von Helferzellen (CD4-positive Helferzellen) steigt (9). Die Blutbestandteile mit den Untergruppen sind für Interessierte im Anhang abgebildet.

*Zytokine: Substanzen, die zur Aktivierung von Zellen, z. B. von Helfer- und Killerzellen, beitragen

Herzog weist daraufhin, dass es beim Ausdauertraining besonders wichtig ist, die individuell richtige Belastung zu finden (10). Diese Leistungsfähigkeit darf sich nie an der Leistungsfähigkeit vor der Krebserkrankung oder an der Leistungsfähigkeit anderer Gesunder oder Kranker orientieren, sondern sollte zu jeder Zeit jeweils nur den eigenen Bedürfnissen gerecht werden. Dies ist vor allem dann der Fall, wenn die sportliche Betätigung Freude macht. Auch hier muss wiederum jeder Mensch erst ein Gespür dafür entwickeln, welche Art von sportlicher Betätigung gut tut. Die positiven Effekte auf die Psyche und das Immunsystem sind selbstverständlich nicht auf das Lauftraining begrenzt, wobei grundsätzlich eine sportliche Betätigung draußen durch das zusätzliche Naturerlebnis für die meisten Menschen noch wertvoller werden kann als das sportliche Training in einer Halle oder einem Fitnesscenter.

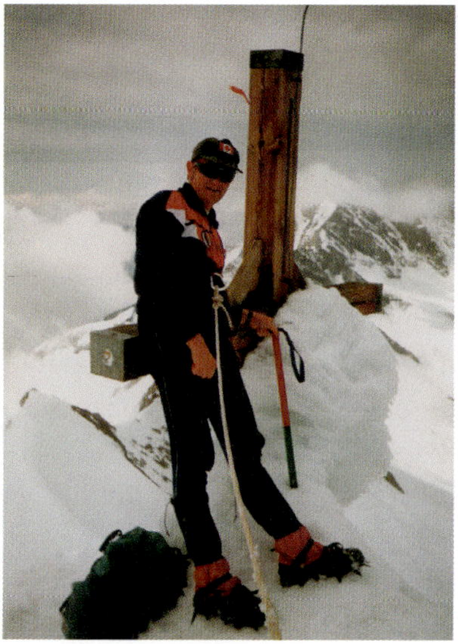

Wilhelm Vesper stieg nach seiner Darmkrebsoperation (mit Anlage eines künstlichen Darmausgangs) regelmäßig in Südtirol auf über 3000 Meter hohe Berge.

Gar nicht unterschätzt werden dürfen die positiven Effekte, die etwa durch die Beobachtung des Wandels der Jahreszeiten entstehen. Viele krebskranke Sportler nehmen ebenso wie gesunde Sportler oftmals die Natur während des Laufens sehr viel intensiver wahr (siehe auch die Biofeedback-Theorie*). Während der Bewegung wird eine Einheit von Körper und Geist erlebt, die sich wiederum mit der Einheit von Mensch und Natur decken kann. Viele Sportler nehmen in einer sehr persönlichen und intimen Art und Weise Kontakt zu Naturphänomenen auf, die sich beispielsweise entlang der Laufstrecke darbieten. Dies können die auf- oder untergehende Sonne und das dazugehörige Spiel von Licht und Schatten sein. Dies kann das Blühen und Reifen von Pflanzen und Bäumen sein. Dies kann auch das Gefühl von Stärke und Kraft sein, das sich einstellt, wenn jemand trotz Regens oder schlechten Wetters draußen unterwegs ist. So ist der Sport auch eine Ausdrucksmöglichkeit für Freude auf der einen Seite und Aggressionen auf der anderen. Jede sportliche Betätigung wird zum Kennenlernen der eigenen Grenzen im Sinne der Selbsterfahrung beitragen (11).

i

*Biofeedback: Methode der Therapie, bei der bestimmte Messgrößen körperlicher Funktionen (z. B. Herzfrequenz oder Blutdruck) durch Instrumente aufgezeichnet und als akustische oder optische Signale wahrnehmbar gemacht werden. Ziel ist es, den Patienten körperbewusster zu machen und ihm die Möglichkeit zu geben, direkt Einfluss auf seine Körperfunktionen zu nehmen.

Sehr wichtig ist an dieser Stelle nochmals der Hinweis, dass tatsächlich jeder Mensch in seinem individuellen Rahmen all diese Phänomene für sich erleben kann. Jeder Kranke kann letztlich während aller Schritte von der Diagnose bis zur Therapie und Nachsorge der Erkrankung Bewegungstraining durchführen, sofern es der psychischen und körperlichen Belastbarkeit angepasst ist. Das Training kann mit einfachsten Übungen im Bett für einen bewegungsunfähigen Patienten nach einer Operation beginnen. Jeder Patient, der versucht, auch nur einfachste Bewegungen auszuführen oder die ersten Schritte nach langer Bettlägerigkeit zurückzulegen, erfährt unter dieser bewussten Anspannung seiner Muskulatur das Gefühl: Ich lebe (12).

Der positive Nutzen von Training für Patienten mit Krebserkrankungen vor, während und nach einer chemotherapeutischen Behandlung zeigt sich auch bei der Durchführung auf dem Laufband oder dem Fahrradergometer. Sport und Bewegung sind hilfreich zur Vorbeugung von krankheitsbedingter und behandlungsbedingter Erschöpfung, auch Fatigue genannt (13).

Sport und Kommunikation

Ein weiterer, für Krebskranke sehr wichtiger Aspekt ist die Kommunikation, die sich aus sportlicher Betätigung ergeben kann. Alle hier beschriebenen Erfahrungen können sehr wertvolle persönliche und eigene Erfahrungen sein, können aber auch gerade durch die gemeinsame Ausführung noch wertvoller werden. So lassen sich fast alle sportlichen Betätigungen von Lauftraining über Schwimmen und Radfahren bis hin zu vielen Gruppensportarten (Ballspiele) zusammen mit Gleichgesinnten durchführen. Viele Krebsselbsthilfegruppen machen durch regelmäßiges Wandern oder gemeinsames Walking hiervon Gebrauch. Auch Therapeuten nutzen mittlerweile die Erfahrungen und die Wirkungen von Lauftraining im Sinne eines Gesprächsangebotes. So wurde, teilweise sogar von den Krankenkassen unterstützt, vielerorts von Psychologen oder Ärzten ein Lauftraining angeboten, das für die gesamte Gruppe im Rahmen eines Kurses oder Klinikaufenthaltes mit einer Psychotherapie verknüpft war. Die Teilnehmer berichteten vor und nach dem Lauftraining unter Anleitung von ihren Erlebnissen und Erfahrungen (14). Abgesehen davon, dass es für viele leichter ist, in einer Gruppe mit dem Sport zu beginnen und die allgemeine Leistungsfähigkeit zu verbessern, kann die gemeinsame Freude an der Bewegung heute durchaus auch forschungsmethodischen Ansprüchen genügen.

Forschung zu Sport- und Bewegungstherapie

Sportwissenschaftler, Physiotherapeuten und Ärzte haben seit der Einführung von Sportprogrammen in der Krebstherapie Anfang der 1980er

Jahre in zahlreichen Studien den positiven Effekt von Sport und körperlicher Aktivität auf die Leistungsfähigkeit und den psychischen Zustand sowie die Lebensqualität von Krebspatienten untersucht. Fasst man eine große Zahl der wissenschaftlichen Untersuchungen zusammen, so zeigt sich fast durchgehend ein positiver Effekt von moderatem Ausdauer- und leichtem Krafttraining sowie Beweglichkeits- und Koordinationstraining. Sport- und Bewegungstherapie ist deshalb als unterstützende Maßnahme während einer Krebsbehandlung, aber auch in der Nachsorge von Krebs wissenschaftlich zweifelsfrei anerkannt.

Aktuelle Untersuchungen zeigen sogar, dass Frauen, die sich regelmäßig bewegen, bessere Heilungschancen nach der Brustkrebsdiagnose haben. D. h. Frauen, die ein moderates Ausdauertraining erlernen und regelmäßig durchführen, haben ein geringeres Risiko für die Entstehung von so genannten Metastasen und somit eine deutlich gebesserte Überlebenschance. Im Einzelnen konnte gezeigt werden, dass Patientinnen und Patienten, die Sport- und Bewegungstraining durchführen, eine höhere Muskelmasse haben, bessere Blutfettwerte aufweisen, weniger unter Übelkeit leiden, seltener an Fatigue erkranken, eine bessere Stimmung aufweisen und weniger unter Depressionen leiden und überdies in der Folge auch ein besseres Selbstwertgefühl erlangen (15).

Der Kalorienverbrauch durch Muskelarbeit ist zwischen 1974 und 1994 im Durchschnitt beim Mann um 600 kcal und bei der Frau 450 kcal zurückgegangen. Ulrich Wahn bezeichnete diese Veränderung als den radikalsten Einschnitt in den Stoffwechsel in der bisherigen Menschheitsgeschichte (16). Der Anteil der Energiebereitstellung durch Muskelkraft liegt bei den heutigen Mitteleuropäern bei nur noch 1 % gegenüber 90 % in der Generation der Großeltern. Hierdurch wird deutlich, dass die Menschen in den modernen Industrienationen unter einem erheblichen Bewegungsmangel leiden, der die Entstehung verschiedenster Krankheiten begünstigt. So liegt es nahe, dass chronisch Kranke, insbesondere Menschen mit Krebserkrankungen, von Bewegung im Sinne einer Therapie profitieren. Körperliches Training verbessert die Gehirndurchblutung messbar. Interessante Ergebnisse hierzu gibt es bereits aus der 1980er Jahren: In einer gemeinsamen Studie fanden das Max-Planck-Institut für neurologische Forschung Köln und die Deutsche Sporthochschule heraus, dass während des Fahrradergometer-Trainings der Blutfluss in allen Bereichen des

Gehirns signifikant erhöht war (17). Auf der Internetseite der Deutschen Sporthochschule gibt es weitere Hinweise zu aktuellen Forschungsprojekten: www.dshs-koeln.de/wps/portal.

In wieweit körperliche Aktivität die Krebsentstehung als solche verhindern kann, ist wissenschaftlich gesehen noch unklar. Es liegen verschiedene große epidemiologische Untersuchungen vor, die methodisch und qualitativ allerdings große Unterschiede aufweisen. Wahrscheinlich ergibt sich ein geringeres Risiko, an Darm-, Prostata- und Brustkrebs zu erkranken, wenn regelmäßig körperliches Ausdauertraining durchgeführt wird. Die wissenschaftliche Datenlage hierzu ist allerdings bisweilen widersprüchlich (18). Für die Forscher kommt erschwerend hinzu, dass Inaktivität schwer erfassbar ist. Genetische Veränderungen, das Vorhandensein von Chemikalien oder Faktoren wie Übergewicht sind leichter erfassbar und leichter messbar.

Das richtige Maß finden

Eindeutig belegt ist, dass körperliche Aktivität als Teil der Krebstherapie gelten darf. Zu bedenken ist, dass die Krebserkrankungen und auch die Krebstherapien verschiedene leistungsmindernde Effekte bzw. Nebenwirkungen aufweisen. Z.B. Blutarmut, Herzschädigung, Fatigue-Syndrom und andere Faktoren erschweren grundsätzlich für den Betroffenen die körperliche Aktivität. Aus diesem Grund ist es wichtig, das richtige Maß für die Trainingsintensität zu finden. Grundsätzlich gilt: langsam anfangen und allmählich steigern. Als Basis ist ein regelmäßiges moderates Ausdauertraining von anfangs 10–20, später 30–35 Minuten Länge zu empfehlen. Während der Belastung sollte die Atmung im so genannten aeroben Bereich bleiben. Als Orientierung kann folgende Faustregel dienen: Während des Sports sollte man noch einen mittellangen Satz zusammenhängend und ohne Atemnot sprechen können.

Zur Ermittlung der optimalen Trainingsintensität kann auch eine Pulsuhr dienen. Im Wesentlichen soll eine Überbelastung verhindert werden. Trainiert werden sollte mit maximal 60% der maximalen Herzfrequenz. In der Regel sind etwa 110–130 Herzschläge pro Minute als maximale Herzfrequenz anzusetzen.

Einschränkend beachtet werden muss, dass nach Operationen möglicherweise spezielle krankengymnastische Übungen Vorrang vor einem moderaten Ausdauertraining haben. Die Bewegungseinschränkungen z.B. nach einer Brustoperation sind mit einem speziellen Übungsprogramm zu überwinden. Beachtenswert erscheint auch, dass an den Tagen, an denen Chemo- und Strahlentherapie durchgeführt werden, stärkere sportliche Belastungen, insbesondere schweißtreibende Sportarten, nicht erfolgen sollten. Wegen erhöhtem Infektionsrisiko sind Menschenansammlungen wie Gruppentraining oder Besuche von Fitnessstudios zu vermeiden, wenn die weißen Blutkörperchen erniedrigt sind (häufig in Folge einer Chemotherapie). Insbesondere wenn zu wenig roter Blutfarbstoff vorhanden ist, ist die körperliche Leistungsfähigkeit ebenfalls deutlich eingeschränkt, woran die Trainingsintensität angepasst werden muss.

Wichtig ist eine ausreichende Trinkmenge vor und während des Trainings. Damit zu allen Jahreszeiten regelmäßig trainiert werden kann, muss die richtige Kleidung vorhanden sein. Am besten bewährt haben sich moderne Funktionsfasern, die nach dem Zwiebelschalenprinzip je nach Außentemperatur und Leistungsintensität an- und ausgezogen werden sollten. Wichtig ist auch eine ausreichende Kopfbedeckung, da der Körper viel Wärme über den Kopf verliert. Beim Vorhandensein von Knochenmetastasen besteht durch Belastung eine höhere Gefahr von Knochenbrüchen. Hier ist das körperliche Ausdauertraining nach Rücksprache mit den behandelnden Ärztinnen und Ärzten dennoch möglicherweise sinnvoll, um die Muskulatur und den Bandapparat zu festigen bzw. zu stärken.

!

Abzuraten ist von sportlicher Aktivität bei Fieber oder akuten Infekten, insbesondere Durchfallerkrankungen.
Offene Wunden oder auch geschwollene Gelenke müssen ebenfalls als Ausschlusskriterium betrachtet werden.
Auch Schmerzen, die durch die Belastung zunehmen, sollten sehr ernst genommen werden und einen Abbruch der sportlichen Betätigung bedingen (auch wenn Bewegung oftmals zur Linderung von Schmerzen beitragen kann).

Bei der körperlichen Aktivität geht es nicht darum, die körperlichen Grenzen auszureizen, es geht vielmehr darum, die körperlichen Grenzen besser kennen zu lernen und zu respektieren. Die Aktivität soll keinen unnötigen Stress aufbauen, sondern Spaß und Freude an der Bewegung vermitteln.

Wissenswertes im Überblick – Sport- und Bewegungstherapie

Ausdauertraining während oder unmittelbar nach dem Ende der Krebstherapie vermindert Beschwerden wie Übelkeit, Fatigue und Schmerzen. Ausdauertraining ermöglicht die Erhaltung der Muskelmasse und der Muskelfunktionen und beschleunigt z. B. die Regeneration der Blutbildung, verhindert aber offensichtlich auch die Wahrscheinlichkeit des Auftretens von Metastasen und verlängert somit möglicherweise die Überlebenschancen (19). Körperliche Aktivität hat sich auch als Therapieansatz bei Fatigue bewährt (20). Für die körperliche Aktivität gilt: Langsam anfangen und allmählich steigern. Bewährt ist ein so genanntes Intervalltraining (z. B. drei Minuten schnelleres Gehen, drei Minuten Pause oder langsameres Gehen, etc. Im Weiteren sollten Belastungsphasen verlängert und die Pausen gleichlang beibehalten werden.) Die Gesamttrainingszeit sollte ca. 30–45 Minuten, drei bis sieben Mal pro Woche umfassen. Es ist wichtig, die Aktivität gegen Ende über einen Zeitraum von ca. drei bis fünf Minuten langsam auslaufen zu lassen. Dabei kann der Körper abkühlen. In dieser Phase können Dehnungsübungen ergänzend hinzukommen. Als sehr wichtig sind zusätzliche Entspannungsübungen auch im Sinne der Meditation mit einzubeziehen. Empfehlenswert ist es schließlich, nach der Belastung die verbrauchten Reserven aufzufüllen (erst essen, dann duschen oder waschen).

Sport- und Bewegungstherapie ist ein ideales Mittel zum Stressabbau, lindert depressive Verstimmung und Angst, verbessert den Lymphabfluss, stärkt das Immunsystem, stärkt die Muskulatur und das Knochensystem, führt zu einer besseren Versorgung der Gelenkknorpel und Bandscheiben, verbessert die Darmbewegung und ist ein probates Mittel gegen Stuhlverstopfung. Schließlich verbessert sie das Gleichgewicht zwischen der linken und der rechten Hirnhälfte im Sinne der Koordination.

Bewegung ist Leben. Jeder krebskranke Mensch sollte sich im Rahmen seiner Möglichkeiten einem regelmäßigen Bewegungstraining unterziehen, um dadurch den Verlauf der Erkrankung, der Therapie oder auch der Krankheitsbewältigung positiv zu beeinflussen. Das Stichwort lautet hierzu heute nicht mehr: Bewegung trotz Krebs, sondern vielmehr: Bewegung wegen Krebs. Bewegungstherapie ist, in welcher Form auch immer, ein eigenständiger Bestandteil der Krebstherapie, allein oder in einer Gruppe nach vorheriger Diagnostik hinsichtlich möglicher Herz- und Kreislauferkrankungen. Dies gilt auch und gerade für bettlägerige Patienten, die auf ihre Weise von einer intensiven Zuwendung durch Krankengymnastik und ähnliche Angebote profitieren können.

Moshé Feldenkrais: Bewußtheit durch Bewegung.
Suhrkamp Taschenbuch, Frankfurt 1996
Helmut Reichardt: Schongymnastik. BLV-Verlag, München 2000
Sivananda Yoga Zentrum: Yoga für Körper und Seele.
Dorling Kindersley Verlag, München 2009

Anmerkungen

(1) zitiert nach: Hanna, Thomas: Der befreite Körper, 25
(2) Ausführungen hierzu zitiert nach: Milz, Helmut: Die Rückkehr des Körpergefühls, 72
(3) zitiert nach: ebd.
(4) zitiert nach: ebd., 73
(5) Barthmann, Ulrich: Jogging – Der Psyche Beine machen, 58
(6) Greist und andere hier zitiert nach: Mei, S. H. van der et al.: Running-Therapie, Stress, Depression, 398
(7) zitiert nach ebd., 399–400
(8) Angaben zur Beta-Endorphinhypothese zitiert nach: ebd., 400–401
(9) Angaben nach: Hager, E. D.: Komplementäre Onkologie, 246
(10) Herzog, A.: Krebs und Sport, 18–19
(11) siehe hierzu: Schleske, Wolfram: Meditatives Laufen
(12) Herzog, A., 18–19

(13) Dimeo, F.; Thiel, E.; Böning, D.: Körperliche Aktivität in der Rehabilitation von onkologischen Patienten, 1045
(14) Dülfer, Reinhold; Fröhlich-Gildhoff, Klaus: Laufen und Gespräche, 31
(15) Quinn, Elisabeth: Excercise as cancer treatment. Sports Medicine, November 24, 2003, http://sportsmedicine.about.com/cs/exercisephysiology/a/aa090501a.htm (Stand: 2.8.2012)
(16) Wahn, Ulrich: In: Elan, 4, 1994
(17) Herholz, K.; Buskies, B.; Rist, M. et al.: Regional cerebral bood flow in man at rest and during exercise, 9
(18) Dimeo, F.: Welche Rolle spielt körperliche Aktivität in der Prävention, Therapie und Rehabilitation von neoplastischen Erkrankungen?
(19) Hutnick, N.; Williams, N. et al.: Exercise and lymphocyte activation following chemotherapy for breast cancer
Courneya Kerry, S. et al.: Predictors of supervised exercise adherence during breast cancer chemotherapy
(20) Winningham, M.L.: Related Articles, Strategies for managing cancer-related fatigue syndrome
Schwartz, A.L. et al.: Exercise reduces daily fatigue in women with breast cancer receiving chemotherapy

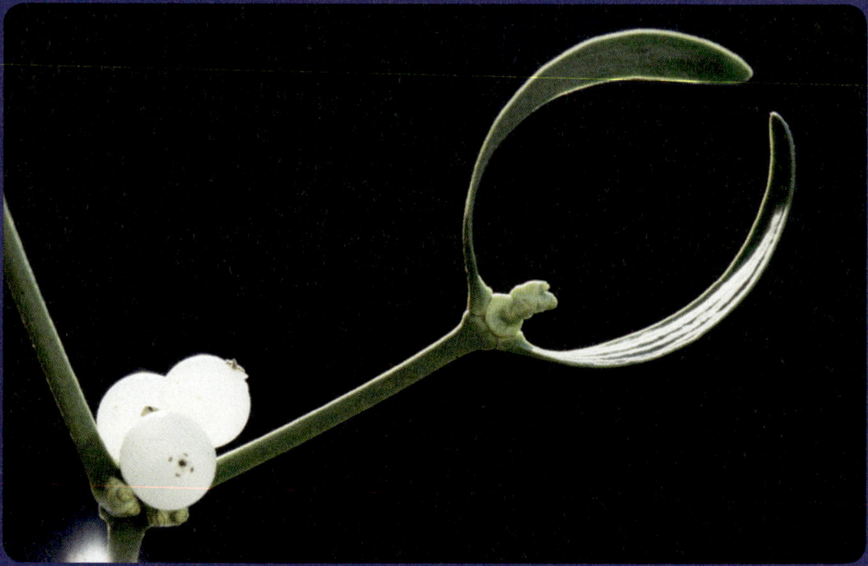

Unter den komplementärmedizinischen Therapien sind Extrakte der Mistel am häufigsten.

KAPITEL 3: DIE MISTELTHERAPIE

Worum es in diesem Kapitel geht:

- Hintergrund und Präparate
- Volksmedizin und Mythos
- Pharmazeutisches Wissen
- Klinische Studien
- Zur Frage der korrekten Anwendung

Hintergrund und Präparate

Unter den komplementärmedizinischen Therapien, die im deutschsprachigen Mitteleuropa eingesetzt werden, sind Extrakte der Mistel (Viscum album) am häufigsten. Dieses bestätigt auch ein Blick in den Barmer GEK Arzneimittelreport 2011 (1). Unter den parenteral (durch Injektion) verabreichten Krebsmedikamenten sind Mistelpräparate nach dem Medikament 5-Fluororacil und noch vor dem Antikörper Trastuzumab mit 5132 Verordnungen pro Jahr das am zweithäufigsten verordnete Therapeutikum. Zu beachten ist, dass diese hohe Zahl der Verordnungen auf verschiedene Mistelpräparate entfällt. Die relativ hohe Zahl der Verordnungen darf in jedem Fall als überraschend bezeichnet werden, weil der Nutzen der Misteltherapie auch nach zahlreichen, wissenschaftlich zum Teil hochwertigen Studien bislang nicht eindeutig belegt ist. Die Empfehlung für den Einsatz der Mistel geht letztlich auf die anthroposophische Medizin zurück. Vielleicht liegt hierin auch der Grund für die vielfach ausgeprägte Ablehnung der Misteltherapie begründet.

Eine mögliche Ursache für die vielerorts zu findende Ablehnung der Misteltherapie ist vielleicht die Tatsache, dass die Mistel von anthroposophischen Ärzten in die Medizin eingeführt worden ist. 1917 empfahl Rudolf Steiner Injektionen von Extrakten aus der Mistelpflanze. Die anthroposophische Ärztin Ita Wegman setzte sie in die Praxis um (2). Nach dem Tod von Rudolf Steiner im Jahr 1925 wurden die Hinweise und Angaben des Begründers der anthroposophischen Medizin weiter erforscht. 1935 wurde der „Verein für Krebsforschung“ gegründet. Im Rahmen der anthroposophischen Misteltherapie entwickelten verschiedene Hersteller eigene spezielle Verfahren zur Zubereitung der Mistel. Hierunter finden sich bis zum heutigen Tag Präparate, die aus dem wässrigen Auszug der Mistelpflanze hergestellt werden, wie beispielsweise Iscador, Helixor, Iscucin oder Vysorel. Andere Hersteller verwenden den Presssaft der Mistelpflanze, wie beim Präparat ABNOBAviscum zu finden. Verschiedene Präparate sind auf bestimmte Mistelinhaltsstoffe (wie z. B. Lektine und Viscotoxine) standardisiert, zum Beispiel das ebenfalls aus einem wässrigen Auszug hergestellte Präparat Eurixor. Eurixor ist auf den Lektingehalt standardisiert, während das bereits genannte Iscador-Präparat, das während der Herstellung einem Fermentierungsprozess unterzogen wird, auf den Viscotoxingehalt standardisiert ist.

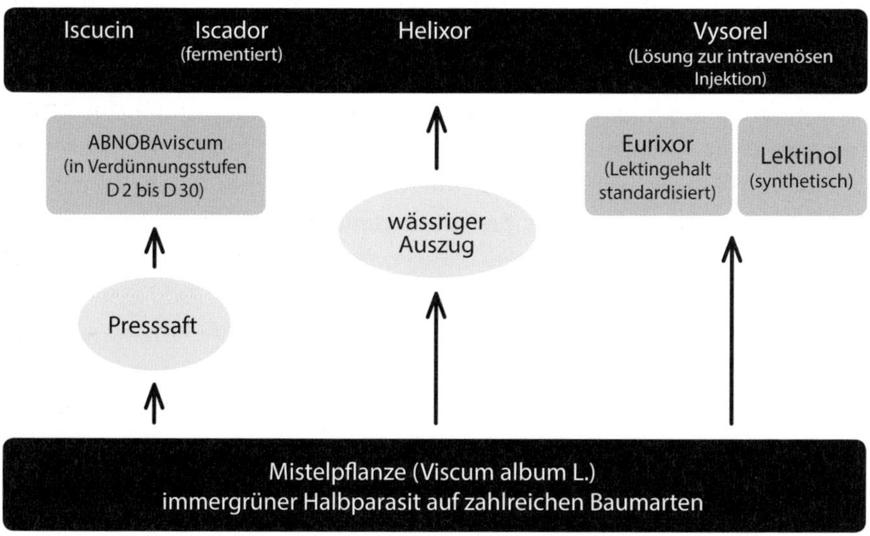

Volksmedizin und Mythos

Zunächst gänzlich unabhängig von der Verwendung der Mistelpflanze in der Krebstherapie kennt die Volksmedizin noch andere Anwendungsbereiche der Mistel. Beispielsweise in Form eines Tees bei Bluthochdruck oder Nervosität, wobei für die hier genannten Anwendungsgebiete wissenschaftlich keine Wirksamkeit belegt ist. Hinzu kommt die mythologische Bedeutung der Mistelpflanze. Auch in Deutschland gibt es die Tradition des Küssens unter einem Mistelzweig, der in der Weihnachtszeit im Haus- oder Wohnungseingang aufgehängt wird.

In ironischer Weise taucht die Mistel auch im bekannten Asterix-Comic auf, in dem der Druide Miraculix die Mistelpflanze als wesentlichen Bestandteil für die Zubereitung des Zaubertrankes verwendet, der die Gallier unbesiegbar macht. Nach Auffassung der historischen keltischen Druiden war die Mistel eine alles heilende Pflanze, die von göttlicher Hand auf die Eichbäume gesät wurde. Die Symbiose der immergrünen Mistelpflanze mit der Eiche, einem nach keltischer Vorstellung heiligen Baum, galt ihnen als ein Symbol der Unsterblichkeit. Die Mistel galt auch als Symbol des Jahresanfanges und wurde am Ende des Winters geerntet (3). Die Mistel verkörperte für die Druiden das Genital des Eichengottes, und bei der zeremoniellen Ernte wurde der fallende Mistelzweig mit einem Tuch über dem Boden aufgefangen. Wie eine Opfergottheit verblieb die Pflanze dann als symbolische Verbindung zwischen Himmel und Erde. Gleichermaßen war die Mistel damit auch der Schlüssel als Zutritt in die Unterwelt. Die goldene Farbe der getrockneten Mistel war wie das Metall Gold ein Symbol der Verklärung nach dem Tod. Auch in der Aeneis ist die Mistel für Vergil ein Führer in die Unterwelt. Das nordeuropäische Wort für Mistel ist Guidhel und bedeutet Führer.

Die keltischen Eichenkulte bestanden auch später in Form heiliger Kulte bis hinein in die christliche Zeit weiter fort, wobei die lebenden Mistelzweige im Baum Erlösung und Schöpfung symbolisierten. Der Kuss unter dem Mistelzweig ist wahrscheinlich ein Überrest der noch bis in das 19. Jahrhundert hinein unter mit Misteln bewachsenen Eichen gefeierten Orgien. Vielfach wurde allerdings von den Christen die Mistel zum verbotenen Baum erklärt, und es wurde darauf geachtet, dass die Mistelzweige nicht in heilige Gebäude gelangten (4). Die heute bekundete Ablehnung der Misteltherapie seitens mancher Ärzte und Forscher zeigt sich im Spiegel dieser historischen Hintergründe als offensichtlich nicht bloß wissenschaftlich begründete Abwehr.

Pharmazeutisches Wissen

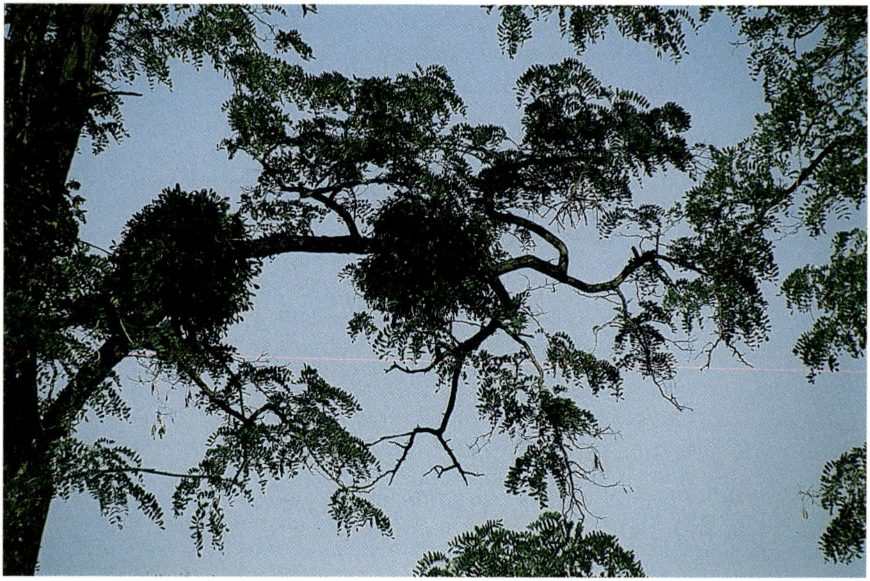

Mistel am Robinienbaum

Tatsache ist heute, dass es zur Misteltherapie über 1500 Stellen in der wissenschaftlichen Literatur gibt, wobei die Zahl der Forschungsarbeiten zur Misteltherapie stetig wächst. Die Mistel gehört zu den am besten erforschten Arzneipflanzen überhaupt. Eine empfehlenswerte Zusammenstellung zum heutigen pharmazeutischen Wissen zur Mistel findet sich in Hagers Handbuch (5). Als für die Tumortherapie wahrscheinlich wichtigste Inhaltsstoffe der Mistel sind heute die Mistellektine I, II und III bekannt, die selbst wiederum Gemische aus Isolektinen sind und in diese weiter zerlegt werden können. Weitere Inhaltsstoffe der Mistel sind Viscotoxine, Polysaccharide, Cyclitole, Flavonoide, Phenylpropanderivate, Triterpene, Phytostyrole, freie Aminosäuren, zyklische Peptide, Amine, Eiweißstoffe und Alkaloide.

Die Mistel selbst ist eine halbstrauchige Pflanze, die als Halbschmarotzer auf den Ästen von Holzpflanzen lebt. Die Mehrzahl der Arten ist im tropischen und subtropischen Afrika verbreitet. Gründlich untersucht ist aus wissenschaftlicher Sicht nur die drogenliefernde Art Viscum album. Es soll an dieser Stelle nicht auf die einzelnen unterschiedlichen Herstellungsverfahren der verschiedenen Präparate eingegangen werden. Häufig werden Sommer- und Wintersäfte der Mistel gemischt, wobei etwa die Herstellung des Präparates Iscador durch einen sehr aufwendigen Mischungsprozess auf einer hierfür speziell entwickelten rotierenden Metallscheibe aus Titan erfolgt. Bei allen bekannten Herstellern von Mistelpräparaten erfolgt eine umfangreiche Qualitätskontrolle.

Klinische Studien

Betrachtet man nun die verschiedenen Studien zur Misteltherapie im einzelnen, so ergeben sich zumindest für klinische vergleichende Studien zwei Hauptprobleme: die Verblindung* und die Randomisierung* (siehe hierzu auch in Teil I, Kap. 5: Wie wird eine Studie durchgeführt?) (6). Die Verblindung kann in sinnhafter Weise deshalb nicht erfolgen, weil die Injektion der Mistel sehr häufig eine lokal sichtbare, spürbare Hautreizung hervorruft. Hinsichtlich der Randomisierung ergibt sich das Problem, dass der Arzt entsprechend der Weltärztedeklaration von Helsinki eine Verantwortung für die Wahrung der Patienteninteressen hat. Da die Misteltherapie in der Vergangenheit in der Hauptsache von anthroposophisch orientierten Behandlern durchgeführt wurde, die ihre Therapie als Erfahrungsheilkunde verstehen, war es für diese Anwender unethisch, eine prospektive Studie mit Kontrollpatienten durchzuführen. Im Fall einer Studie würde ja immer eine bestimmte Anzahl von Patienten nur ein Placebo (Scheinmedikament) erhalten (7).

i

Zur Erinnerung:
*Verblindung: Arzt oder Patient oder beide wissen nicht, ob die jeweilige Prüfperson das echte oder das Scheinmedikament bekommt
*Randomisierung: Die Zuordnung der Prüfpersonen zu den beiden Vergleichsgruppen wird nach dem Zufallsprinzip (z. B. würfeln) vorgenommen

Nach Gunver Kienle (8) liegen zu anthroposophischen Mistelpräparaten 30 prospektiv randomisierte klinische Studien, 18 nicht randomisierte prospektiv vergleichende Studien, 42 retrospektiv vergleichende Studien und 40 einarmige Studien vor. Doppelblind randomisierte Studien, welche aus wissenschaftlicher Sicht den höchsten Forschungsstandard darstellen, sind im Fall der Misteltherapie methodisch aus den oben genannten Gründen kaum möglich.

Einer Bewertung der Studienergebnisse muss vorangestellt werden, dass eine international anerkannte Standardisierung der Mistelextrakte bislang fehlt. Das heißt, dass letztendlich Mistelpräparate aus unterschiedlichen Quellen und mit unterschiedlichen Bestandteilen untersucht worden sind. Eine allgemeine Aussage zur Wirkung von Mistelextrakten ist infolgedessen streng genommen unmöglich. Wir können letztlich nur für die jeweils untersuchten Mistelpräparate Aussagen treffen. Eine Aussage wie: „Die Mistel ist nützlich gegen Krebserkrankungen" ist also grundsätzlich aus wissenschaftlicher Sicht gar nicht statthaft. Die Aussage könnte allenfalls lauten: „Das Mistelpräparat XY ist nützlich bei Krebserkrankungen."

Wichtige aktuelle Auswertungen zu den bislang durchgeführten Studien zur Misteltherapie erfolgten u.a. durch Gunver Kienle und Helmut Kiene vom Institut für angewandte Erkenntnistheorie und medizinische Methodologie (IFAEMM) in Freiburg im Breisgau und durch eine Arbeitsgruppe um Horneber im Rahmen eines Cochrane-Reviews zur Misteltherapie 2008 (9).

Grundsätzlich gilt die Misteltherapie laut Studienlage als sicher und gut verträglich. Organschädigungen oder andere biochemische, schädliche Veränderungen wurden infolge des Einsatzes von Mistelpräparaten nicht beobachtet. Abhängig von der verabreichten Dosierung können vor allem zu Beginn der Misteltherapie lokale Reaktionen an der Einstichstelle auftreten. Es handelt sich hierbei um Rötung, Schwellung, Juckreiz oder auch Schmerzen. Diese lokalen Reaktionen treten nur vorübergehend auf, können aber unter einer etwaig begleitend durchgeführten Chemotherapie eventuell deutlich verstärkt sein. Dies gilt auch für grippeähnliche Beschwerden bis hin zu Fieber, die ebenfalls zu Beginn der Behandlung mit Mistelpräparaten auftreten können. Alle genannten Symptome sind in der Regel unproblematisch und heilen zumeist spontan aus.

Die beste Evidenz für die Misteltherapie ergibt sich derzeit für die Verbesserung der Lebensqualität und die Verbesserung der Verträglichkeit konventioneller onkologischer Therapien. Die Misteltherapie führt also zum einen dazu, dass sich Krebskranke besser fühlen. Dieser Aspekt alleine könnte ihren Einsatz rechtfertigen. Zum anderen führt der zusätzliche Einsatz der Misteltherapie dazu, dass die Patienten die onkologischen Standardtherapien, wie zum Beispiel Chemotherapien, besser tolerieren. Auch dieser Aspekt würde im Sinne eines verbesserten Nebenwirkungsmanagements den Einsatz der Misteltherapie auf jeden Fall rechtfertigen. In einer neuen Studie zum Einsatz von Mistelextrakten bei Brustkrebspatientinnen konnte die Verbesserung der Lebensqualität unter Misteltherapie bestätigt werden (10).

Unklar ist allerdings noch, ob (und wenn ja, welche) bestimmte Mistelpräparate bevorzugt werden sollten. Die wahrscheinlich unterschiedlichen Wirkungen der einzelnen Wirtsbäume und der unterschiedlichen Mistelpräparate sind gegeneinander noch nicht hinlänglich untersucht. Die unterschiedlichen Indikationen sind im Wesentlichen aus der anthroposophischen Erfahrung heraus entstanden. Ebenso ist unklar, wie diese Präparate einzusetzen sind. Aktuell gibt es verschiedene Dosierungsanweisungen und Anwendungsprotokolle.

So genannte Überlebensvorteile, d.h. verlängertes Leben durch den Einsatz von Mistelpräparaten bei Krebserkrankungen, sind nicht eindeutig belegt. Hierzu gibt es, je nach Interpretation der vorliegenden Studien, voneinander abweichende Einschätzungen. Dieses gilt auch für das möglicherweise verzögerte oder in seiner Häufigkeit verringerte Auftreten von Metastasen.

Die von Kritikern und Befürwortern gleichermaßen geforderten und zur weiteren Klärung der offenen Fragen notwendigen weiteren Studien unterliegen erheblichen Schwierigkeiten – nicht zuletzt wegen der hohen Kosten: Für eine aussagekräftige randomisierte klinische Studie wurden diese in den USA mit durchschnittlich 12 Millionen US $ beziffert. Die Probleme mit der nach Studienstandard zu fordernden doppelten Verblindung sind schwer auflösbar. Überdies sind gerade in Deutschland viele Patienten, die sich für eine Misteltherapie interessieren, nicht dazu bereit, diese Behandlung im Rahmen einer Studie durchzuführen, weil sie aus Überzeugung von sich aus eine Verumtherapie wünschen und kein Placebo erhalten wollen (11).

Nicht weniger interessant sind Ansätze zur Erforschung möglicher Krebs verhindernder Wirkungen der Mistelextrakte. Grossarth-Maticek befasste sich zwischen 2001 und 2008 im Rahmen seiner Forschung zur Primärprophylaxe unter anderem mit dem Einsatz von Mistelpräparaten bei Patientinnen mit gutartigen Gebärmutterschwulsten (Myomen, Endometroise) und krankhaften Veränderungen des Gebärmutterhalses (Cervixdysplasien). Die Ergebnisse sind, ebenso wie die oben genannten Einschätzungen zur Misteltherapie bei Krebserkrankungen kritisch mit großer Sorgfalt und Vorsicht zu beurteilen (12). Dennoch besteht berechtigter Anlass zur Hoffnung, weshalb weitere Nachforschungen zur Misteltherapie bei Krebs und seinen Vorstufen zunehmend erfolgen bzw. von verschiedenen Arbeitsgruppen angestrebt werden.

Zur Frage der korrekten Anwendung

Vor der Anwendung einer Misteltherapie sollte das Medikament immer in einer kleinen Dosis unter die Haut gespritzt werden (subkutane Testquaddelung), damit eine allergische Reaktion ausgeschlossen werden kann. Anschließend gilt es, die optimale individuelle Dosis herauszufinden. Das Auffinden der optimalen Dosis bzw. des optimalen Präparates kann und sollte in der Anwendung erfolgen. Für den Arzt ist es aus diesem Grunde wichtig, die Mistelpräparate, die er anwendet, in ihrer Herstellung und Wirkung gut zu kennen.

Bewährt haben sich ansteigende Dosierungen. Begonnen werden sollte in der Regel mir der niedrigsten zur Verfügung stehenden Dosis. Die Firmen stellen für die nachfolgende Therapie Serienpackungen zur Verfügung.

Häufig führt die Injektion zu Lokalreaktionen, die einen Durchmesser von bis zu 5 cm erreichen können. Bei unangenehmer, lang anhaltender Lokalreaktion sollte die Therapie unterbrochen werden. Anschließend sollte mit einer noch gut vertragenen Dosis gearbeitet werden. Bei der Verabreichung einer lektinoptimierten Misteltherapie kann eine Dosis von 1 ng/kg Körpergewicht, verabreicht zweimal wöchentlich über drei Monate, als Standardempfehlung gelten.

Es ist in der Regel sinnvoll, den Patienten oder ihren Angehörigen die Injektionstechnik zu vermitteln. Die Injektionen in die mittlere Verschiebeschicht im Bereich der Bauchhaut in einem Winkel von 45 Grad können nach einer Anlernphase durch den Patienten oder seine Angehörigen selbst erfolgen. Als optimaler Injektionszeitpunkt kann aufgrund der zirkadianen Rhythmik des Immunsystems der frühe Morgen oder der späte Abend angesehen werden.

Hinsichtlich der Auswahl des Mistelpräparates gibt es verschiedene Ansichten. Zum einen kann eine lektinstandardisierte Therapie erfolgen. Nach anthroposophischer Vorstellung wird aber den Mistelpräparaten von Laubbäumen (bei der Apfelbaummistel durch das Kürzel M = mali gekennzeichnet) eine stärkere Wirkung zugesagt als den Mistelpräparaten von Nadelbäumen (durch die Abkürzung A = abietes gekennzeichnet). Die Pinienmistel (durch den Buchstaben P = pini gekennzeichnet) steht in ihrer Stärke etwa zwischen den Laub- und den Nadelbäumen. Wichtig ist in jedem Fall eine umfassende Aufklärung der Patienten, durch welche die optimale Dosisfindung und Anwendung erleichtert werden kann. Hinsichtlich der Gesamtdauer der Misteltherapie gibt es noch wenige Erkenntnisse. Hier könnte man sich an den bekannten Risikozeiten für Rezidive oder Metastasen orientieren. Hierbei sollte auch die Einschätzung der Patienten ernst genommen werden. Nicht wenige Patienten bestehen letztlich auf einer langjährigen Weiterführung der Misteltherapie.

Die Dosis und auch die Präparatewahl sollte bei Auftreten von Rezidiven, Metastasen oder klinischen Verschlechterungen überdacht und den neuen Zuständen angepasst werden.

Annette Bopp: Die Mistel als Heilpflanze in der Krebstherapie. Rüffer & Rub, Zürich 2006

Wissenswertes im Überblick – Misteltherapie

Eine Vielzahl von wachstumshemmenden Effekten auf Tumorzelllinien, Lymphozyten und Fibroblasten konnte für Mistelextrakte in Versuchen im Reagenzglas (in vitro) nachgewiesen werden. Die wachstumshemmenden Effekte werden vor allem durch die Mistellektine hervorgerufen welche den natürlichen Zelltod, die Apoptose, fördern. Die Mistelextrakte haben nachweislich auch immunmodulierende Effekte, indem sie zum Beispiel wichtige Zellen der Immunabwehr, wie zum Beispiel Monozyten, Makrophagen, Granulozyten oder natürliche Killer-Zellen aktivieren. Außerdem zeigten In vitro-Versuche, dass Mistelextrakte die Häufigkeit von Chromosomenschäden vermindern und natürliche Mechanismen in der DNA-Reparatur unterstützen können (13).

Zusammenfassend kann formuliert werden, dass eine Therapie mit Mistelextrakten geeignet ist, das Wohlbefinden, die Lebensqualität und den klinischen Befund des Patienten zu verbessern. Diese Aussage gilt sowohl in Bezug auf die lektinstandardisierten Präparate als auch in Bezug auf nicht lektinstandardisierte Präparate. Die Anwendung der Misteltherapie kann somit auch aus wissenschaftlicher Sicht unabhängig von erfahrungsheilkundlichen und anthroposophischen Ansichten zur Anwendung kommen.

Auf jeden Fall sind aber korrekt durchgeführte, randomisierte Studien notwendig, um mehr Klarheit über die Wirksamkeit (mögliche längere Überlebenszeit und Rezidivfreiheit) zu erlangen.

Unklar bleibt, welche Präparate möglicherweise zu bevorzugen sind und welche Dosierungen zu wählen sind.

Anmerkungen

(1) Glaeske, Gerd; Schicktanz, Christel; Barmer GEK: Arzneimittelreport 2011

(2) Werner, M.: Iscador – Mistelpräparate aus der anthroposophisch erweiterten Krebsbehandlung, 8

(3) Chochod, Louis: Das Mittelalter, 143–144

(4) Walker, Barbara G.: Das geheime Wissen der Frauen, 721–722

(5) Teuscher, E.: Hagers Handbuch der pharmazeutischen Praxis

(6) Kiene, H.: Beurteilung klinischer Studien zur Misteltherapie, 486

(7) ebd.

(8) www.misteltherapie.de, Mai 2010

(9) Horneber M. A. et al.: Mistletoe in oncology (Review)

(10) Eisenbraun J. et al: Quality of life in breast cancer patients during chemotherapy and concurrent therapy with a mistletoe extract

(11) Kienle G. und Kiene, H., www.mistel-therapie.de, Gesamtbild der Mistelstudien

(12) Grossart-Maticek, R.; Ziegler, R.: Kontrollierte Studien zur präventiven Misteltherapie bei Myomen, Endometriosen und Cerevix Dysplasien

(13) Kienle, Gunver S.: Wissenschaftliche Untersuchungen, Forschung und klinische Studien zur Misteltherapie, www.mistel-therapie.de, Mai 2010

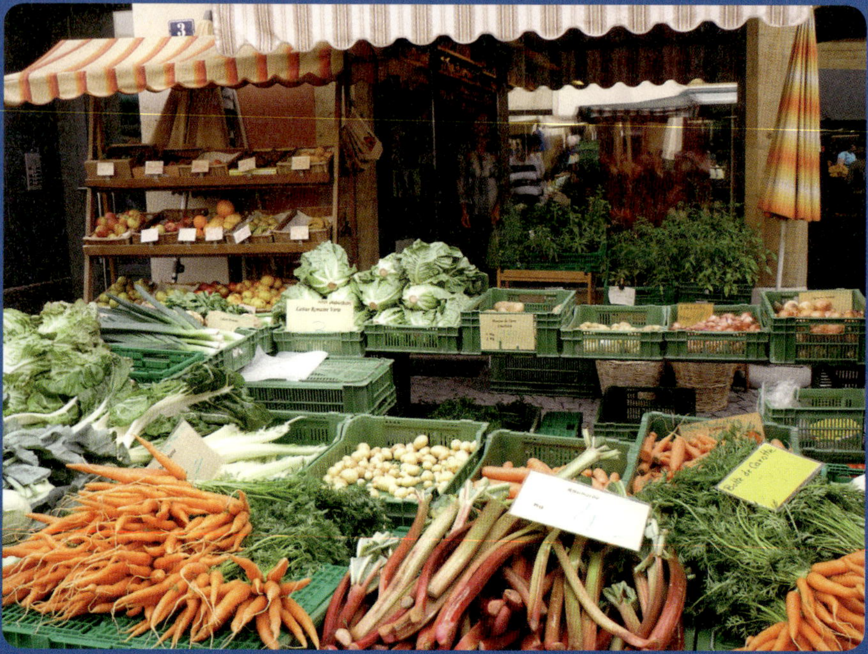

Take care of the stomach, and everything will take care of itself! (1)

KAPITEL 4: DIE BEDEUTUNG DER ERNÄHRUNG IN DER THERAPIE VON KREBSERKRANKUNGEN

Worum es in diesem Kapitel geht:

- Überangebot und Eigenverantwortung
- Kann Nahrungsaufnahme auch Therapie sein?
- Empfehlung des American Institute for Cancer Research
- Low-Carb-Ernährung
- Zehn goldene Regeln des Fettverzehrs
- Exkurs: Allergieauslöser
- Getränke

Überangebot und Eigenverantwortung

Ernährung bedeutet weit mehr als die Aufnahme von Nährstoffen. Die Aufnahme von Speisen und Getränken bedeutet nicht nur für unseren Organismus die Versorgung mit lebenswichtigen Stoffen, die verbraucht wurden oder ersetzt werden müssen. Die Nahrungsaufnahme stellt auch einen wesentlichen Teil unserer Lebenskultur dar. Für den Großteil der Menschen in den mitteleuropäischen Ländern sind volle Lebensmittelregale im Laden ebenso wie zu Hause eine Selbstverständlichkeit. Das Angebot an verschiedensten Speisen reicht von traditionellen einheimischen Produkten bis hin zu exotischen Früchten. So können wir beispielsweise während eines Restaurantbesuches für einen Abend lang chinesische oder südamerikanische Kost genießen, und vielen wird es heute schwer fallen, die ursprünglichen Bestandteile der traditionellen einheimischen Kost zu benennen. Durch ein weltweit auf Hochtouren laufendes Transport- und Frachtsystem und die Möglichkeit der chemischen Konservierung bzw. die Möglichkeit des Einfrierens, steht uns eine schier unübersehbare Nahrungspalette zur Verfügung. Wesentliche Bestandteile der Fast Food-Kost wie Coca Cola, Hamburger oder Pizza können mehr oder weniger überall auf der Welt konsumiert werden.

Der Überfluss spiegelt sich in einem nach wie vor bestehenden Mangel für einen Großteil der Weltbevölkerung wider. Während viele Nahrungsmittel für uns längst Genussmittel geworden sind, verhungern in gar nicht so entlegenen anderen Gegenden der Welt Menschen.

Auch im Zusammenhang mit Krebserkrankungen sollten die entsprechenden kulturellen, politischen und wirtschaftlichen Zusammenhänge dieses Ungleichgewichts niemals aus den Augen verloren werden. Bereits 1994 entwickelten Mathis Wackernagel und William E. Rees das Konzept des ökologischen Fußabdrucks. Dieser bezeichnet die Fläche auf der Erde, die notwendig ist, um den Lebensstil und Lebensstandard eines Menschen dauerhaft zu ermöglichen. Nach Angaben des Global Footprint Network und der Europäischen Umweltagentur wird die weltweit zur Erfüllung der menschlichen Bedürfnisse verfügbare Fläche durch den tatsächlichen Verbrauch um 23% überschritten. Es findet eine Überbeanspruchung statt, wodurch keine Nachhaltigkeit gegeben ist. Zu beachten ist zusätzlich zu diesem Raubbau, dass die Inanspruchnahme der Fläche höchst unterschiedlich auf verschiedene Regionen verteilt ist. In Europa werden beispielsweise circa 4,7 Hektar Fläche pro Person verbraucht, in den USA sogar 9,8 Hektar und in Indien wiederum nur 0,7 Hektar.

Letztlich unterliegt die Aufnahme von Getränken und Speisen unserer Eigenverantwortung. Jeder Einzelne kann entscheiden, was er essen oder trinken möchte und was nicht. Sobald wir von Ernährung im Zusammenhang mit Therapie sprechen, handelt es sich also um eine Möglichkeit, die einzelnen Schritte der Therapie selbst in die Hand und in den Mund zu nehmen. Die Aufnahme von Speisen befriedigt in mancherlei Hinsicht orale Bedürfnisse. Die Psychologie unseres Essverhaltens ist mittlerweile gut erforscht. Fast jeder zweite Mitteleuropäer assoziiert Essen mit Lust und Genuss. Lebensmittel sind Genussmittel. Wir beurteilen diesen Genuss wiederum wesentlich auch anhand des Aussehens, des Geruchs oder des Geschmacks unserer Nahrung. Auf der anderen Seite geben nur noch etwa 40% der deutschen Männer und Frauen an, mit ihrem Essverhalten keine Schwierigkeiten zu haben (2). So scheint das Überangebot an Speisen und verschiedenen Getränken letztlich ebenso ein Problem zu werden wie der Mangel. Die Auswirkungen sind Darmerkrankungen, Übergewicht und Herz-Kreislauferkrankungen. Als Folge dieser Entwicklung gehen viele Menschen dazu über, ihre Nahrung in abzuzählende Kalorien zu kategorisieren. Andere beginnen wiederum bewusst, ihre Nahrung auf wesentliche Bestandteile zu reduzieren und schädigende Nahrungsbestandteile wie Fett nach Möglichkeit zu meiden. Zunehmend entscheiden sich Menschen auch in Deutschland bewusst für eine vegetarische Lebensweise.

Kann Nahrungsaufnahme auch Therapie sein?

Neuere Erkenntnisse der so genannten food-mood-Forschung (Forschung zu Essen und Stimmung) beweisen die Zusammenhänge zwischen Nahrungsaufnahme und der gesamten körperlichen, insbesondere der psychischen Verfassung. Der kalauernde Satz: „Der Mensch ist, was er isst" hält insofern auch neueren wissenschaftlichen Untersuchungen Stand. So ist mittlerweile bekannt, dass Kohlenhydrate (z. B. Süßigkeiten) biochemisch in den Serotoninstoffwechsel eingreifen und für uns beruhigende und entspannende Wirkung haben. Fetthaltige Nahrung beeinträchtigt dagegen nicht nur langfristig den Zustand unserer Blutgefäße, sondern auch den Sauerstofftransport ins Gehirn. Zu viel tierisches Fett wirkt negativ auf den Hirnstoffwechsel und unterstützt, im Übermaß eingenommen, körperliche und geistige Trägheit. Die Fettaufnahme kann sogar zu depressiven Verstimmungen beitragen. Ein übermäßiges Eiweißangebot wiederum trägt ebenfalls dazu bei, dass der Serotoninspiegel sinkt, wodurch einer depressiven Stimmung Vorschub geleistet werden kann. Andererseits lässt sich mit einer an essentiellen Fettsäuren und Eiweiß relativ reichen und relativ kohlenhydratarmen Kost sogar erfolgreich Gewicht abnehmen. Dieses konnte in Studien zur Ernährungsweise nach dem Low Glycemic und Insulinemic-Index (LOGI) gezeigt werden.

Allein die Tatsache, dass wir die Nahrungsaufnahme unter gewissen Umständen sogar als Sünde auffassen, macht deutlich, wie weit wir von der Nahrungsaufnahme im Sinne einer Ernährung entsprechend unserer eigentlichen biologischen Bedürfnisse entfernt sind. Phänomene wie bewusstes Hungern aufgrund von Schuldgefühlen oder auch aufgrund eines angestrebten körperlichen Schlankheitsideals sind Beispiele dafür, dass sowohl die Nahrungsaufnahme als auch die Ablehnung bestimmter Nahrungsmittel nicht nur Ursachen von Krankheiten sind, sondern selbst Krankheiten darstellen können.

Einige wichtige Hinweise zur Ernährung bei Krebskranken sind bereits im Kapitel zur Entstehung und Prävention von Krebserkrankungen erwähnt worden. Grundsätzlich ist es aus heutiger Sicht sehr schwierig, generelle Empfehlungen zur Ernährung für Krebskranke zu geben. Eine Krebsdiät im engeren Sinne gibt es mit Sicherheit nicht, wenngleich sich allgemeine Hinweise für eine gesunde Ernährung deutlich herauskristallisieren. Das Problem liegt wiederum in der individuellen Veranlagung jedes einzelnen Menschen. Eine reine Vollwertkost kann zwar allgemein als günstig bezeichnet werden, muss aber für einen bestimmten einzelnen Krebskranken deshalb noch lange nicht ideal sein. Gleiches gilt für die makrobiotische Kost oder auch die mediterrane Kost.

Empfehlung des American Institute for Cancer Research

Die nachfolgenden Ausführungen zur Ernährung bei Krebserkrankungen folgen dem American Institute for Cancer Research (Amerikanisches Krebsforschungszentrum) (3). Auf deren Internetseite wird unter dem Stichwort „Foods that fight cancer" aufgelistet, welche Substanzen fördernde oder negative Einflüsse auf die Krebsentwicklung haben bzw. auch, welche Substanzen speziell auf welche Tumorarten fördernd oder schützend wirken können. So zeigte sich beispielsweise, dass die Vitamine A, C, D und E oder auch das Spurenelement Selen einen hemmenden Einfluss auf die Krebsentstehung (Kanzerogenese) haben, während Kochsalz und bestimmte gesättigte Fettsäuren ebenso wie Schimmelpilztoxine (Aflatoxin M1), Umweltkontaminanten (Halometane sowie Nitrat und Nitrit) und viele Nahrungsmittelersatzstoffe (Buttergelb) einen krebsfördernden Einfluss haben. Die sich hieraus unter anderem ergebenden Empfehlungen sprechen eindeutig für den Verzehr einer vorwiegend pflanzlichen Kost mit verschiedenen frischen Gemüsen, viel frischem Obst, Vollkorn und Hülsenfrüchten. Diese Grundnahrungsmittel sollten möglichst wenig verarbeitet sein und keinen raffinierten Zucker enthalten. Empfohlen wird, den Teller bei jeder Mahlzeit mindestens zu zwei Dritteln mit pflanzlichen Nahrungsmitteln zu füllen.

Der Konsum von Alkohol wird generell nicht empfohlen. Der Fleischkonsum wird nur bedingt empfohlen, Fisch sollte im Zweifelsfall der Vorzug gegeben werden. Auch hinsichtlich der Aufnahme von Fetten und Ölen sollten Produkte tierischer Herkunft möglichst wenig eingenommen werden, während Pflanzenöle als geeignete Nahrungsmittel bezeichnet werden. Die pflanzlichen Öle wiederum sollten vorwiegend einfach ungesättigt und möglichst wenig gehärtet sein. Eingeschränkt werden sollte nach der amerikanischen Untersuchung auch der Salzkonsum auf nicht mehr als 2,4 g Salz pro Tag.

Lebensmittel, die leicht verderblich sind, sollten nicht zu lange bei Zimmertemperatur gelagert werden. Sichtbar verschimmelte Lebensmittel sollten grundsätzlich nicht gegessen werden. Bei der Lebensmittelzubereitung sollte schnelles Erhitzen bei hohen Temperaturen vermieden werden. So sollte möglichst wenig Gegrilltes, Gepökeltes oder Geräuchertes verzehrt werden. Verkohlte Lebensmittel sollten streng gemieden werden. Wenn der Wunsch besteht, Gemüse oder auch Obst zu erwärmen, so sollten möglichst niedrige Temperaturen und schonende Vorgehensweisen gewählt werden, bei denen möglichst wenig von den Gesamtbestandteilen verloren geht.

Diese Hinweise sind wie gesagt nur globaler Natur und müssen, insbesondere was die Verträglichkeit von frischem Obst und Vollwertkost anbetrifft, im Einzelfall durchaus in ganz anderer Weise umgesetzt werden. Andererseits verdienen die Hinweise eine große Beachtung, weil sie von einem der weltweit größten Krebsforschungszentren herausgegeben worden sind und damit mehr oder weniger zum weltweiten Standard erhoben wurden.

Low-Carb-Ernährung

Beeindruckend sind weiterhin die Ergebnisse von verschiedenen Studien zur Ernährung nach der LOGI-Methode bzw. auch der Low-Carb-Ernährung. Die Auswahl der Lebensmittel erfolgt hierbei entsprechend ihrer so genannten glykämischen Last. Im Gegensatz zum Beispiel zur Atkins-Diät sind hierbei Kohlenhydrate erlaubt, aber im Vergleich zu den herkömmlichen Ernährungsempfehlungen deutlich reduziert. Die Basis der Low-Carb-Ernährung ist stärkefreies oder stärkearmes Gemüse und Obst sowie gesunde Öle. Dreimal täglich eine Hand voll Gemüse, dreimal täglich eine Hand voll Obst sowie Öle mit hohem Anteil an Omega-3-Fettsäuren wie

Rapsöl oder Leinöl sollen demnach die Grundlage der Ernährung darstellen. Eiweißlieferanten wie mageres Fleisch, Geflügel, Fisch und Milchprodukte ergänzt um Eier, Nüsse und Hülsenfrüchte sollten nach Low-Carb ebenfalls tagtäglich relativ reichlich verzehrt werden, während Brot, Reis, Nudeln oder Kartoffeln in deutlich geringer Menge als beispielsweise aktuell in Deutschland üblich auf den Speiseplan gehören sollten.

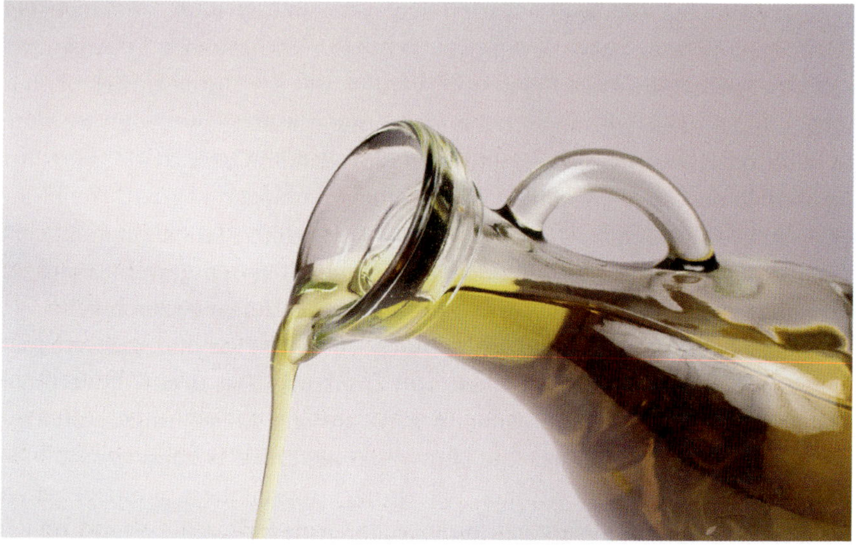

Öle sollten einen hohen Anteil an Omega-3-Fettsäuren enthalten.

Zehn goldene Regeln des Fettverzehrs

Den Empfehlungen des American Institute for Cancer Research oder der Low-Carb-Methode kommt grundsätzlich die mediterrane Kost sehr nahe. Hier ist das Speisenangebot reich an Obst und Gemüse, der Fleischkonsum ist auf ein geringes Maß begrenzt und auch fetthaltige Nahrungsmittel, die Bestandteil der mediterranen Kost sind, bestehen wiederum zu einem großen Teil aus den günstigen, das heißt einfach oder mehrfach ungesättigten Fettsäuren. Grundsätzlich empfehlenswerte Fette sind die meisten in Fisch enthaltenen Öle und darüber hinaus das auch in unseren Breiten bekannte Leinöl oder auch Borretschöl. Vorsicht ist insbesondere beim schnellen Erhitzen der allgemein als gut bezeichneten Öle wie Sonnenblumen- und Distelöl geboten. Diese erfahren bei Erhitzen eine Konfigurationsänderung (von der Cis- in die Trans-Konfiguration) und werden dadurch sogar zu schädlichen Verbindungen. Während für die Verwendung in der kalten Küche Öle mit mehrfach ungesättigten Fettsäuren empfehlenswert sind, sollten zum Braten nur Öle mit gesättigten Fettsäuren (zum Beispiel Palmöl oder Kokosfett) verwendet werden.

In diesem Zusammenhang sind die von Volker Schmiedel aufgestellten zehn goldenen Regeln des Fettverzehrs (4) beachtenswert.

Entsprechend dieser Regeln sind Fette und Öle im natürlichen Verbund immer günstiger als isolierte Fette oder Öle. Frische Walnüsse, Sonnenblumenkerne oder frisch geschroteter Leinsamen sind höherwertig als die entsprechenden, weiterverarbeiteten Öle.

Ein weiterer Vorteil der oben erwähnten mediterranen Kostform liegt in der Art und Weise der dort üblichen Nahrungsaufnahme. So ist es nicht nur in Frankreich, sondern auch in den meisten südeuropäischen Ländern üblich, die Mahlzeit in einer gemeinsamen größeren Runde in verschiedenen Gängen über einen langen Zeitraum hin einzunehmen. Diese Vorgehensweise trägt fraglos auch zu vielen sozialen Kontakten und einer entspannten Atmosphäre bei. Diese ist für das allgemeine Wohlbefinden förderlich.

1. Fette und Öle im natürlichen Verbund sind immer günstiger als das isolierte Fett oder Öl.
Frische Walnüsse, Sonnenblumenkerne oder frisch geschroteter Leinsamen sind höherwertig als die entsprechenden Öle, da sie gleichzeitig die Nährstoffe beinhalten, die die ungesättigten Fettsäuren vor Zerstörung schützen.

2. Verwenden Sie nur unraffinierte Öle, achten Sie bei Olivenöl auf den Zusatz „1. Pressung" oder „extra vergine".
Bei einer anderen als der Kaltpressung werden die empfindlichen Fettsäuren durch Wärme zerstört. Aber auch Öle aus einer Kaltpressung können durch die Raffination (z.B. Desodorierung, teilweise Härtung) minderwertig werden. Olivenöl aus erster Pressung ist das einzige Öl, welches unbedenklich auch im Supermarkt gekauft werden kann. Alle anderen Öle sind unraffiniert fast nur im Reform- oder Naturkosthandel erhältlich.

3. Verwenden Sie keine Öle oder Fette mit dem Zusatz „teilweise gehärtet", „teilgehärtet", „zum Teil gehärtet" oder „teilweise hydrogeniert".
Durch diesen Prozess entstehen die ernährungsphysiologisch sehr bedenklichen Transfettsäuren. Auch industriell mit solchen Fetten und Ölen hergestellte Nahrungsmittel (z. B. viele Fertiggerichte, Knabberzeug – siehe Inhaltsangabe auf der Packung) sollten gemieden werden.

4. Verwenden Sie gehärtete Fette und Öle (wenn überhaupt) nur zum Backen oder Braten.
Vollständig gehärtete Öle können zwar keine Transfettsäuren enthalten, aber auch keine ungesättigten Fettsäuren mehr, die durch die Härtung vernichtet wurden.

5. Bewahren Sie Öle und Fette mit einem hohen Anteil an ungesättigten Fettsäuren immer dunkel, kühl und unter Luftabschluss auf, am besten im Kühlschrank in einem dunklen, verschlossenen Gefäß.
Gerade die hochwertigen Öle mit einem hohen Anteil an ungesättigten und mehrfach ungesättigten Fettsäuren sind leicht verderblich. Sauerstoff (in der Luft), Wärme und Licht sind die „natürlichen Feinde" dieser Fettsäuren.

6. Öle mit einem hohen Anteil an ungesättigten Fettsäuren sind schnell zu verbrauchen.
Leinöl ist am empfindlichsten und hält nur ca. drei Wochen (bei guter Aufbewahrung, s. o.), Öle mit mehrfach ungesättigten Fettsäuren wie Sonnenblumen-, Distel- oder Sojaöl halten ca. sechs Wochen, Olivenöl (hoher Anteil an einfach ungesättigten Fettsäuren) ca. drei Monate.

7. Verwenden Sie niemals Öle mit einem hohen Anteil an mehrfach ungesättigten Fettsäuren zum Backen oder Braten.
Öle mit einem hohen Anteil an mehrfach ungesättigten Fettsäuren (z. B. Sonnenblumenöl, Sojaöl oder Margarine mit mehrfach ungesättigten Fettsäuren) sind nicht hitzebeständig. Ab einer Temperatur von 160 °C beginnt die Umwandlung der mehrfach ungesättigten Fettsäuren in die gesundheitsschädlichen Transfettsäuren. Bei einem Braten von 30 Minuten Dauer

bei 225 °C sind nahezu alle ungesättigten Fettsäuren zu Transfettsäuren geworden.

8. Verwenden Sie in der „kalten Küche" (z. B. bei Salatsaucen) und zum Kochen Öle mit mehrfach ungesättigten Fettsäuren und zum Braten nur Öle mit gesättigten Fettsäuren (z. B. Palmin, Kokosfett), mit Einschränkung auch Olivenöl und Butter.
Gesättigte Fettsäuren können bei hohen Temperaturen nicht in Transfettsäuren umgewandelt werden.
9. Der Bedarf an der essentiellen Linolsäure wird bei reichlicher Verwendung von kaltgepressten, unraffinierten pflanzlichen Ölen gut gedeckt, der Bedarf an der essentiellen Alpha-Linolsäure bzw. den beiden anderen „günstigen" Omega-3-Fettsäuren (Eicosapentaen- und Docosahexaensäure) ist nur bei sorgfältiger Nahrungsauswahl optimal zu decken.
Die empfohlene Menge von 1 g Omega-3-Fettsäuren pro Tag (der Mindestbedarf liegt wohl bei 0,1–0,2 g) entsprechen etwa:

- 5 g Leinsamen oder 1/2 TL Leinöl
- 60 g Sojabohnen oder -mehl, 350 g Tofu, 1 Liter Sojamilch oder 2 EL Sojaöl
- 2 EL Rapsöl
- 30 g Walnüssen oder 2 EL Walnussöl
- 300 g Weizenkeimen oder 2 EL Weizenkeimöl
- 4 g Fischöl oder 30 g eines fettreichen Fisches (z. B. Hering, Makrele)

10. Fetthaltige Lebensmittel, Öle und Fette, wenn möglich aus biologischem Anbau verwenden.
Gerade Pestizide sind meist fettlöslich und werden so bei konventionell erzeugten Nahrungsmitteln dem Körper vermehrt zugeführt.

Exkurs: Allergieauslöser

Im Zusammenhang mit der mediterranen Kost muss auch auf die allergieauslösende Potenz vieler Südfrüchte hingewiesen werden. Gerade die

Vitamin C-reichen und daher gerne in großer Menge konsumierten Kiwis enthalten häufig gefährliche Allergene. Die Allergene sind im Fall der Südfrüchte durch die haltbarmachende Behandlung bedingt.

Hochinteressante Aspekte ergeben sich in Bezug auf die Ernährung für Krebskranke auch beim Vergleich der Häufigkeiten des Auftretens verschiedener Krebsarten in unterschiedlichen Ländern bzw. Kontinenten. Während beispielsweise der Brustkrebs in den westlichen Industrieländern zu den häufigsten Tumorarten zählt, findet man diese Erkrankung in Japan relativ betrachtet in weitaus geringerem Maß, während dort Magenkrebs viel häufiger anzutreffen ist als etwa in Mitteleuropa. Wenn nun Japanerinnen für viele Jahre in Mitteleuropa leben, übernehmen sie damit auch ein höheres Risiko für die in Europa typischerweise auftretenden Krebsarten. Hieran wird deutlich, dass nicht allein genetische Zusammenhänge für das Auftreten von Krebs verantwortlich gemacht werden können. Wahrscheinlich leistet der reichliche Konsum von Soja-Produkten einen, wenn auch schwer abschätzbaren Beitrag zur Vermeidung des Brustkrebses in asiatischen Ländern. Soja-Produkte enthalten wiederum reichlich Phytoöstrogene (pflanzliche Östrogene), die auch aus wissenschaftlicher Sicht einen schützenden Effekt auf den Brustkrebs haben können, weil sie, ebenso wie das bekannte Medikament Tamoxifen, Veränderungen an Östrogenrezeptoren bewirken.

Getränke

Im Sinne einer ausgewogenen, gesunden Ernährung sollen grundsätzlich Kaffee und schwarzer Tee gemieden werden. Dies wird vielen Menschen naturgemäß schwer fallen, weil beide Getränke ein nicht zu unterschätzendes Suchtpotential aufweisen und gerade wegen ihrer muntermachenden bzw. aufputschenden Wirkungen täglich in großen Mengen getrunken werden. Noch viel wichtiger als die absolut strenge Enthaltsamkeit in Bezug auf Kaffee und schwarzen Tee ist aber die regelmäßige reichliche Flüssigkeitsaufnahme.

Viele Menschen trinken viel zu wenig. Gerade in den Morgen- und Vormittagsstunden sollte die Ausscheidung über den Darm und insbesondere die Nieren durch reichlich Flüssigkeit befördert werden. Diese Flüssigkeit sollte nach Möglichkeit in Form von Wasser aufgenommen

Sekundäre Pflanzenstoffe im Speiseplan

Nahrungsmittel mit Ballaststoffen
Vollkorngetreide, alle Obst- und Gemüsearten; besonders Äpfel, Avocados, Datteln, Feigen, Heidelbeeren, Hülsenfrüchte, Kohl, Möhren, Kartoffeln, Schwarzwurzeln

Nahrungsmittel mit Carotinoiden
Tomaten, Möhren, Spinat, Paprika, Mangold, Kürbis, Grünkohl, Brokkoli, Aprikosen

Nahrungsmittel mit Flavonoiden und Phenolsäuren
Zitrusfrüchte, schwarzer und grüner Tee, Walnüsse, Weintrauben, Himbeeren, Brombeeren, Pecannüsse

Nahrungsmittel mit Phytoöstrogenen
Vollkorngetreide, besonders Roggen, Soja, Leinsamen, Buchweizen, Bohnen

Nahrungsmittel mit Sulfiden
Knoblauch, Zwiebeln, Porree, Schalotten, Schnittlauch

Nahrungsmittel mit Glucosinolaten
Brokkoli, Kohl, Kohlrabi, Kresse, Meerrettich, Rettich, Rüben, Senf, Rauke

Nahrungsmittel mit Saponinen und Enzymblockern
Bohnen, Erbsen, Erdnüsse, Gerste, Hafer, Kartoffeln, Kichererbsen, Linsen, Mais, Reis, Roggen, Sojabohnen, Weizen

werden. Ebenso empfehlenswert ist gerade als Alternative zu schwarzem Tee und Kaffee der chinesische und japanische grüne Tee. Aus zahlreichen Studien ergeben sich Hinweise, dass bestimmte Krebserkrankungen und auch Herz-Kreislauf-Erkrankungen in Ländern seltener sind, in denen der Konsum von grünem Tee hoch ist. Als besonders interessante Bestandteile des grünen Tees haben sich die natürlichen Polyphenole herausgestellt. Im Blickpunkt der Forschung steht insbesondere das Epigallocatechin

Gallat (5). Die Inhaltsstoffe des grünen Tees gelten heute als Modulatoren des Karzinogenstoffwechsels, als Antioxidanzien, die wiederum die DNA vor oxidativen Schäden schützen und als natürliche antiproliferative (zellvermehrungshemmende) Substanzen wirken (6).

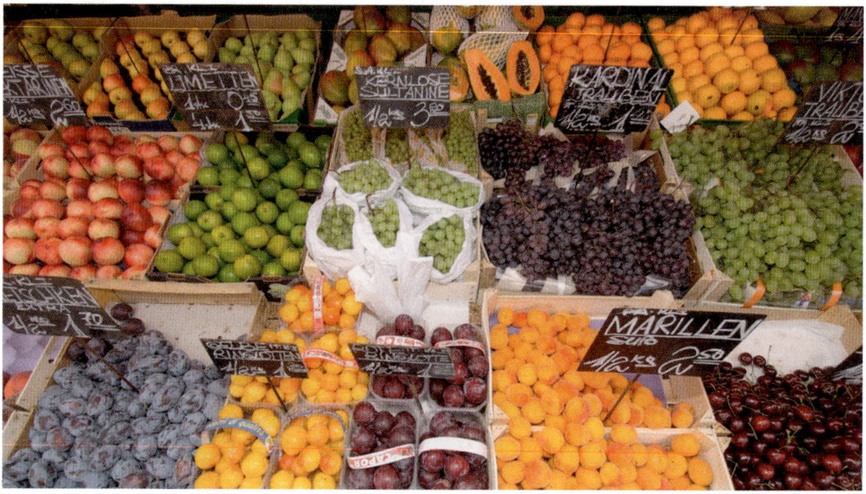

Wenigstens ein Drittel jeder Mahlzeit sollte aus frischem Obst und Gemüse bestehen.

Wissenswertes im Überblick – Ernährung bei Krebserkrankungen

Ärzte und Patienten sollten gemeinsam an ihren Einstellungen zur Krankheit, zu ihrem Leben und auch zu ihrer Ernährung arbeiten. Die Kranken sollten gemeinsam mit dem Arzt vor allem die gesunden Anteile und Impulse ihres Körpers aufnehmen. Lebensqualität bedeutet zu essen, was gut schmeckt. Insofern sollten Krebskranke ermutigt werden, sich auf neue Erfahrungen einzulassen und die Krebserkrankung auch in Bezug auf Ernährung als eine Chance zu nutzen, das Leben angenehmer zu gestalten. Dies ist durch neue Geschmackserlebnisse möglich, die neue Horizonte eröffnen können. So sollten Krebskranke eine vegetarische Kost, eine Vollwertkost, eine makrobiotische Kost oder auch eine ayurvedische Kost probieren, um einen eigenen Ernährungsplan zu entwickeln. Wer neue Essgewohnheiten entwickelt, lernt auch, sein Leben selbst zu gestalten. Das Leben selbst in die Hand nehmen, heißt in diesem Fall, neue und gesunde Nahrung in den Mund zu nehmen. Neues probieren heißt hier, sich selbstbewusster zu verhalten und auf neuen Wegen eigene Problemlösungen zu probieren.

Auch Ärzte sollten sich immer fragen, was und wie sie selbst essen. Viele Ärzte ernähren sich recht ungesund. Unregelmäßige Mahlzeiten, ungesunde Gefrierkost aus der Großküche in Klinikkantinen und Fast-food würde kein Arzt seinen Patienten empfehlen. Es kann nicht oft genug darauf hingewiesen werden, dass nicht nur die Inhaltsstoffe der Nahrung, sondern auch die Art und Weise der Nahrungsaufnahme einen wesentlichen Bestandteil jeder gesunden Ernährung darstellt. In diesem Zusammenhang sollten alle Betroffenen sich nicht scheuen, Rituale bei der Nahrungsaufnahme zu entwickeln. Ein solches kann eine kurze Meditation, eine Entspannungsübung oder auch ein Gebet vor der Mahlzeit sein. Letztlich sollten Lust und Freude nach Möglichkeit der Grund und das Ergebnis von Nahrungsaufnahme sein.

Alle Ausführungen gelten für Patienten, die künstlich ernährt werden, unter gänzlich anderen Umständen, können aber dennoch von einfühlsamen Pflegern oder Angehörigen in Ansätzen in das Therapiekonzept einbezogen werden. Auch beim Verabreichen einer künstlichen Ernährung (in der Regel in Form von Infusionen oder über eine Magensonde) kann mit wachen Kranken ein bestimmtes Ritual eingehalten werden: Eine Meditation, ein Gebet oder auch ein Lied können für alle Beteiligten eine würdevolle Bereicherung der Nahrungsaufnahme darstellen.

Eine Bevorzugung von Nahrungsmitteln aus regionaler Herkunft und nach saisonalem Angebot („regional und saisonal") sollte stets ein weiteres wesentliches Auswahlkriterium darstellen.

Rezepte zum Ausprobieren für die kleine Küche

1. Leinsamen-Leinöl-Lecithin-Mahlzeit

- 6 EL (70 g) helle Leinsaat (Reformhaus) werden in einer elektrischen Kaffeemühle zu Mehl gemahlen und mit
- 1 EL (10 ml) Leinöl (Bioladen),
- 2 gehäuften EL (20 g) Sternlecithin (Reformhaus oder Bioladen),
- etwa 250 g Naturjoghurt (Lebensmittelladen, Reformhaus) verrührt.
- Geschmacklich eignet sich die Mahlzeit am besten, wenn sie leicht gesüßt ist mit Obst (100 bis 200 g), Kompott (100 g) oder Marmelade (75 g).
- Bei Untergewicht und Kalorienmangel kann die Mahlzeit über den Tag verteilt gegeben werden, ansonsten ersetzt sie ein Frühstück oder eine größere Zwischenmahlzeit.

Krebsschützende Inhaltsstoffe:
Ballaststoffe aus Lein und Apfel (Pektin), Phytoöstrogene (Secoisolariciresinol aus Lein), Omega-6- (Linolsäure) und Omega-3-Fettsäuren (Alphalinolensäure); aus der Alpha-Linolensäure kann der Körper auch noch längere Omega-3-Fettsäuren, Eicosapentaensäure und Docosahexaensäure, die es sonst nur in Fischöl gibt, synthetisieren.

Phospholipide aus Soja sind vor allen Dingen nervenstärkend und membranschützend. Milchsäurebakterien regen das darmassoziierte Immunsystem an.

2. Müsli

- 50 g helle Leinsaat werden in einer elektrischen Kaffeemühle zu Mehl gemahlen, vermengt mit
- 25 g Sojavollmehl aus biologischem Anbau (Bioladen oder Reformhaus),
- 25 g Bioroggensauerteigmischung,
- 2 EL Leinöl oder Walnussöl oder Hanföl,
- 100 g geriebener Apfel,
- 200 g Heidelbeeren oder anderes Obst der Saison,
- 50 g Milchzucker,
- 1/4 Liter oder mehr Buttermilch (Lebensmittelladen) oder Sojamilch (Reformhaus)

Krebsschützende Inhaltsstoffe:
Phytoöstrogene aus Roggen, Lignanen, Secoisolariciresinol aus Leinsaat. Sojaisoflavone: Genistein, Daicein, Glycetein, Omega-6- und Omega-3-ungesättigte Fettsäuren. Apfelpectin, Anthocyanfarben aus Heidelbeeren, Lecithin aus Sojamehl und Buttermilch, Sauerteig- und Milchsäurebakterien, gefördert durch Milchzucker.

Anmerkungen

(1) Haig, Alexander, zitiert nach: Waerland, Are: Handbuch der Gesundheit, 118
(2) Pudel, Volker, zitiert nach: Huber, Andreas: Essen – aus Frust und Freude?, 53
(3) American Institute for Cancer Research, www.aicr.org/foods-that-fight-cancer
(4) Schmiedel, Volker: Cholesterin – naturgemäß behandeln, 158–160
(5) Uhlenbruck, G., Golz, R.: Eigenschaften vom Grünen Tee, 58–59
(6) ebd., 59

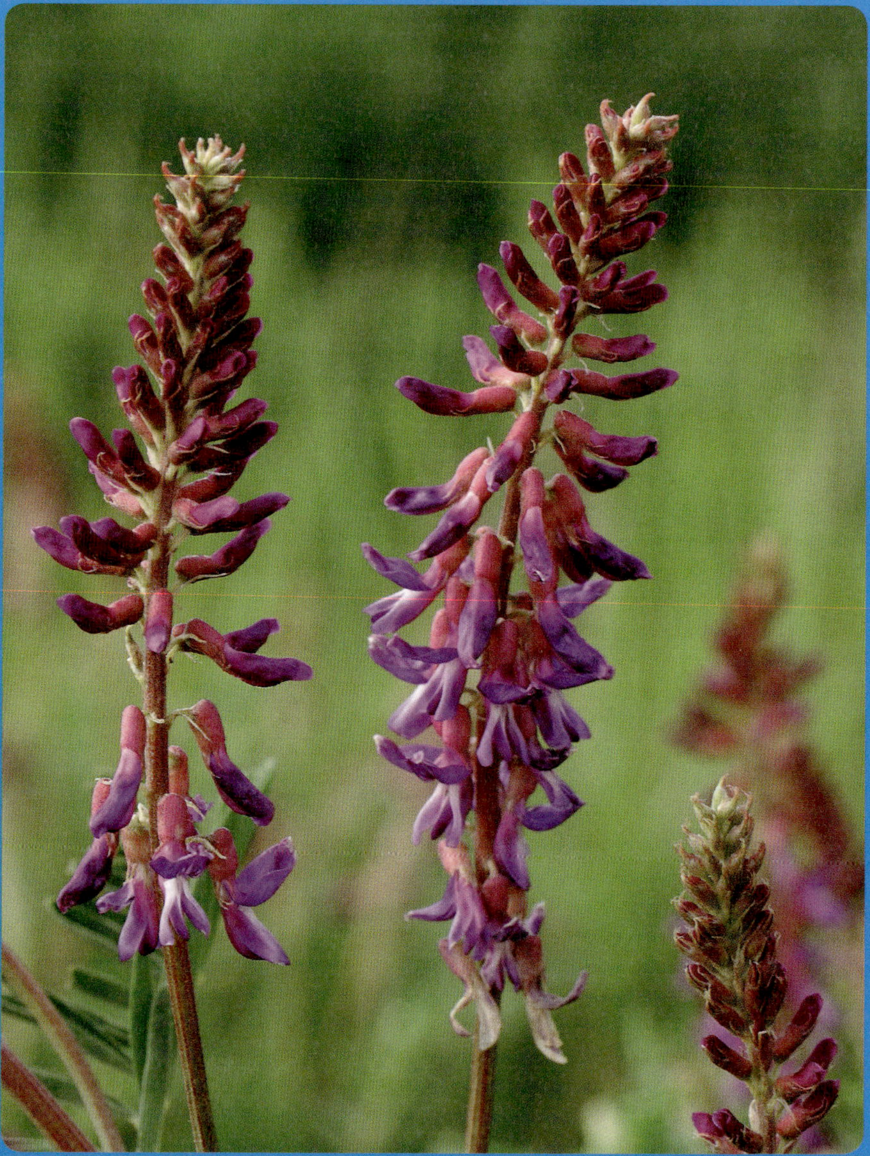

Selen ist ein Begleitmineral des Schwefels und wird in der Natur von selenakkumulierenden Pflanzen (z. B. Astralagus bisculatus) als Fressschutz angereichert.

KAPITEL 5: SELEN – EIN EVIDENZBASIERTER MIKRONÄHRSTOFF

Worum es in diesem Kapitel geht:

- Ein essentielles Spurenelement
- Hilfe für das Immunsystem
- Selenmangel und Krebserkrankungen
- Behandlung von Nebenwirkungen, Herabsetzung von Resistenzen und Nachsorge
- Anorganisches und organisch gebundenes Selen

Ein essentielles Spurenelement

Die letzte Eiszeit vor 11.600 Jahren ist wesentlich dafür verantwortlich, dass sich Deutschland heute innerhalb der nördlichen selenarmen Zone befindet. Die Gletscher haben das Selen aus den Böden herausgewaschen (glaziale Erosion), eine weitere Selenverarmung der Böden entsteht in jüngster Zeit durch Übersäuerung.

Selen ist ein chemisches Element im Periodensystem mit dem Symbol Se und der Ordnungszahl 34. Es wurde 1817 von Jöns Jakob Berzelius im Bleikammerschlamm einer Schwefelsäurefabrik in Schweden erstmals entdeckt. Der Schlamm enthielt neben Selen auch das Element Tellur. Letzteres ist benannt nach dem lateinischen Wort tellus, Erde, weshalb Berzelius das neuentdeckte Element nach der griechischen Mondgöttin Selene benannte. Auf der Erde tritt das Selen als Begleiter schwefelhaltiger Erze in den Metallen Kupfer, Blei, Zink, Gold und Eisen auf. Wenn diese Erze abgeröstet werden, sammelt sich festes Selendioxyd in der Flugasche oder in der nachgeschalteten Schwefelsäureherstellung als selenige Säure.

Selen ist ein Begleitmineral des Schwefels und wird in der Natur von selenakkumulierenden Pflanzen als Fressschutz angereichert (Tragantarten, Astralagus bisculatus). Der schwefelhaltige Geruch schützt die Pflanzen davor, von Tieren verzehrt zu werden. Die schützende Funktion des Selens reicht aber viel weiter, weshalb die Substanz unter den Mikronährstoffen aus naturwissenschaftlicher und medizinischer Sicht als Vorzeigestoff der evidenzbasierten Komplementärmedizin gelten darf.

Selen ist ein essentielles Spurenelement. Wie Schwefel kommt es in mehreren Modifikationen vor. Wir finden Selen als lösliches rotes Selen, als amorphes schwarzes Selen, als graues metallisches Selen. In seiner stabilsten Modifikation oberhalb des Schmelzpunktes von 220 °C bildet es eine schwarze Flüssigkeit, beim Erhitzen in Luft verbrennt Selen mit blauer Flamme zum Selendioxyd. Verwendet wird Selen u. a. in Belichtungstrommeln für Fotokopierer und Laserdrucker, aber auch in der Halbleiterherstellung oder in Anti-Schuppen-Haarshampoos oder zur Herstellung roter Farbpigmente auf der Basis von Cadmiumselenit.

Die Futtermittelverordnung in Deutschland lässt das Hinzufügen von Selen zum Tierfutter bereits seit 1987 zu. In der EU ist Selen als Zusatz der Tierernährung seit Mai 2005 zugelassen (in der Dosierung von bis zu 500 μg Selen pro Kilogramm Kraftfutter), denn aufgrund der selenarmen Böden sind heimische Nutzpflanzen und heimische tierische Nahrungsmittel arm an Selen. Insbesondere Getreide aus Deutschland ist in aller Regel selenarm. Die Hauptselenmenge wird in Deutschland durch Fleisch, aber auch Meeresfisch, Huhn oder Eier aufgenommen. Dies führt allerdings nicht zu einer ausreichenden Selenversorgung.

i

Nach Metaanalysen von Neve (1) und Vogt (2) sollten für den Menschen präventive Serumselenspiegel zwischen 100 bis 135 μg pro Liter bzw. idealerweise über 135 μg pro Liter betragen. Der Selenstatus wird im Vollblut gemessen (Abnahme mittels EDTA-Röhrchen). Die Bestimmung des Selenspiegels ist in Deutschland keine Leistung der gesetzlichen Krankenkassen und kostet ca. 10–15 Euro. Exakterweise bestimmt werden müsste das Selenoprotein P, dieses stellt nach heutigem Kenntnisstand den besten Parameter zur Beurteilung des Selenstatus dar, wird aber in den Labors nicht routinemäßig durchgeführt.

Diese und weitere interessante Angaben findet man gut lesbar und sorgfältig aufbereitet bei der Wissenschaftlichen Gesellschaft zur Förderung der Patientenkompetenz (www.patientenkompetenz.org).

Hilfe für das Immunsystem

Das essentielle Spurenelement Selen ist Bestandteil von über 25 Proteinen bzw. Enzymen im Körper. Eine wesentliche Aufgabe kommt dem Selen im Schilddrüsenstoffwechsel zu, weiterhin ist das Selen an der Neutralisation reaktiver Sauerstoffradikale im Sinne von Schutz und Reparatur von DNA-Schäden beteiligt. Ebenso ist es wichtig für die Zelldifferenzierung und den natürlichen Zelltod. Wichtige selenabhängige Enzyme sind z.B. die Glutathionperoxidase, die Deiodasen, die Thioredoxin-Reduktasen und das Selenoprotein P. Die Glutathionperoxidasen (bekannt sind fünf Subtypen) schützen die Zellen vor oxidativen Angriffen und Zerstörung. Die Deiodasen wandeln das Prohormon L-Thyroxin durch Abspaltung von Jod in das aktive Schilddrüsenhormon L-Thyronin um. Selenoprotein P enthält bis zu 70 % des Plasmaselens und stellt eine Speicher- und Transportform des Selens dar.

Als wichtiger Bestandteil im Rahmen der genannten biochemischen Funktionen spielt das Selen eine wissenschaftlich zunehmend bekannte und gewürdigte Rolle für das menschliche Immunsystem – und offensichtlich auch für die Entstehung und Behandlung von Krebserkrankungen. In Form von Selenit hemmt Selen spezifisch unter anderem auch das Enzym Lipoxygenase welches wiederum die Umwandlung von Arachidonsäure in Leukotrien A4 umwandelt und damit die Entstehung von Entzündungen fördert.

Selenmangel und Krebserkrankungen

Die klassische Selenmangelkrankheit ist die so genannte Keshan-Krankheit, eine Herzmuskelerkrankung, die in selenarmen Gebieten Chinas zuerst aufgetreten ist. Die zweite klassische Selenmangelerkrankung ist die Kashin-Beck-Erkrankung, die im Wesentlichen Knochen und Knorpel beeinträchtigt. Wissenschaftliche Untersuchungen zeigen darüber hinaus, dass eine frühzeitige Kontrolle und Optimierung des Selenspiegels auch bei Diabetes mellitus von großer Bedeutung ist. Wer über ausreichend hohe schützende Selenspiegel verfügt, erleidet weniger diabetische Folgeerkrankungen (3). Wahrscheinlich dürften alle Patienten mit chronischen

Entzündungen wie z. B. Patienten mit Morbus Crohn oder Colitis ulcerosa oder Patienten mit chronischen Gelenkentzündungen von einem Anheben des Selenspiegels profitieren. Bei stark eingeschränkter Nierenfunktion entsteht ebenfalls ein Selenmangel (Dialysepatienten). Auch hohe Schwermetallbelastungen führen zu einem relativen Selenmangel, da das körpereigene Selen für die selenabhängigen Entgiftungsprozesse verbraucht wird. Auch beim Genuss größerer Mengen Alkohols kommt es zu einem Selenmangel.

In Bezug auf Krebserkrankungen konnte in mittlerweile zahlreichen epidemiologischen Studien gezeigt werden, dass Tumorpatienten niedrige Selenspiegel in Serumplasma und Vollblut aufweisen. Insbesondere in der frühen Phase der Krebsentstehung werden Selenoproteine für die Regulation des Zellzyklus benötigt. Selen beeinflusst die Expression von Genen, die einen Einfluss auf die Karzinogenese (Krebsentstehung) haben. Auch ist Selen ein natürliches Antidot für potentiell krebserregende Schwermetalle wie Arsen oder Quecksilber. Neben Untersuchungen zur Krebsentstehung im Bereich der Schilddrüse, der Lunge oder des Magen-Darm-Traktes ist besonders die Entstehung von Prostatakrebs bei Selenmangel gut untersucht. Die Gesamtkrebssterblichkeit der Patienten war unter Seleneinnahme deutlich geringer.

In der Laienpresse sind in den letzten Jahren insbesondere zwei Studien häufig zitiert worden, aus denen angeblich gefolgert werden kann, dass die Seleneinnahme keinen krebspräventiven Effekt hat. Es handelt sich um die so genannte SELECT-Studie und die Cochrane-Meta-Analyse von 2011 (Cochrane Database of Systematic Reviews, 2011, Issue 5). In der ersten Studie wurde allerdings nicht Natriumselenit, sondern Selenmethionin untersucht – überdies bei gleichzeitiger Einnahme von Vitamin E (und zwar dem falschen Vitamin E-Isomer). In der Cochrane-Analyse wurde ebenfalls nicht das Natriumselenit untersucht. Zusätzlich ist anzumerken, dass die an der SELECT-Studie teilnehmenden Männer schon vor dem Beginn der Seleneinnahme hohe Selenwerte und damit auch einen potentiell niedrigeren Nutzen hatten (US-Amerikaner haben in der Regel im Gegensatz zu Europäern höhere Selenspiegel).

Behandlung von Nebenwirkungen, Herabsetzung von Resistenzen und Nachsorge

Für die Behandlung von Krebserkrankungen von großer Bedeutung ist stets auch die Verträglichkeit der Therapien. Nebenwirkungen von Chemotherapien können durch den zusätzlichen Einsatz von Selen wesentlich abgeschwächt werden. Dieser Sachverhalt ist gut untersucht in Bezug auf die mögliche Herzschädigung des Anthrazyklins Adriamycin (4). Gut untersucht ist auch der durch den Zusatz von Selen entstehende Nierenschutz bei cisplatinhaltigen Chemotherapien (5). In weiteren Untersuchungen konnte gezeigt werden, dass Nebenwirkungen von Chemotherapien wie Haarausfall, Schwäche, Unwohlsein und Appetitverlust signifikant geringer ausfielen, wenn die Patienten zusätzlich Selen erhielten (6).

Sehr beeindruckend ist auch die schützende Funktion des Selens für Patienten, die eine Strahlentherapie erhalten. Von 2000 bis 2008 wurden in Deutschland zwei randomisierte Studien zur Bedeutung einer Selenergänzung während einer Strahlentherapie durchgeführt. Patientengruppen mit erniedrigten Selenwerten im Vollblut mussten wegen Kopf-Hals-Tumoren oder Endometriumkarzinomen strahlentherapiert werden. Dabei erhielt eine Gruppe zum Ausgleich des Selenmangels zusätzlich zur Bestrahlung Natriumselenit, während die andere Patientengruppe lediglich mittels Strahlentherapie behandelt wurde. Die Patientengruppe, die zusätzlich Selen erhielt, wies unter der Einnahme signifikant ansteigende Selenspiegel auf, gleichzeitig zeigten sich sowohl akut als auch im Verlauf deutlich geringere Nebenwirkungen wie beispielsweise Durchfall (7).

Zusätzlich zur Abschwächung von Nebenwirkungen bei der Strahlen- und Chemotherapie ergibt sich aber noch ein weiterer bedeutender Aspekt, der für den Einsatz von Selen in der Tumortherapie spricht. Herabgesetzt werden kann durch die zusätzliche Einnahme von Selen auch die Ausbildung von Resistenzbildung (so genannte Zytostatikaresistenz). Eine der bekannten Ursachen für Zytostatikaresistenzbildung in Tumorzellen ist die Anreicherung von Glutathion. Glutathion ist an der Entgiftung von Sauerstoffradikalen beteiligt. Zytostatikaresistente Krebszellen können durch Natriumselenit resensibilisiert werden. Die Gabe von Selen fördert die Bildung von Selenodiglutathion, wodurch sich für die Tumorzelle die Menge des verfügbaren Glutathions verringert. Hierdurch wiederum leidet die antioxidative Abwehrkraft der Krebszelle, und die Chemotherapie kann wieder effektiver wirken (8).

Nicht zuletzt kann der Einnahme von Selen z. B. in der Krebsnachsorge bei der Behandlung von Lymphödemen ein wichtiger Stellenwert beigemessen werden. Ergänzend zu entstauenden Therapien wie zum Beispiel der manuellen Lymphdrainage konnte unter zusätzlichem Einsatz von Selen eine Abnahme der Lymphödeme und auch eine Verringerung des Auftretens von Erysipelen gezeigt werden (9).

Die korrekte Dosis

Angesichts dieser vielen positiven Effekte der Seleneinnahme in Bezug auf Entzündungen, chronische Krankheiten und Krebserkrankungen stellt sich die Frage nach möglichen schädigenden Effekten von Selen. Typische Symptome einer Selenvergiftung sind Übelkeit, Brechreiz, intensiver Geruch der Atemluft nach Knoblauch (bedingt durch Dimetylselenit), Nagelveränderungen, Austrocknung der Haare, Haarausfall und Erschöpfung. Erfreulicherweise ist bei einer korrekten Einnahme von Selen mit derartigen Beschwerden keinesfalls zu rechnen.

! Die höchste Tagesdosis Selen, die ohne jegliche beobachtete negative Wirkung eingenommen werden kann, beträgt 850 µg (so genannter NOAEL-Wert, no observabel adverse effect level).

Die Einnahme von 850 µg Selen täglich führt auch bei längerer Anwendung nicht zu den oben genannten Vergiftungserscheinungen, weshalb Selen, abgesehen von missbräuchlicher oder unkontrollierter Anwendung, als sicher und nebenwirkungsfrei gelten darf.

Anorganisches und organisch gebundenes Selen

Für die Einnahme von großer Bedeutung ist grundsätzlich die Unterscheidung zwischen zwei Arten, in denen das Selen für die Einnahme zur Verfügung steht. Es handelt sich einerseits um organisch gebundenes Selen und andererseits um anorganisches Selen. Organische Selenpräparate sind Hefepräparate, bei denen das enthaltende Selen zu 80% als Selenomethionin organisch vorliegt, weitere 20% sind nicht definierte, zum Teil auch anorganische Selenverbindungen. Organische Selenpräparate sind Nahrungsergänzungsmittel und unterstehen der diesbezüglichen Verordnung (NEMVO). Die in Deutschland auf dem Markt befindlichen Präparate enthalten in der Regel definierte Selenmengen von 50–100 μg pro Tablette. Die größte Anlage zur Erzeugung natürlicher Selenhefen wurde 2004 in São Pedro im brasilianischen Bundesstaat Paraná errichtet.

Anorganische Selenpräparate enthalten Selen meist als Natriumselenit. Ein Natriumselenitpräparat stellt ein Arzneimittel dar, das laut Gesetz vom Bundesinstitut für Arzneimittel und Medizinprodukte (BfArM) zugelassen werden muss. Ab einer Selendosierung von mehr als 100 μg pro Tageseinheit ist Natriumselenit anders als die organischen Selenpräparate verschreibungspflichtig.

Die Unterscheidung zwischen organischem Selen und anorganischem Selen ist von großer Bedeutung für die so genannte Bioverfügbarkeit des Selens. Anorganisch gebundenes Selen ist nach der Aufnahme sofort und vollständig bioverfügbar und kann umgehend zur Selenumproteinsynthese eingesetzt werden. Organisches, auf einer Hefe gebundenes Selen wird in Form von Selenomethionin unter Energieverbrauch, also im Sinne eines aktiven Transportes, in die Zelle aufgenommen. In der Zelle wird Selenomethionin mit normalem Schwefelmethionin verwechselt und unspezifisch im Stoffwechsel eingebaut. Es steht dem Körper somit erst sehr viel später und nach umfangreicher Verstoffwechselung zur Verfügung.

Selenmethionin kann unter Umständen im Rahmen dieser Stoffwechselvorgänge angereichert werden, steht aber dem Körper für die tatsächlich erforderlichen Prozesse nicht zur Verfügung. Das anorganische Natriumselenit gelangt ohne Energieverbrauch in die Zelle, wird zielsicher in die Selenoproteine eingebaut und wird überdies problemlos über Atemluft und Urin ausgeschieden.

Empfehlung der WHO

Somit fällt die Wahl für die Einnahme in aller Regel auf das anorganische Natriumselenit. Die Weltgesundheitsorganisation (WHO) hat aus Sicherheitsgründen für die Einnahme eine allgemeingültige Empfehlung festgesetzt. Diese bezieht sich auf den gesunden Menschen ohne Selenmangelsymptome und ohne größere Belastungssituationen. Empfohlen wurde von der WHO die Einnahme von 400 μg Selen täglich (World Health Organisation, WHO, Geneva: Trace elements in human nutrition and health, 1996). Grundsätzlich empfohlen werden sollte jedoch vor der Einnahme von Selen die Bestimmung des Selenspiegels wie oben beschrieben (EDTA-Röhrchen, Vollblut).

Wissenswertes im Überblick – Selen
Vor und während einer Selentherapie sollte optimalerweise der Selenspiegel im Vollblut bestimmt werden. Schützende Effekte ergeben sich für einen im Vollblut gemessenen Selenspiegel von ca. 135 µg pro Liter. Während einer Chemo- und Strahlentherapie sind abhängig vom Selenspiegel Tagesdosierungen von 500–1000 µg kurz vor und während der Therapie empfehlenswert. In der Therapie des akuten und chronischen Lymphödems sind 500 µg Natriumselenit täglich über eine Zeit von vier bis sechs Wochen empfehlenswert. Für die Krebsprävention (Primär- und Sekundärprävention) ist die Einnahme von 100–300 µg Natriumselenit täglich unbedenklich. Messungen des Selenspiegels sind abhängig vom Einsatzgebiet vorzunehmen. Anlässlich einer Chemotherapie sollte vor, während und nach der Chemotherapie der Selenspiegel gemessen werden. Anlässlich einer Strahlentherapie sind durchaus wöchentliche Selenspiegelmessungen anzustreben. In der Krebsprävention kann die Bestimmung des Wertes zu Beginn der Einnahme und dann abhängig vom Wert einmal im Quartal oder einmal im Jahr ausreichend sein. Bei den hochdosierten akuten Verabreichungen während einer Chemo- und Strahlentherapie sollte anorganisches Natriumselenit eingenommen werden, da es direkt und effektiv in die Selenoproteine eingebaut wird und sich im Körper nicht zu potentiell giftigen Konzentrationen anreichern kann.

! Natriumselenit sollte nicht zusammen mit Vitamin C eingenommen werden, da das enthaltene Selen durch das Reduktionsmittel Vitamin C zu elementarem Selen reduziert wird (so genannte rote Ausfällung). Durch diesen Vorgang wird das Vitamin C selbst oxidiert, wodurch letztlich sowohl das Natriumselenit als auch das Vitamin C nicht mehr ihre gewünschte Funktion erfüllen. Natriumselenit sollte aus diesem Grund in zeitlichem Abstand zum Vitamin C eingenommen werden (mindestens eine Stunde), empfohlen wird in der Regel die Einnahme morgens nüchtern. Dieser Sicherheitshinweis gilt nicht für das organische, auf einer Hefe gebundene Selen. Dieses kann sogar zeitgleich mit Vitamin C eingenommen werden.

Anmerkungen

(1) Neve, J. Methods in determination of selenium states
(2) Vogt, T. M.; Ziegler, R. G.; Graubard, B. I. et al.: Serum selenium and a risk of prostate cancer in US blacks and whites
(3) Rükgauer-Flusche, M.: Methode zur Bestimmung der Spurenelement versorgung. Untersuchung beim Patienten mit Diabetes mellitus
(4) Dimitrov, N. V. et al.: Abrogation of adriamycin-induced cardiotoxicity by selenium in rabbits
(5) Ohkawa, K. et al.: The effects of co-administration of selenium and cisplatin on CDDP-induced toxicity and antitumour activity
(6) Sieja, K. et al: Selenium as an element in the treatment of ovarian cancer in women receiving chemotherapy
(7) Muecke, M. D. et al.: Multicenter, phase 3 trial comparing selenium supplementation with observation in gynecologic radiation oncology
(8) Sill, R.: Tumorerkrankungen – Bedeutung von Selen in Prävention und komplementärer Therapie
(9) Kasseroller R. G., Schrautzer, G. N.: Treatment of secondary lymphedema of the arm with physical decongestive therapy and sodium selenite: a review

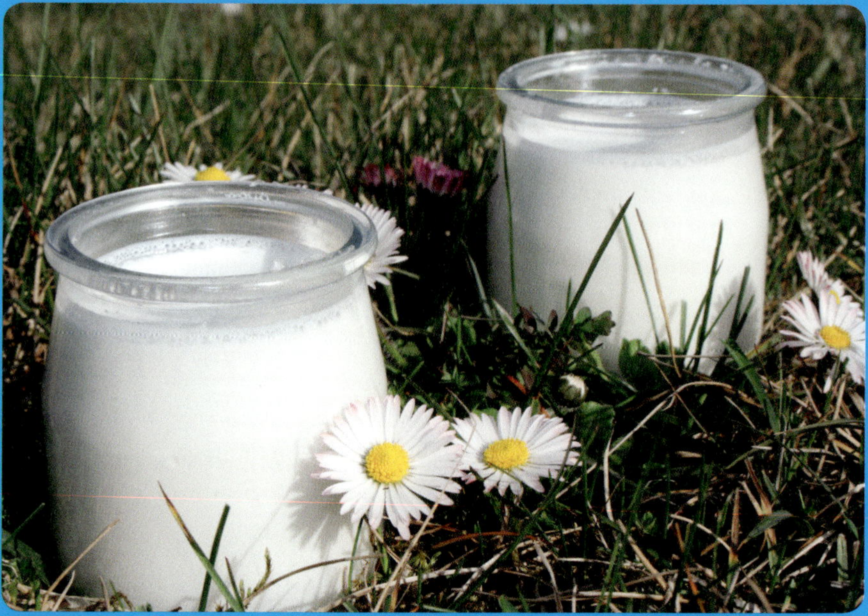

Unser Bedarf an L-Carnitin wird größtenteils aus der Zufuhr von Milch- und Fleischprodukten gedeckt.

KAPITEL 6:
L-CARNITIN – WICHTIGER HELFER BEI FATIGUE

Worum es in diesem Kapitel geht:

- Fatigue – Das häufigste Symptom bei Tumorpatienten
- Vorkommen und Wirkung von L-Carnitin
- Therapie von Fatigue mit L-Carnitin

Fatigue – Das häufigste Symptom bei Tumorpatienten

Fatigue ist das häufigste Symptom bei Patienten mit Tumorerkrankungen (1).

Diese Aussage überrascht immer noch viele in der Onkologie tätige Ärzte bzw. Therapeuten. Vielfach ist der Begriff Fatigue und seine Bedeutung für den therapeutischen Prozess auch gar nicht bekannt. Das mag zum einen daran liegen, dass es bis heute keinen geläufigen deutschsprachigen Begriff für das Krankheitsbild Fatigue gibt. Im Französischen steht Fatigue für Müdigkeit, im Englischsprachigen sind die Nuancierungen ausgeweitet auf Ermattung, Abspannung, Schlappheit, Übermüdung oder Erschöpfung. Vielfach wird im deutschsprachigen Raum auch vom Erschöpfungssyndrom gesprochen. In jedem Falle sollte der Fatigue angesichts der Häufigkeit ihres Auftretens größere Beachtung geschenkt werden.

Um was handelt es nun bei Fatigue im Zusammenhang mit Krebserkrankungen? Unterschieden werden muss zunächst eine akute Fatigue von der chronischen Fatigue. Ähnlich aber abzugrenzen ist zum einen das so genannte Chronische Fatigue-Syndrom (CFS), hierbei handelt es sich um eine mindestens sechs Monate anhaltende Müdigkeit unklarer Pathogenese. Ebenfalls abzugrenzen sind verschiedene Formen depressiver Störungen, die in der Regel einhergehen mit Selbstentwertung, Zukunftsangst, sozialem Rückzug und Suizidtendenzen. Fatigue im Zusammenhang mit Krebserkrankungen kennt Überschneidungen mit diesen Krankheitsbildern, ist aber anders definiert. Nach dem Psychologen David Cella ist Fatigue ein selbstregistrierter Zustand erheblicher und anhaltender

Schwäche und eingeschränkter Fähigkeit zu körperlicher und geistiger Arbeit, der durch Ruhe nicht gebessert wird und multifaktoriell bedingt ist.

Fatigue-Symptome bestehen demzufolge in Müdigkeitsempfinden auf verschiedenen Ebenen: körperlich, emotional und kognitiv. Körperliche Erschöpfung führt zu emotionaler Abflachung, diese wiederum hat zur Folge, dass unsere Wahrnehmung in vielerlei Hinsicht deutlich eingeschränkt wird. Unsere Sinne verlieren an Schärfe. Die Einschränkungen auf diesen Ebenen münden in eine soziale Isolation. Entscheidend für die Diagnose Fatigue ist, dass dieser Zustand im Wesentlichen vom Betroffen selbst registriert werden kann. Fatigue ist streng genommen nicht messbar, wenngleich entsprechende Werkzeuge zur Verfügung stehen (Multidimensional Fatigue Inventory nach Smets und Fatigue Assessment Questionaire nach Glaus).

Ein weiteres Hauptkriterium für die Diagnose Fatigue ist, dass die genannten Beschwerden durch Ruhe nicht gebessert werden. D.h. nach kurzen oder auch längeren Erholungspausen sind die Beschwerden nicht besser sondern noch schlechter. Der Patient ruht bzw. schläft in die Verschlechterung hinein.

Da schon die Diagnose Fatigue an sich vielfach unbekannt ist, überrascht es nicht, dass therapeutische Strategien z.T. noch in der Entwicklung sind. Von Seiten der Schulmedizin existieren verschiedene Therapieansätze, ohne dass sich bislang Standards herauskristallisiert hätten. Fatigue-Therapie ist offensichtlich individuell zu gestalten und hat sich an den individuellen Leidsymptomatiken auszurichten. Sie kann nur effektiv sein, wenn Körper, Seele und Geist einbezogen werden.

Vorkommen und Wirkung von L-Carnitin

Zu den nicht-medikamentösen Therapieoptionen bei Fatigue zählen die Sport- und Bewegungstherapie, aber auch die Ernährungsmedizin. An diesem Punkt setzt die wesentliche Bedeutung von L-Carnitin im Zusammenhang mit dem Fatigue-Syndrom an.

L-Carnitin ist eine so genannte quartäre Ammoniumverbindung und stellt einen natürlichen Bestandteil der Muskulatur von Säugetieren dar. Der menschliche Organismus enthält insgesamt circa 20 Gramm L-

Carnitin. 98% davon finden sich in der Muskulatur, 1,5% in Leber, Herz und Niere und circa 0,5% im Blut. Da sich nur der geringste Teil des L-Carnitins im Blut befindet, macht es auch wenig Sinn, den Gehalt dieser Substanz durch einen Bluttest zu bestimmen. L-Carnitin wird in der Leber und in den Nieren auf den Arminosäuren L-Lysin und L-Methionin zusammengesetzt, wobei auch die Vitamine B6, Niacin, Vitamin C und Eisen beteiligt sind.

L-Carnitin kommt auch in der Archenmuschel (lateinisch Arca noe) vor, ebenso in Molke und in Meeresbewohnern wie z.B. Tintenfischen oder Sardinen. L-Carnitin wird auch als Vitamin BT bezeichnet und gehört wie das Coemzym Q10 zu den so genannten Vitaminoiden, d.h. vitaminähnlichen Verbindungen. L-Carnitin (Levocarnitin) ist ein weißes, sehr wasseranziehendes kristallines Pulver mit einem schwachen Fischgeruch und eigentümlich süßlichem Geschmack. Der Stoff ist in Wasser und in heißem Ethanol leicht, dagegen in Aceton, Diethylether und in Benzol praktisch unlöslich.

L-Carnitin ist zwar eine körpereigene Substanz, die aus Aminosäuren aufgebaut wird, der weitaus größte Anteil stammt aber aus der Zufuhr von Milch- und Fleischprodukten. Justus von Liebig hat das L-Carnitin 1905 erstmalig isoliert. Gewonnen wurde es aus einem Fleischextrakt, daher auch der Name Carnitin von lateinisch caro = Fleisch. Bei der gemischten Kost werden täglich zwischen 100 und 300 mg L-Carnitin aufgenommen. Reine Vegetarier führen mit der Nahrung durchschnittlich deutlich weniger, nämlich nur 2–10 mg Carnitin zu.

L-Carnitin spielt eine zentrale Rolle für die Lebensfähigkeit von Zellen. Wesentliche, von L-Carnitin abhängige Funktionen spielen sich im Bereich der Zellmembranen ab, indem es Reste von organischen Säuren (Acyl-Gruppen) transportiert. Nach Professor H. Böhles, Frankfurt, erfüllt das L-Carnitin drei wesentliche Funktionen:

1. **Transporter für langkettige Fettsäuren:**
   Für langkettige Fettsäuren stellt die Membran der so genannten Mitochondrien (Kraftwerke der Zellen) ein fast unüberwindbares Hindernis dar. L-Carnitin transportiert langkettige Fettsäuren in die Mitochondrien hinein, wo dann die so genannte Betaoxidation stattfinden kann. L-Carnitin steigert den Fluss der Fettsäuren bzw. die Energiegewinnung aus Fettsäuren.

2. **Entgiftungssubstanz:**
   Ebenso werden aktivierte organische Säuren (aktivierte Coenzym A-Verbindungen) mit Hilfe von L-Carnitin über das Blut und den Urin aus dem Körper ausgeschleust.
3. **Energieproduzent:**
   Das L-Carnitin dient als Puffersubstanz für das so genannte Coenzym A. Freies Coenzym A wird aus nicht benötigten Acyl-CoA-Ester regeneriert, worin möglicherweise die wichtigste Funktion des L-Carnitins besteht. Wenn im Körper organische Säuren umgesetzt werden, müssen diese zunächst durch die Bindung an Coenzym A aktiviert werden, um reagieren zu können. Ohne Coenzym A werden viele enzymatische und energetische Prozesse im Körper nicht aktiviert. Wenn infolge starker Belastung z.B. durch Krankheit oder bestimmte Medikamente nur wenig Coenzym A zur Verfügung steht, sind die Energieproduktion und die Leistungsfähigkeit des Organismus herabgesetzt. L-Carnitin stellt durch Pufferung freies Coenzym A bereit.

L-Carnitin schützt somit die Mitochondrienmembran (die Membran der Kraftwerke der Zelle) und gewährleistet die Einschleusung und Durchführung der Energiegewinnung in den Zellen im Stoffwechsel. Durch die Erhöhung von Coenzym A wird aber auch die Aktivität der so genannten Pyruvatdehydrogenase gesteigert, wodurch Pyruvat bei extremen Belastungen vermehrt zu Acetyl-Coenzym A und nicht anaerob zu Laktat umgewandelt wird. L-Carnitin verbessert den Stoffwechsel der Fette, der Kohlenhydrate und der Proteine und Aminosäuren. Hiervon profitieren auch Nervenzellen, deren Ernährung durch das L-Carnitin optimiert wird. Direkt durch Carnitin angestoßen wird auch der Anstieg des so genannten Cytokine Nerve Growth Faktor, ein Nervenwachstumsfaktor, der für die optimale Funktion der Nervenzellen unerlässlich ist. Hochinteressant ist auch die Tatsache, dass auch der natürliche (gewünschte) Zelltod durch L-Carnitin gefördert wird (2).

Therapie von Fatigue mit L-Carnitin

Entscheidend für den krebskranken Patienten ist eine in Folge dieser Mechanismen eintretende deutliche Besserung des Fatigue-Syndroms durch die ergänzende Einnahme von L-Carnitin. Anders herum formuliert: Krebskranke Patienten haben in der Regel erniedrigte L-Carnitin-Spiegel. Eine Verstärkung des L-Carnitin-Mangels entsteht bei krebskranken Patienten zusätzlich durch Chemotherapiegaben, insbesondere die Verabreichung von Iphosphamid und Cisplatin senken den Carnitinspiegel (3). Nach Gabe von 6 g L-Carnitin über sechs Wochen zeigte sich eine signifikante Besserung der Fatigue-Symptomatik, des Appetits und der Körperzellmasse (4).

Klinische Erfahrungen zeigen, dass bereits die Einnahme von 1–4 g L-Carnitin pro Tag ab einem Zeitraum von zwei bis drei Wochen eine deutliche Linderung der Fatigue-Symptomatik bewirken kann. Von großer Bedeutung ist auch der durch L-Carnitin entstehende Zellschutz im Bereich der Herzmuskulatur, insbesondere bei Patienten mit anthrazyklinhaltiger Chemotherapie. Frauen mit Brustkrebs erhalten in der Regel anthrazyklinhaltige Chemotherapien, die das Herz nachhaltig schädigen können. Die Ausprägung dieser Schädigung kann durch die Gabe von z.B. 2 g L-Carnitin direkt vor der Chemotherapie deutlich gelindert werden.

L-Carnitin geht eine Verbindung mit dem so genannten Cardiolipin ein und schützt somit die Mitochondrienmembran (5). Auch die durch die antrazyklinhaltige Chemotherapie bedingte Entstehung von Heat-Shock-Proteinen (Hitzeschockproteine) wird durch L-Carnitin gelindert (6).

Erfreulicherweise sind all diese positiven Effekte der Einnahme von L-Carnitin frei von Nebenwirkungen (7). L-Carnitin darf als eine im Wesentlichen ungiftige Substanz gelten. Die einzige Ausnahme ist eine sehr selten vorkommende, theoretisch denkbare Nierenschädigung, die insbesondere dann eintreten kann, wenn das L-Carnitin über einen längeren Zeitraum oral, d.h. über den Magen-Darm-Trakt, aufgenommen wird. In diesem Fall ist es sinnvoll, die Nierenwerte (Kreatinin) regelmäßig kontrollieren zu lassen. Wenn L-Carnitin als Infusion verabreicht wird, ist keine Nierenschädigung zu befürchten. Unter der Einnahme von L-Carnitin kann der Stuhlgang etwas lockerer werden. Wenn das L-Carnitin nicht vollständig aufgenommen wird, kann der Urin einen leichten Fischgeruch annehmen (bei den Fischen wird L-Carnitin durch die Darmflora umgewandelt, wobei Trimethylamin freigesetzt wird, welches wiederum bei den Fischen den typischen Fischgeruch hervorruft).

Wissenswertes im Überblick – L-Carnitin

Das häufigste Symptom bei Tumorpatienten ist die Fatigue, ein bisher kaum bekanntes neues Krankheitssyndrom. Fatigue kann im Wesentlichen von den Betroffenen selbst festgestellt werden. Krebskranke müssen darüber informiert werden, dass infolge der Krankheit, aber auch infolge der Therapien und der daraus wiederum resultierenden zahlreichen Lebenseinschränkungen bzw. Lebensveränderungen anhaltende Schwäche auf körperlicher, geistiger und kognitiver Ebene eintreten kann. Diese Schwäche wird durch Ruhe nicht gebessert, mitunter sogar verschlimmert. Fatigue kann durch Sport- und Bewegungstherapie gelindert werden, rein medikamentöse Strategien sind bislang gescheitert, insbesondere Versuche, die Fatigue mittels Antidepressiva zu behandeln. Ein wesentlicher neuer Aspekt ergibt sich durch ernährungsmedizinische Ansätze, hier insbesondere durch den Einsatz von L-Carnitin. Die Zufuhr von 2–6 g L-Carnitin täglich, idealerweise als Infusion verabreicht, kann die Fatigue-Symptomatik in wenigen Wochen signifikant bessern.

Darüber hinaus spielt das L-Carnitin im Nebenwirkungsmanagement im Zusammenhang mit Verabreichung von Chemotherapien eine bislang zu wenig gewürdigte Rolle. Sowohl Nerven- als auch Muskelschädigungen, die durch Chemotherapien entstehen können, werden durch die zusätzliche Gabe von L-Carnitin nebenwirkungsfrei abgemildert.

Die Verabreichung des L-Carnitins sollte insbesondere im Zusammenhang mit Chemotherapien durch einen onkologisch versierten Arzt erfolgen. Für die Einnahme in Eigenregie bieten sich z. B. Trinkampullen an, die in Dosierung bis zu 1 g am Markt erhältlich sind.

Anmerkungen

(1) Stone, P. A. et al.: A study to investigate the prevalence, severity and correlates of fatigue among patients with cancer in comparison with a control group of volunteers without cancer
(2) Wenzel, U.; Nickel, A.; Daniel, H.: Increased carnitine-dependent fatty acid uptake into mitochondria of human colon cancer cells induces apoptosis
(3) Graciano, F. et al.: Potential role of levocarnitine supplementation for the treatment of chemotherapy-induced fatigue in non-anaemic cancer patients
(4) Gramignano, G. et al.: Efficacy of L-carnitine administration on fatigue, nutritional status, oxidative stress, and related quality of life in 12 advanced cancer patients undergoing anticancer therapy
(5) Sayed-Ahmed, M.: Propionyl-l-Carnitine as protector against adriamycin-induced Cardiomyopathy
(6) Strauss, M.: Carnitine Promotes Heat Shock Protein Synthesis in Adriamycin-induced Cardiomyopathy in a Neonatal Rat Experimental Model
(7) Cruciani, R. A. et al.: Safety, Tolerability and Symptom Outcomes Associated with L-Carnitine Supplementation in Patients with Cancer, Fatigue, and Carnitine Deficiency: A Phase I/II Study

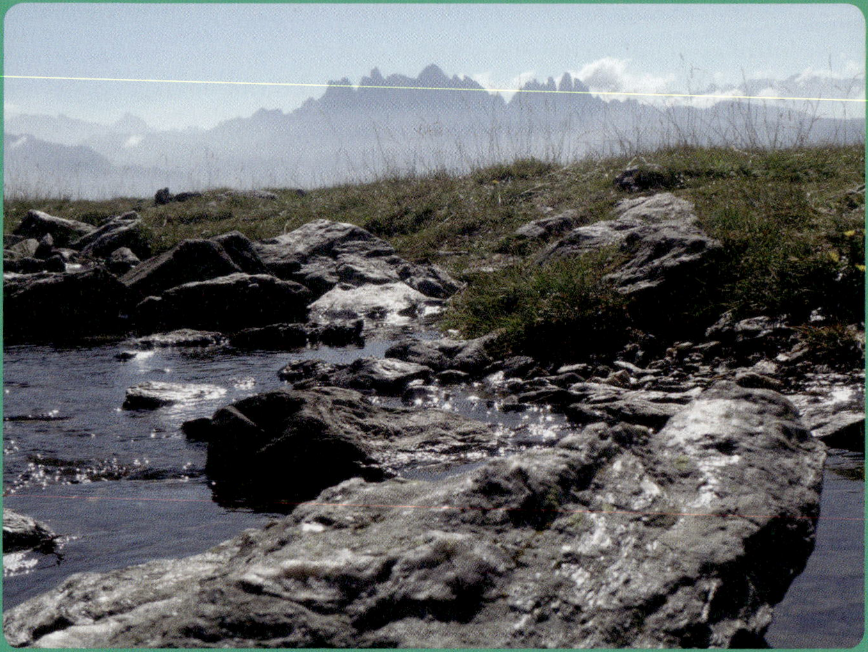

Visualisierung soll unsere Einstellung zum Leben freudvoller und friedlicher gestalten.

KAPITEL 7: VISUALISIERUNGSTRAINING NACH O. CARL SIMONTON

Worum es in diesem Kapitel geht:

- Psychotherapie – Ein wichtiger Beitrag zur Behandlung
- Gesundheitstraining und Umorientierung
- Ein Ort zum Wohlfühlen
- Das Trainingsprogramm – Gesundheitsfördernde Denkinhalte
- Stressbewältigung
- Hilfe annehmen und Hilfe geben

Psychotherapie – Ein wichtiger Beitrag zur Behandlung

Manche Leserinnen und Leser werden bei der bisherigen Lektüre bemerkt haben, dass den verschiedenen Verfahren der Psychotherapie im Zusammenhang mit der Behandlung von Krebskranken nur wenig Raum geschenkt wurde. Selbstverständlich sind auch die Autoren dieses Buches der Ansicht, dass eine Psychotherapie – durchgeführt von den richtigen Therapeuten zum richtigen Zeitpunkt – einen wichtigen Beitrag zur Behandlung tumorkranker Menschen liefern kann. Dies gilt im Übrigen auch oder gerade für die ergänzende psychotherapeutische Begleitung bei weit fortgeschrittenen Tumorerkrankungen. Angesichts der Vielzahl psychotherapeutischer Angebote ist es schwierig, ein einzelnes Therapieverfahren hervorzuheben. Wir halten es in Bezug auf die Psychotherapie für das Wichtigste, dass eine gegenseitige Vertrauensbasis entsteht und die vom Therapeuten gewünschten Hilfen auch ihren Adressaten erreichen.

O. Carl Simonton, Facharzt für Strahlenheilkunde und Onkologie aus Kalifornien, hat ein Konzept entwickelt, das in seinen Grundzügen den Unterbau für verschiedene psychotherapeutische Verfahren oder Psychotherapien und für den grundsätzlichen Umgang mit Krebskranken und ihren Angehörigen zu bilden vermag. Simonton war lange Zeit zunächst unzufrieden darüber, dass die Patienten während der onkologischen Therapie, insbesondere während einer Strahlentherapie, zur Passivität verurteilt sind. Da er immer darauf bedacht war, seinen Patienten einen Eigenanteil an der Behandlung zuzusprechen, begann er, unter Zuhilfenahme vieler therapeutischer Ansätze ein Programm zu entwickeln, das heute als Visualisierungstraining bekannt ist. Das Visualisierungstraining versteht sich als Anleitung zur Aktivierung von Selbstheilungskräften und richtet sich an Krebspatienten und ihre Angehörigen. Aus unserer Sicht sind natürlich auch die Ärzte und Therapeuten selbst angesprochen.

Gesundheitstraining und Umorientierung

Grundsätzlich kann jeder von einem Gesundheitstraining profitieren, wenn Freude und Lust dazu vorhanden sind. Eine wesentliche Voraussetzung für den gesamten Ansatz ist die Erkenntnis, dass eine positive Einstellung zur Behandlung zuverlässigere Prognosen hinsichtlich des Behandlungserfolgs zulässt als der Schweregrad der Erkrankung (1). Anders ausgedrückt ergibt sich für Patienten mit einer schlechten Prognose und einer positiven Einstellung letztlich eine schnellere Erholung als bei Patienten mit einer weniger düsteren Prognose, aber einer negativen Einstellung. Patienten mit einer positiven Einstellung haben nach Simonton auch weniger unerwünschte Nebenwirkungen bezüglich der Therapie. Unsere persönlichen Erwartungshaltungen können also positiv oder negativ wirken. Diese Erkenntnis ist von Simonton und anderen in verschiedenen Studien untersucht und belegt worden. Wenn der Mensch bestimmte Geschehnisse erwartet, verhält er sich so, dass er das Eintreten des Erwarteten begünstigt. Die Erwartungen des Menschen beeinflussen sein Leben (2). Im Englischen wird von self-fulfilling prophecy gesprochen. Aus diesem Grunde versucht der Ansatz von Simonton, nicht nur die Lebensgewohnheiten, sondern vielmehr die Denkgewohnheiten der Kranken zu verändern, insbesondere diejenigen Lebens- und Denkgewohnheiten, die gesundheitsschädlich sein können.

Die Krebserkrankung wird von uns in der Regel als etwas sehr Negatives betrachtet. In der Tat sind vielerlei diagnostische Maßnahmen und tief in das Leben eingreifende Behandlungsmethoden wie Operation, Chemotherapie und Strahlentherapie etwas sehr Negatives. Dennoch behauptet Simonton, dass die Krebserkrankung eine „Botschaft der

Liebe“ sein kann. Dieser Satz klingt für die meisten zunächst provozierend und bedarf einer Erläuterung. Simonton setzt voraus, dass infolge einer Krebserkrankung im Leben eines Menschen zunächst nichts mehr so sein kann, wie es vorher war. Die Krebserkrankung kann aber auch als Botschaft aufgefasst werden, der zufolge die Betroffenen und ihre Angehörigen mit allem aufhören sollten, was ihnen zusätzliche Leiden bringt. Es sollten in verstärktem Maß Dinge ausgeführt werden, die Freude bringen. Die provokative Aussage des kalifornischen Strahlentherapeuten will uns letztlich dazu auffordern, unser Leben so einzurichten, dass es im Einklang mit unseren innersten Wünschen und Bedürfnissen steht. Zumindest wird die Krebserkrankung nicht als willkürliches Unglück oder als zufälliger Schicksalsschlag oder gar als Strafe für begangene Fehler oder Sünden verstanden, sondern als eine Aufforderung zu einer Umorientierung.

An erster Stelle steht nach Simonton in diesem Sinne der Beschluss, gesund zu werden und alles dafür zu tun. Vom Zeitpunkt der Diagnosestellung an sollten die Entscheidungen so getroffen werden, dass sie der Gesundung und Gesunderhaltung dienen. Simonton hat im Rahmen des Visualisierungstrainings verschiedene Themen herausgearbeitet, die von den Kranken und ihre Angehörigen unter anderem in Form von Meditation bearbeitet werden können. Es geht hierbei nicht nur um neue Ansichten zur eigenen Erkrankung, sondern auch um das Entwickeln von Vertrauen, um den Dialog mit der inneren Weisheit, um die Verbesserung des Selbstvertrauens durch Verarbeitung von Schmerz oder Angst, insbesondere Todesangst, sowie um das Gewinnen einer verantwortungsvolleren Umgangsweise mit dem eigenen Leben und dem eigenen Tod.

Ein Ort zum Wohlfühlen

Das ursprünglich von Simonton und Mitarbeitern entwickelte Programm wurde im kalifornischen Pacific Palisades in der Nähe von Los Angeles durchgeführt. Der für dieses Trainingsprogramm gewählte schöne Ort ist gleichzeitig ein wichtiger Anhaltspunkt für alle, die das Trainingsprogramm zu Hause durchführen wollen. Denn auch hier gilt die Einrichtung eines Ortes, an dem sich die Betroffenen sicher, wohl und beschützt fühlen, als ein erster Schritt. Ein solcher Raum kann ein bestimmtes Zimmer oder die durch Umgestaltung eines Zimmers entstehende neue Umgebung sein, die ganz nach den eigenen Wünschen ausgestattet ist.

Ein solcher Ort zum Wohlfühlen sollte eigentlich auch das Krankenhaus oder die Arztpraxis sein, in der die Therapien eingeleitet bzw. durchgeführt werden. Hier sind alle Klinik- und Praxisinhaber gefordert, individuelle Lösungen zur Raumgestaltung zu suchen und anzubieten.

Das Programm sollte in jedem Fall eingebettet sein in eine medizinische Behandlung, denn das Visualisierungstraining versteht sich nicht als Therapie, sondern nur als Ergänzung zur medizinischen Behandlung. Die Angehörigen, die das Trainingsprogramm mit dem Kranken gemeinsam absolvieren, sollten das Training vordergründig für sich selbst durchführen, um die eigenen Krankheiten bzw. die eigene Gesundheit besser kennenzulernen und zu begreifen. Die Bezugsperson hat letztlich die Aufgabe, dem Kranken zu helfen, das Gelernte auch dauerhaft fortzuführen und in den Alltag zu integrieren. Dies gelingt am besten, wenn sich die Bezugsperson beim Trainingsprogramm auf die eigenen Bedürfnisse konzentriert. Das Ziel besteht darin, zu erlernen, für sich selbst zu sorgen.

Das Trainingsprogramm – Gesundheitsfördernde Denkinhalte

Das Trainingsprogramm in Pacific Palisades umfasst fünf Tage. Nach einer ersten Orientierungssitzung wird zunächst die gemeinsame Kommunikationsform geregelt, wobei eine rückhaltlose Ehrlichkeit aller Anwesenden die Grundvoraussetzung darstellt. Zumeist wird in kleinen Gruppen gearbeitet. Jeder Kranke erhält mit seinem Angehörigen einen Bezugstherapeuten. Unter Anleitung ergeben sich dann verschiedene Gesprächskreise zwischen den Kranken oder den Angehörigen, die jeweils in aktiven diskutierenden oder passiven zuhörenden Rollen im Dialog miteinander stehen. Unter anderem wird in dieser Phase auch geregelt, in welcher Weise die Kranken die Hilfen ihrer Therapeuten bzw. Bezugspersonen in Anspruch nehmen wollen. Sehr konkret wird dann herausgearbeitet, welche möglicherweise gesundheitsschädlichen Gewohnheiten die Kranken haben bzw. auch, welche Dinge, die eigentlich von den Betroffenen als angenehm und gesundheitsfördernd empfunden werden, in der Regel im Alltag unterlassen werden.

Eine wichtige erste Meditationsübung ist dann die Meditation mit dem Thema Vergebung, in der Hass oder Wut gegenüber anderen Personen bearbeitet werden.

Mit der eigentlichen Visualisierung ist die bildliche Vorstellung gemeint, wobei an individuelle bewusste und unbewusste bildliche Assoziationen angeknüpft wird. Innere Bilder stehen immer in Zusammenhang mit dem Wissen, den Erfahrungen und den Zukunftserwartungen unseres Lebens. Die Visualisierung soll dazu dienen, die gesundheitsschädlichen durch gesundheitsfördernde Denkinhalte zu ersetzen. Dies kann wiederum auch ein verändertes Verhalten nach sich ziehen.

Simonton lehnt sich in diesem Zusammenhang an die Arbeiten von C. M. Maultsby an, der einen recht einfachen Test entwickelt hat, mit dem der relative Gesundheitswert eigener Meinungen beurteilt werden kann. Der Maultsby-Test sieht folgende Fragen vor (3):

- Hilft mir die betreffende Ansicht dabei, mein Leben und meine Gesundheit zu schützen?
- Verhilft mir die Einstellung zum Erreichen meiner kurzfristigen und langfristigen Ziele?
- Hilft mir die Einstellung dabei, meine schwierigsten Konflikte (mit mir selbst oder mit anderen Menschen) zu lösen oder zu vermeiden?
- Hilft mir meine Einstellung, mich so zu fühlen, wie ich mich gerne fühle?

Und die wichtige Ergänzungsfrage:

- Beruht meine Ansicht auf Tatsachen oder beruht sie nur auf Meinungen und Einstellungen anderer Menschen, ohne dass ich sie je selbst hinterfragt hätte?

Sehr wichtig ist letztlich die Unterscheidung zwischen ungesundem und gesundem Denken. Hier wird also keineswegs auf den Unterschied zwischen negativem und positivem Denken abgehoben. Den Unterschied zwischen diesen Begrifflichkeiten illustriert Simonton am Beispiel der Endlichkeit unseres Lebens. Eine Einstellung, nach der ich als Mensch ohnehin keinerlei Einfluss auf mein Leben habe und deshalb ohnehin bald sterben werde, bezeichnet Simonton als ein Denken, das krankheitsförderlich, das heißt ungesund ist. Auch die Einstellung, nach der ich eben nicht sterben werde, weil ich stets souverän und ohne großes Hinterfragen durchs Leben gehe, wäre nicht nur wider die Natur, sondern eine Form des positiven Denkens, die ebenso ungesund sein kann. Wenn ich mir aber zugestehe, dass ich nicht weiß, ob ich schon heute oder erst in ferner Zukunft sterbe, mir dennoch aber über den wesentlichen Einfluss bewusst werde, den ich selbst auf den weiteren Verlauf meines Lebens habe, unabhängig davon, wie lange dieses Leben noch sein wird, so nehme ich eine gesunde Einstellung zu meinem Schicksal ein.

Das Sich-Öffnen für neue Erfahrungen, der Versuch der Überwindung von Hass und Angst sowie die Bereitschaft zur Vergebung öffnen den Weg zu Vertrauen, Weisheit und einem friedvolleren Umgang mit Schmerz und Tod. Die Änderung von gesundheitsschädlichen Einstellungen und Überzeugungen mittels Training soll ein gesundes Denken und ein gesundes Verhalten unterstützen, das einem gesundheitsschädlichen Denken oder einem falsch-positiven Denken entgegensteht.

Stressbewältigung

Sehr einfach ausgedrückt stellt das Visualisierungstraining nach Simonton auch eine Form der Stressbewältigung dar. Die übenden Personen lernen, die Signale ihres Körpers zu erkennen, einzuordnen und ihr Verhalten auf einen neuen Weg zu bringen. Es gibt dabei keinen vorgefertigten Weg. Der Therapieerfolg wird dort sofort spürbar, wo wir beginnen, vermehrt Dinge zu tun, die uns Freude machen und Dinge zu unterlassen, die uns Leid bringen. Simonton vermutet, dass viele Krebskranke deshalb so hoffnungslos werden, weil sie versuchen, ein anderer Mensch zu sein, als sie eigentlich sind. Hier könnte man selbstverständlich grundsätzlich fragen, wer und was wir sind. Sehr schnell käme man in religiöse und philosophische Fragestellungen. Auch aus diesem Grund sollten die Patienten beim Visualisierungstraining möglichst mit sehr einfachen Bedürfnissen beginnen, das heißt zum Beispiel dem Bedürfnis zu trinken und zu essen, wenn Durst und Hunger sich einstellen oder dem Bedürfnis, allein zu sein und zu entspannen, wenn Überlastung droht.

Wenn du für spirituelle Erfahrungen bereit bist und keine Angst hast, werden sie dir zuteil. Du brauchst dazu keinen Guru oder Baba, der dir erzählt, wie du es machen musst.
Als wir aus der Quelle, die ich Gott nenne, geboren wurden, ward jedem von uns ein göttlicher Funke mitgegeben. Er ist es, der uns das Wissen um unsere Unsterblichkeit verleiht.
Wir sollen leben, bis wir sterben. Keiner stirbt allein.
Jeder wird in unbegreiflichem Maße geliebt. Jeder ist gesegnet und geführt.
Es ist wichtig, stets nur das zu tun, was du auch gerne tust. Du magst arm sein, Hunger leiden, in einer schäbigen Hütte hausen, aber du wirst voll und ganz leben. Und am Ende deines irdischen Daseins wirst du dein Leben segnen, weil du das gemacht hast, was dir hier aufgegeben war.
Die schwerste Lektion ist die bedingungslose Liebe.
Der Tod ist nichts, was du fürchten müsstest. Er kann zur schönsten Erfahrung deines Lebens werden. Alles hängt davon ab, wie du gelebt hast.
Der Tod ist nur ein Übergang von diesem Leben zu einer anderen Existenz, in der es keinen Schmerz und keine Angst mehr gibt.
Mit Liebe lässt sich alles ertragen. Ich wünschte mir, dass du versuchst, mehr Menschen mehr Liebe zu geben. Das einzige, was ewig dauert, ist Liebe.
Elisabeth Kübler-Ross (4)

Hilfe annehmen und Hilfe geben

Der Therapeut oder auch die Bezugsperson sind für Krebskranke deshalb so wichtig, weil mit dem Einlassen auf andere Menschen auch die Erkenntnis verbunden ist, dass wir Hilfen durch andere Menschen brauchen. Hilfe annehmen und Hilfe geben wird dann für uns gesundheitsförderlich sein, wenn beide Aspekte in einem Gleichgewicht stehen. Dieses Gleichgewicht können wir nur mit rückhaltloser Ehrlichkeit unseren eigenen Gefühlen gegenüber erkennen. Der Umgang mit den Gefühlen und auch die Ehrlichkeit uns selbst und anderen gegenüber ist für viele

Menschen eine Aufgabe, die erlernt werden muss und keineswegs den Charakter des Selbstverständlichen hat.

Wissenswertes im Überblick – Visualisierungstraining nach Simonton

Der Hauptgedanke Simontons ist der Versuch, das Leben und unsere Einstellungen zum Leben freudvoller und friedlicher zu gestalten. Das Visualisierungstraining versteht sich somit nicht selbst als Therapie, sondern vielmehr als Ergänzung zu vielen Formen der Therapie, sei es eine Strahlen- oder Chemotherapie oder eine komplementärmedizinische Begleitbehandlung bei Krebserkrankungen. In das Visualisierungstraining sollte nach Möglichkeit ein Partner, zum Beispiel ein Familienangehöriger, ein Freund oder ein Therapeut mit einbezogen werden. Das Training kann in einer Gruppe unter Anleitung, aber auch in Eigenregie anhand von Übungs-CDs oder Büchern erfolgen. Die Teilnehmer lernen, ihre Denkgewohnheiten und inneren Einstellungen zu hinterfragen, mit sich selbst und anderen darüber zu kommunizieren und selbstbewusster mit ihrem Leben, ihrer Krankheit und der Endlichkeit des Lebens umzugehen. Simonton eröffnet den Teilnehmern einige wichtige Themen wie Vergebung, Überwindung von Angst oder Umgang mit Schmerz. Auch viele andere Themen können in Form der Visualisierung bearbeitet werden. Die Visualisierungsübungen können, sofern die Teilnehmer es verstehen, sie für sich selbst nutzbringend durchzuführen, zu jeder Tages- und Nachtzeit durchgeführt werden. Elemente der körperlichen Entspannungstechniken werden mit Aspekten der spirituellen Meditation verbunden. Die bewusste Verwendung von bildhaften Vorstellungen kann idealerweise neue Überzeugungen schaffen, die allmählich auch in unbewusste und automatische Verhaltensweisen überführt werden können und somit im Verlaufe einer Tumortherapie, einer Tumornachsorge, aber auch im Sinne der Krebsprävention zum Einsatz kommen können.

O. Carl Simonton, Stephanie Matthews Simonton, James Creighton: Wieder gesund werden: Eine Anleitung zur Aktivierung der Selbstheilungskräfte für Krebspatienten und ihre Angehörigen. Mit CD. Übungen zur Entspannung und Visualisierung nach der Simonton-Methode. Rororo Taschenbuch, Rheinbek 2001

O. Carl Simonton, Reid M. Henson, Brenda Hampton: Auf dem Wege der Besserung – Schritte zur körperlichen und spirituellen Heilung. Rowohlt Verlag, Reinbek 2004

Anmerkungen

(1) Simonton, O. Carl; Matthews-Simonton, Stephanie; Creighton, James: Wieder gesund werden, 107

(2) ebd., 104

(3) hier zitiert nach: Simonton, O. Carl: Auf dem Wege der Besserung

(4) Kübler-Ross, Elisabeth: Das Rad des Lebens, 345–346

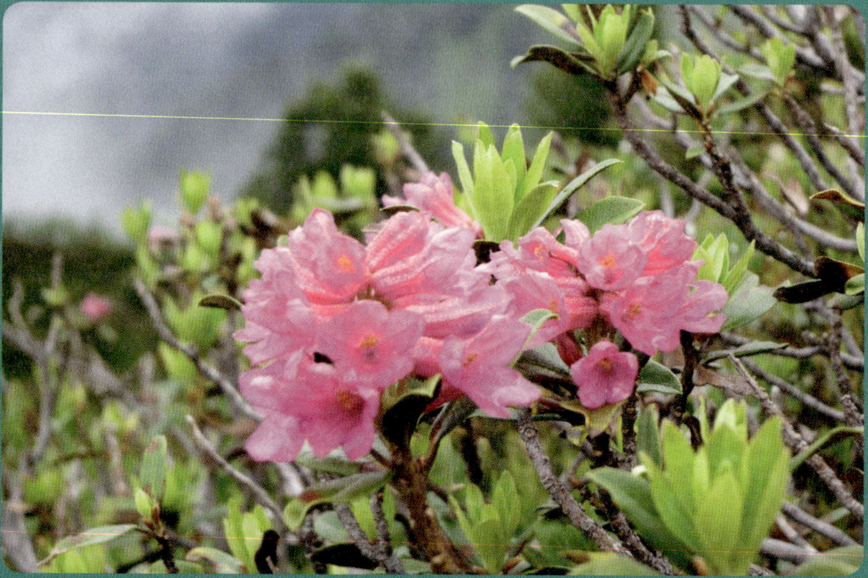

Deines Herzens Trefflichkeit
Hat dir selbst das Feld bereit,
Auf dem du blühen mußt.

Bass-Arie aus der Kantate BWV 212 von J. S. Bach,
Text von C. F. Henrici (Picander)

KAPITEL 8:
KREATIVE HEILKUNST BEI KREBSERKRANKUNGEN – WOMIT IDENTIFIZIERE ICH MICH?

Worum es in diesem Kapitel geht:

- Der Arzt in uns selbst
- Einzigartigkeit und Persönlichkeit
- Selbstwahrnehmung, Selbsthilfe und kommunikative Verbundenheit
- Zeit und Raum für kreatives Handeln
- Neue Kraft und neuer Mut

Der Arzt in uns selbst

Das Leben bringt vielerlei Schmerzen mit sich: körperliche Veränderungen, Erkrankungen und Verlusterlebnisse. Peter Wenzel sagt: „Du bist aufgerufen, etwas zu verändern. Du hast ein Problem – aber Du bist so viel mehr als das Problem. Du bist im Kern eine zeitlose gesunde und lichtvolle Wesenheit. Der Körper und die Seele können verletzt und schwer erkrankt sein. Bei einem tiefen Blick in das Innere eines Menschen findet sich immer auch ein unverletzter, ein gesunder Kern." (1)

Norman Cousins spricht vom Arzt in uns selbst (2). Matthias Hartmann hat den Arzt in uns selbst in seinem Centering-Modell in das Zentrum seiner Vorstellung von der menschlichen Persönlichkeit gesetzt (3). Ein gesunder Kern findet sich in der Mitte jedes Menschen. Jeder Mensch findet seine Formulierung für diesen gesunden Kern selbst oder erfährt ihn während einer Meditation in Form eines Lichterlebnisses aus authentischer Freude und tiefer Gewissheit. Aus diesem gesunden Bereich heraus kommt auch der Wunsch, sich zu verändern. Dieser Wunsch wird oft nur als leise, intuitive Stimme wahrgenommen.

Ein schönes beispielhaftes Symbol für den Arzt in uns selbst stammt von der Insel Sylt und wurde während eines morgendlichen Jogginglaufes in der Dunkelheit gefunden. Es handelt sich um einen Stein. Dieser Stein, ein Feuerstein, ist auf der Rückseite gänzlich schwarz. Möglicher-

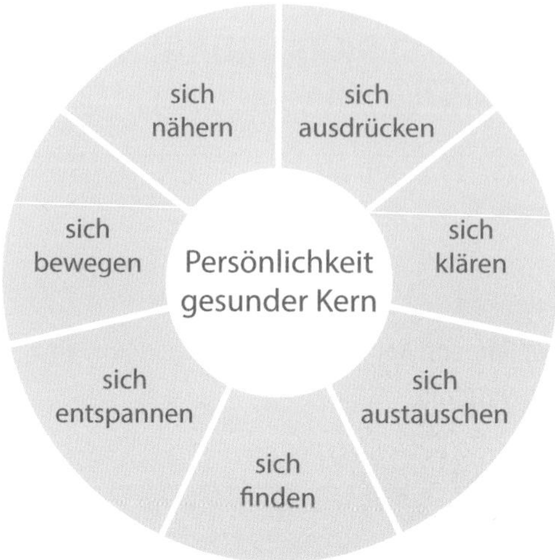

Centering-Modell nach Hartmann

weise ist er vor langer Zeit von einem norwegischen Felsen abgebrochen und durch den Strom der Gezeiten im Zuge der Eiszeit an den Strand von Sylt gespült worden. Auf der Vorderseite des Steines sieht man zunächst außen nur dunkleres Material. Hier findet sich symbolisch die durch Schicksal und Krankheit verdunkelte Seele. Je mehr der Blick zum Mittelpunkt des Steines wandert, desto heller wird das Material. Im Inneren des abgeschliffenen Steines findet sich schließlich ein heller Kern aus Kreide, dieser imponiert wie ein heller Lichtschein. Der Blick in die Tiefe fördert überraschenderweise Licht zu Tage.

Einzigartigkeit und Persönlichkeit

Der in diesem Stein symbolisch zu findende helle Lichtkern beleuchtet auch eine weitere wichtige Erkenntnis. Diese Erkenntnis ist die Entdeckung unserer Einzigartigkeit. So wird das Sinnbild vom Licht in uns auch das Sinnbild einer Einzigartigkeit, einer einzigen Blüte.

Der Mensch ist nicht nur im genetischen Sinne, sondern auch im Sinne seiner Erfahrungen und Erlebnisse individuell einzigartig. Auch jede Krankheit und jeder Krankheitsverlauf sind auf ihre Weise einzigartig.

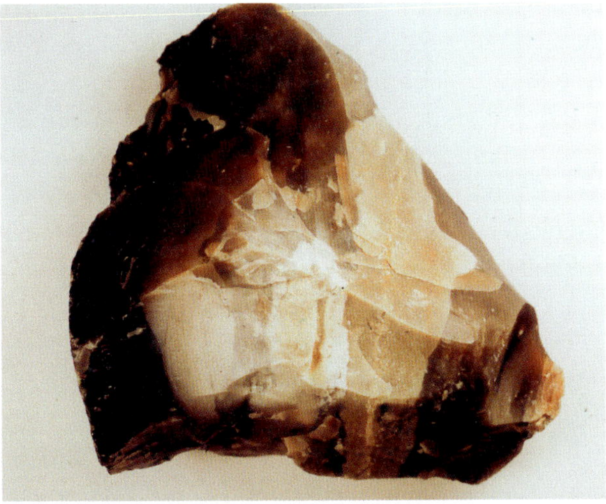

Stein – gefunden am Strand von Westerland/Sylt

Die Art und Weise des Umgangs mit Schmerz und Leid ist von Individuum zu Individuum unterschiedlich. Die Individualität kann in einer Krise in wertschöpfender Art und Weise genutzt werden.

Du bist ein Wesen und Du hast ein Wesen.
Aus Deinem Kern kommt Deine Energie – halte Dich fest, halte Dich aus,
vergib Dir und umfasse Dich mit Deiner ganzen Liebe.
So wie Du Dich liebst, so wirst Du Dich entfalten und
so wie Du Dich entfaltest, wirst Du entdecken, daß noch viel mehr in Dir steckt,
was geliebt und erlöst werden will.
Geh Dir nach und befreie, was in Dir frei sein muß, um zu leben. (4)

Wirf Dich nicht weg.
Werde nicht auswechselbar, indem Du das tust, was andere tun.
Wirf Dich nicht weg, indem Du vergißt, was Dich unterscheidet von anderen.
Wirf Dich nicht weg, indem Du so vorsichtig lebst, daß Du eigentlich kaum
lebendig bist.
Wirf Dich nicht weg.
Wirf Dich nicht weg. (5)

Die Beziehungen zu anderen Menschen sind dabei oft die Grundlage für dynamische Prozesse, die sich kraftvoll entfalten sollen. Für viele ergeben sich die wertvollsten Beziehungen innerhalb einer Familie oder im Rahmen einer Liebesbeziehung. Oft sind aber auch gerade Beziehungen zu fremden Menschen für die weitere Entwicklung und das weitere Wachstum bedeutsam. Nicht selten entwickelt sich ein Beziehungsgeflecht zwischen Patienten und Ärzten oder Therapeuten. Allein aus dieser menschlichen Nähe kann im Krankheitsfall ein stabilisierendes Moment ausgehen.

Du bist Beziehungen eingegangen und hast Dir Menschen vertraut gemacht.
Du hast Dich eingelassen auf ihre Freude und Schwere.
Du bist gefallen und wieder aufgestanden, Du bist gescheitert und hast Dich nicht aufgegeben.
Du hast aus Deinen Fehlern gelernt und gemerkt,
dass Du begrenzt bist in dem, was Du kannst.
Daran bist Du gereift.
Spürst Du, wie sehr Du leben willst? (6)

Aus psychosozialer Sicht verdienen die körperlich und seelisch gesunden Anteile gerade bei krebskranken Menschen eine stärkere Beachtung. Noch stärker akzentuiert Hartmann diese Aussage, indem er behauptet, dass es in gewisser Hinsicht noch wichtiger ist, zu wissen, welcher Patient eine Krankheit hat, als zu wissen, was für eine Krankheit der Patient hat. Es gilt also zu fragen, welcher Mensch der Betroffene ist und welches Leben dieser Mensch bisher geführt hat (7). Unsere Erkrankungen haben im psychosozialen Sinn viel mehr mit unserer Persönlichkeit und unserer Lebensführung zu tun als wir im Alltagsleben annehmen. Gerade Krisen prägen unser Denken, unser Verhalten und unser Fühlen auf das Nachhaltigste (8).

Selbstwahrnehmung, Selbsthilfe und kommunikative Verbundenheit

Das oben erwähnte Centering-Modell bezieht sich zum einen auf eine Art inneren Dialog. Ein inneres Zwiegespräch, mit dem der Patient seine eigene Entwicklung und sein eigenes Wesen hinterfragen kann. Wichtig ist es auch hier, nochmals darauf hinzuweisen, dass es nicht darum geht, etwa die Schuld an der eigenen Erkrankung zu erkennen. Es gibt keine solche Schuld. Es geht auch nicht darum, sich von einem bestimmten Zeitpunkt an gesund zu denken. Es wäre eine irrige Annahme, dass die Krebserkrankung über einen solchen Weg heilbar wäre (siehe hierzu auch die Ausführungen im Kapitel zum Visualisierungstraining nach Simonton und die dort beschriebenen Unterscheidungen zwischen positivem und gesundem Denken). Das Centering-Modell soll vielmehr für erkrankte Menschen, deren Angehörige und die Helfer mögliche Aspekte der Selbstwahrnehmung, Selbsthilfe und der kommunikativen Verbundenheit aufzeigen.

Neue konstruktive Formen der Selbstwahrnehmung ermöglichen es dabei, gewohnte Denkmuster zu hinterfragen und in eine neue ordnende Richtung zu verändern (9). Das Menschsein wird sowohl im Bereich von Krankheit als auch im Hinblick auf Gesundheit selbstbewusst zu gestalten sein. Gerade die Krisensituation eröffnet hierbei neue Wahlmöglichkeiten und beinhaltet kraftvolle Impulse. Alle Betroffenen sollten lernen, sich diese Impulse zunutze zu machen.

Zeit und Raum für kreatives Handeln

Zur Umsetzung dieses Ansatzes bedarf es zeitlicher und räumlicher Strukturen, die ein kreatives Handeln ermöglichen. Oft kann es hilfreich sein, die Kreativität durch therapeutische Angebote bewusst anzuleiten. In anderen Situationen wiederum wird es notwendig sein, den Betroffenen so viel persönlichen und intimen Spielraum einzuräumen wie möglich. Jedes Krankenhaus, in dem Patienten mit Krebserkrankungen behandelt werden bzw. in dem Therapeuten und Pfleger sowie Krankenschwestern mit krebskranken Menschen zusammenarbeiten, sollte Strukturen in dieser Richtung anbieten.

So gehören Musik- oder Maltherapeuten ebenso in das therapeutische Team einer onkologischen Station wie etwa Tanztherapeuten.

Unbedingt sollte nach Möglichkeit der Naturerfahrung und Naturbeobachtung Zeit und Raum gewährt werden. Meditationsübungen in der

Natur können ein großes kreatives Potential freisetzen. Ein Ideal ist somit das Vorhandensein eines Klinikparks oder die Angliederung der Klinik an ein Naherholungsgebiet, das die Patienten allein oder auch gemeinsam mit ihren Therapeuten aufsuchen können.

Nicht unterschätzt werden sollte auch die Kreativität, die sich durch die Zubereitung der Nahrung ergibt. Nach Möglichkeit sollten aus diesem Grunde auch Koch- und Backkurse in Krankenhäusern stattfinden, bei denen die Patienten neue Formen der Speisezubereitung bzw. der Ernährung kennen lernen können.

Jede Klinik sollte nach Möglichkeit auch stille Räume anbieten, in denen spirituelle Erfahrungen möglich sind. Die Architektur dieser Räume darf durchaus dem Vorbild sakraler Bauten folgen.

Neue Kraft und neuer Mut

Kreative oder spirituelle Angebote werden an allen Orten schnell dazu führen, dass die Patienten neues Selbstbewusstsein, neue Kraft und neuen Mut schöpfen. An vielen Krankenbetten werden kreative und künstlerische Arbeiten zu bewundern sein, die zum Teil tiefe Einblicke in die seelische Situation der Patienten eröffnen. Somit ergibt sich nicht nur durch die Freude bei der Ausgestaltung, sondern auch im Nachhinein für die Therapeuten ein fruchtbringender Aspekt aus kreativer und künstlerischer Tätigkeit. An dieser Stelle wird therapeutisches oder ärztliches Handeln im wahrsten Sinne des Wortes zu einer Heilkunst in neuem Sinne erweitert. Medizinische oder psychotherapeutische Aspekte im engeren Sinne werden durch kreatives und künstlerisches Handeln ergänzt.

Um an dieser Stelle falschen Erwartungshaltungen von vorn herein vorzubeugen, sollte das Angebot zu künstlerischer Kreativität nie darauf abzielen, Kunstwerke einer bestimmten Qualität zu erreichen. Es geht darum, neue Ausdrucksformen anzubieten. Das Ergebnis wird immer einzigartig und wunderbar sein. Eine Patientin, die sich im Rahmen ihrer Darmkrebserkrankung bildhauerisch betätigt hat, schreibt zu einem von ihr bearbeiteten Marmorbildnis: „Ich habe die Arbeit ‚Loslassen und Empfangen' genannt. Die Arbeit ist eine Aufforderung an alle Kranken, sich dem heilenden Prozess von Loslassen und Empfangen anzuvertrauen. Für mich war das Loslassen im Wesentlichen durch Selbsterfahrung möglich. Meine Körper- und Heilungsarbeit konnte sich dem Empfangen von göttlicher Kraft öffnen, als ich mein wirkliches Potenzial auch in spiritueller Hinsicht entdeckt habe. In meiner Kreativität erfahre ich den Fluss des Seins in mich hinein und wieder aus mir heraus. Hierin liegt eine wunderbare Kraft. Diese zunächst spirituellen Erfahrungen geben mir zunehmend auch die Kraft, reale Bedingungen im Leben zu verändern, insbesondere im Bereich zwischenmenschlicher Beziehungen."

Wissenswertes im Überblick – Kreative Heilkunst bei Krebserkrankungen

Kreativen Selbstheilungskräften wird ebenso wie präventiven Maßnahmen von Seiten der Therapeuten im Allgemeinen noch zu wenig Beachtung geschenkt. Während der Anamnese oder auch zu einem späteren Zeitpunkt während der Therapie, darf sich das Interesse der Therapeuten verstärkt auf den oben beschriebenen gesunden Kern des Menschen ausrichten. Hier gilt es nicht nur, die Frage nach den bestehenden Beschwerden zu stellen, sondern auch zu fragen, welche Aktivitäten der Patient im Sinne der Selbstheilung in sich trägt. Eine wichtige Frage in jeder Anamnese sollte also lauten: Was tut Ihnen gut? Was tun Sie gerne? Herausgearbeitet werden sollte, in welcher Weise der Patient seine kreativen Selbstheilungskräfte einbringen kann. Die Therapeuten sollten das Ausleben dieser Kreativität unterstützen oder einfordern bzw. auch hier wiederum Angehörige einbeziehen. Kreativität kann und darf hier nicht auf bestimmte Bereiche eingegrenzt werden. Bekannt ist ein großer Nutzen für die Bereiche Musik und Tanz sowie kreatives Gestalten, zum Beispiel Bildhauerei.

Insbesondere durch das Tanzen werden durch die Verbindung von körperlicher Bewegung, Musik und Kommunikation diverse Elemente verbunden, die der Freude, der Selbsterfahrung und der spirituellen Entfaltung der Betroffenen dienen. Letztlich wird es nicht darum gehen, bestimmte qualitative Lernschritte bzw. künstlerische Aspekte zu erfüllen, sondern lediglich darum, dem gesunden Kern eine Entfaltungsmöglichkeit anzubieten.

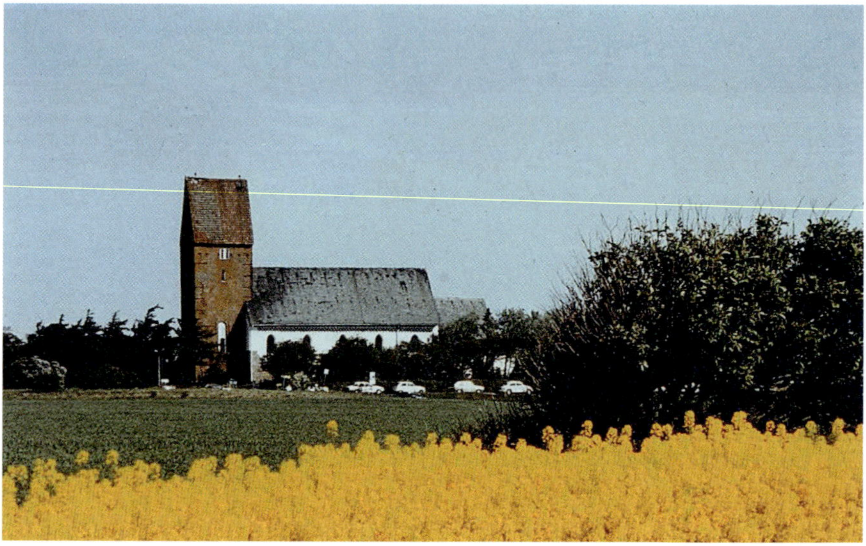

Gott der Herr ist Sonne und Schild
Die Kraft zu allem Guten
Der Schutz in allem Schweren

(Der Spruch ist in einem Balken der Kirche St. Severin in Keitum, Sylt eingraviert.)

Betty Eadie: Licht am Ende des Lebens – Bericht einer außergewöhnlichen Nah-Todes-Erfahrung.
Droemer Knaur Verlag, München 2000
Lawrence Le Shan: Diagnose Krebs – Wendepunkt und Neubeginn. Ein Handbuch für Menschen, die an Krebs leiden, für ihre Familien und für ihre Ärzte und Therapeuten. Klett-Cotta, Stuttgart 2010
Bernie Siegel: Prognose Hoffnung – Liebe, Medizin und Wunder. Ullstein TB Verlag, Berlin 2003

Anmerkungen

(1) Peter Wenzel (1939–2010) war einer der Gründer und Verbreiter der deutschsprachigen Unity-Bewegung.
(2) Cousins, Norman: Der Arzt in uns selbst
(3) Hartmann, Matthias: Praktische Psycho-Onkologie
(4) zitiert nach: Schaffer, Ulrich: Du bist einzigartig, 16
(5) ebd., 28
(6) ebd., 26
(7) Hartmann, Matthias, 135
(8) ebd.
(9) ebd., 141

Ich stellte meine Ernährung um und verzichtete auf Schweinefleisch, Fette, Produkte aus Auszugsmehl und reduzierte weitgehend Zucker und Salz. Ich begann, Vollkornprodukte, frische Salate und viel Obst und Gemüse zu essen. In dieser Stimmung begab ich mich in die stationäre Krebsnachsorgebehandlung. Erst dort wurde mir bewusst, wie viele krebskranke Menschen es um mich herum gibt. Vielen ging es noch bedeutend schlechter als mir. Viele andere waren herausgefordert, mit der Krebserkrankung zu leben. Allein diese Feststellung motivierte mich wieder zu neuer Hoffnung.

Otto Baas

TEIL III – ERFAHRUNGEN MIT DER KREBSERKRANKUNG

Otto Baas: Da oben im Himmel ist einer, der über mich wacht

An einem kalten Wintertag im Februar 1982 fuhr ich zusammen mit meinem Sohn in den Wald, um Brennholz zu schlagen. Bei der anstrengenden körperlichen Arbeit fühlte ich mich nach ungewohnt kurzer Zeit müde, und meine Kleider waren schweißnass. Irgendetwas stimmte nicht mit mir, und wir fuhren vorzeitig nach Hause. Noch am gleichen Tag suchte ich meinen Hausarzt auf, einen Internisten, mit dem ich schon gemeinsam die Schule besucht hatte. Er veranlasste unter anderem auch eine Röntgenaufnahme der Lunge. Anschließend bat er mich, Platz zu nehmen und eröffnete mir, dass wir uns nunmehr seit 40 Jahren kennen und er deshalb offen mit mir reden wolle. Er sprach mich auf den hühnereigroßen Knoten vor dem Schlüsselbein an und fragte mich, ob ich diesen schon bemerkt hätte. Ich berichtete ihm, dass ich diesen Knoten schon seit über 20 Jahren an dieser Stelle hätte. Der Arzt war sich sicher, dass es sich um einen bösartigen Knoten handeln müsste. Diese Verdachtsdiagnose schreckte mich auf. Krebs? Nein, das konnte nicht sein! Die ambulante Untersuchung in der Uniklinik bestätigte tatsächlich den Verdacht meines Arztes. Nach tagelangen Untersuchungen wurde ich Anfang Mai operiert. Die Ärzte erklärten mir nach der ersten Operation, dass es sich bei dem Knoten um eine Lymphknotenmetastase eines Schilddrüsenkarzinoms gehandelt habe.

Noch heute erinnere ich mich gut an die Gedanken und Gefühle, die sich damals in mir ausbreiteten: Bei Eröffnung der Diagnose bin ich nicht mehr in der Lage, etwas zu sagen. In mir ist nur ein Gedanke: Krebs. Ich habe das Gefühl, als schwinde der Boden unter meinen Füßen, ich spüre keinen Halt mehr, plötzlich bin ich ganz allein. Allein mit dem Krebs. Allein mit einer unheilbaren Krankheit. Wahnsinnige Angst kommt in mir auf – nur kein langes Leiden! Eine Riesenlast liegt plötzlich auf mir. Ich habe doch eine Frau und zwei Kinder, die noch in der Ausbildung stehen. Soll es das mit 50 Jahren schon gewesen sein? In diese Gedanken vertieft höre ich wieder die Stimme des Arztes: „Herr Baas, was ist los?" Wachgerüttelt aus meinem ausweglosen Traum beschließe ich, dem Leiden ein schnelles Ende zu setzen. Die Untersuchungsräume liegen immerhin im

7. Stockwerk. Die Ärzte zeigen sich erschrocken, beginnen mich zu beruhigen und eröffnen mir die vollständige Diagnose. Das Schilddrüsenkarzinom habe tatsächlich schon weitere Metastasen gesetzt, so dass eine weitere Operation notwendig sein würde. Diese Ausführungen fallen wie Hammerschläge auf mich nieder, fassen kann ich das Ganze nicht mehr, alles erscheint wie ein böser Traum.

Erschüttert stand ich nach diesem Bericht auf und ging weg. Eigentlich wusste ich nicht, wohin ich gehen würde. Ich fühlte mich ohnmächtig, dachte an meine Kinder und an meine Frau. So verließ ich das Gebäude. Am Eingang aber kam mir meine Frau entgegen. Sie sah sofort, wie schlecht es mir ging und fragte, was mit mir los sei. Meine Antwort war knapp: „Ich habe Krebs." Weiter brachte ich kein Wort mehr über meine Lippen. Wir spazierten eine Zeit lang über das Klinikgelände. Es war Frühling – Mai – die Natur zeigte sich von ihrer schönsten Seite. Alles grünte und blühte, überall fanden sich Blumen voller Blütenpracht. In mir sah alles wie das krasse Gegenteil aus: Tumor – Krebs – unheilbar krank, der Herbst hatte begonnen. Meine Frau versuchte, sich zu fassen und tröstete mich. Sie sprach mir Mut zu, und nach und nach merkte ich, dass ich gar nicht so alleine war. Ich wusste nun, da ist jemand, der zu mir steht, der meinen Kummer und Schmerz teilt. So stimmte ich auch der zweiten Operation zu. Zuvor allerdings regelte ich einige notarielle Dinge.

Die zweite Operation Mitte Mai verlief problemlos, und schon zehn Tage später durfte ich das Krankenhaus wieder verlassen. Viel dachte ich in dieser Zeit über mein Christsein nach. „Hat mich Gott verlassen?", fragte ich mich immer wieder. In meiner Not suchte ich Hilfe im Gebet und stellte fest, dass Gott mich nicht verlassen hatte. Ich hatte mich lediglich selbst von Gott entfernt. Ich hatte gedacht, ohne ihn auskommen zu können, nun zeigte er mir meine Grenzen. In mir erwachte neue Hoffnung.

Anschließend erfolgte die Radiojodtherapie in der Abteilung für Nuklearmedizin in der Universitätsklinik. Leider entdeckten die Ärzte bereits während der Therapie weitere Metastasen in meiner Lunge. Dies erfuhr ich allerdings erst ein Vierteljahr später, da man mich während der laufenden Behandlung in dem Glauben belassen wollte, dass die Therapie erfolgreich sei. Als ich die vollständige Wahrheit erfuhr, fühlte ich mich wie wachgerüttelt. Mein Selbstbedauern war endgültig zu Ende, und ich forderte mich selbst zu einem Kampf gegen den Krebs auf. Ich ergriff die Initiative.

Ich stellte meine Ernährung um und verzichtete auf Schweinefleisch, Fette, Produkte aus Auszugsmehl und reduzierte weitgehend Zucker und Salz. Ich begann, Vollkornprodukte, frische Salate und viel Obst und Gemüse zu essen. In dieser Stimmung begab ich mich in die stationäre Krebsnachsorgebehandlung. Erst dort wurde mir bewusst, wie viele krebskranke Menschen es um mich herum gibt. Vielen ging es noch bedeutend schlechter als mir. Viele andere waren herausgefordert, mit der Krebserkrankung zu leben. Allein diese Feststellung motivierte mich wieder zu neuer Hoffnung. In dieser Zeit hörte ich zum ersten Mal auch von der Möglichkeit einer Misteltherapie. Noch in der Klinik wurde eine Misteltherapie begonnen, und ich erlernte gemeinsam mit meiner Ehefrau die Technik der subkutanen Injektion. Glücklicherweise übernahm auch die Krankenkasse die Kosten für diese Behandlung. Nach dem Aufenthalt in der Nachsorgeklinik stellte ich fest, dass meine Frau und ich mit einem Mal viel mehr Verständnis und Zeit füreinander hatten. Wir machten viel mehr als zuvor gemeinsam, gingen zusammen tanzen und erledigten gemeinsam die Arbeit für den Gesangsverein, in dem ich Vorsitzender war. Diese Zeit war für mich eine wunderbare Erfahrung.

Dankbar bin ich, dass ich erfahren durfte, dass Gott uns in seiner unendlichen Liebe nicht vergisst. Ich habe von Haus aus eine christliche Erziehung genossen und ging regelmäßig zum Gottesdienst. Auch nach der Heirat mit meiner Frau ging ich mit meiner Familie regelmäßig in die Kirche, weil es eben zum Sonntag gehörte.

Als ich nun krebskrank war und im Krankenhaus lag, haderte ich mit Gott und mit meinem Schicksal. Ich stellte Fragen. „Warum ich? Was habe ich getan? Warum bekomme gerade ich Krebs?“ Ich sah an die Zimmerdecke und sah sonst nichts. Plötzlich sagte eine Stimme: „Guten Tag, Herr Baas, wie geht's?“ Mein Chef war zu Besuch ins Krankenhaus gekommen. Er stand am Bett und reichte mir die Hand. Eine Antwort konnte ich nicht geben, ich brachte kein Wort über meine Lippen. Er aber drückte mir die Hand und sagte: „Da oben im Himmel ist einer, der wacht über Sie. Er wird Ihnen helfen. Wir, meine Frau und ich, beten für Sie.“ „Danke“, entgegnete ich, zu mehr war ich nicht fähig. „Da oben im Himmel ist einer, der über Sie wacht“, dieser Satz tat mir unendlich gut, er klingt noch heute in meinen Ohren wie herrliche Musik. Auch für diese Erfahrung, bei der ich meinen Chef als sozial und hilfreich erlebte, bin ich heute dankbar. Somit bekam ich schon im Krankenhaus das Gefühl, noch gebraucht zu werden, und es fiel mir leichter, meine Gedanken von der Erkrankung abzulenken.

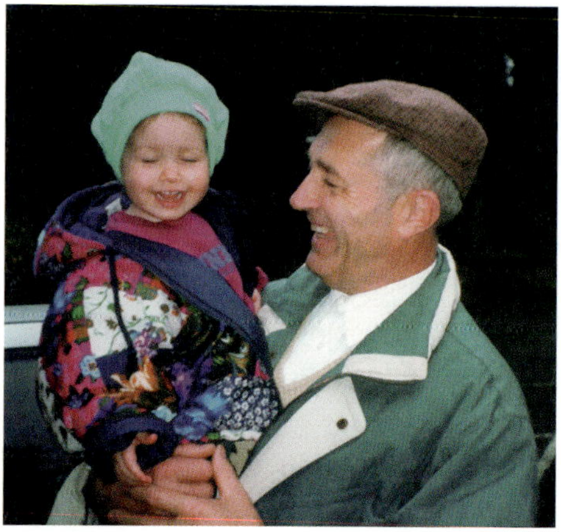

Otto Baas

1983, ungefähr ein Jahr nach der Krebsoperation und der anschließenden Radiojodbehandlung, erfuhr ich, dass die zwischenzeitlich diagnostizierten Lungenmetastasen nicht mehr nachweisbar waren. Somit war ich frei von Krebs. Auch heute, 16 Jahre später, geht es mir sehr gut. Ich habe mich in den Jahren danach mit der Krebserkrankung lange auseinandergesetzt und sie letztlich für mich angenommen. Durch diese Auseinandersetzung ist mein Leben lebenswerter geworden. Ich freue mich viel mehr an den Schönheiten der wunderbaren Natur, noch mehr Freude habe ich an meinem Hobby, der Imkerei. Ich widme meinen Bienen sehr viel Zeit und bin auch dadurch bewusster und gesünder als je zuvor. Ich freue mich über jeden neuen Tag und gehe Streitigkeiten weitgehend aus dem Weg. Ich möchte mein Leben nicht mehr mit negativen Erlebnissen belasten. Meine Frau und ich unternehmen ab und zu kleine Reisen, um nicht Gefangene des Alltags zu werden. Wir sehen andere Städte, lernen andere Menschen kennen und freuen uns an weiteren neuen Eindrücken.

Reinhold Fuhrmann: Die Zeit eilt, heilt, teilt

Ich befürchte, mit meinem Beitrag keine große Hilfe für die Leser leisten zu können. Zum einen, weil meine schriftlichen Ausdrucksmöglichkeiten begrenzt sind und zum anderen auch, weil ich viele oder sogar die meisten meiner Erinnerungen an die Erkrankung verloren habe. Es gibt ein Sprichwort: „Die Zeit eilt, heilt, teilt." In meinem Fall hat der Lauf der Zeit nicht nur geheilt, sondern auch die meisten unangenehmen Erinnerungen mit fortgenommen. Ich habe daher in meinen Unterlagen etwas geblättert und dabei einen Erfahrungsbericht gefunden, den ich vor einigen Jahren geschrieben hatte. Es ist mir aufgefallen, dass ich die Situation heute – mit dem zeitlichen Abstand – ganz anders betrachte. Gut erinnern kann ich mich daran, dass ich mit der Diagnose völlig unvorbereitet konfrontiert wurde und seinerzeit viele Gedanken über die psychische Belastbarkeit eines Menschen anstellte.

Den Zeitraum bis zur endgültigen Diagnosesicherung, es war ein Lymphom, empfand ich als extrem belastend. Seit dieser Zeit habe ich ein beim Amtsgericht hinterlegtes notarielles Testament. Die Therapie in der Uni-Klinik war zwar unangenehm, zwang mich aber zu so viel Aktivität, dass mir kaum Zeit zum Nachdenken blieb. Erst nach der Therapie kam das Nachdenken und damit auch die Angst in verstärktem Maß zurück. Es stellte sich mir mit Nachdruck die Frage, ob das Lymphom damit endgültig behandelt worden war oder ob es für mich weiterhin eine Bedrohung darstellte. Da mir auf diese Frage keiner der behandelnden Ärzte eine befriedigende Antwort geben konnte oder wollte, suchte ich nach Möglichkeiten, selbst etwas für meine Gesundung zu tun.

Über den Sozialdienst der Uni-Klinik stieß ich auf die Adressen verschiedener Nachsorgekliniken. In der Klinik waren es dann nicht die Ärzte und Behandlungen, die mich am meisten beeindruckten. Hier hatte ich vielmehr erstmals die Möglichkeit, mit anderen Menschen ganz offen über das Thema Krebs zu sprechen. Nachdem ich die Feststellung machen musste, dass Bekannte und auch Familienangehörige große Probleme mit meiner Erkrankung hatten, empfand ich es als erleichternd, mit welcher Selbstverständlichkeit das Thema Krebs in der Klinik angegangen wurde. Insbesondere die Gespräche mit Mitpatienten waren sehr hilfreich. Ich erinnere mich beispielsweise, dass mein Vater sich nur über Umwege bei meiner Frau nach meinem Befinden erkundigte und große Schwierigkeiten hatte, über den Krebs zu sprechen.

In der Klinik fand sich schnell eine Gruppe von elf ganz lieben Menschen (Krebspatienten sind grundsätzlich lieb) zusammen, die noch lange Zeit danach eine herzliche Freundschaft verband. Betrüblich und auch schmerzhaft war lediglich, dass ein großer Teil dieser Freundschaften im Laufe der Jahre auf biologische Weise beendet wurde.

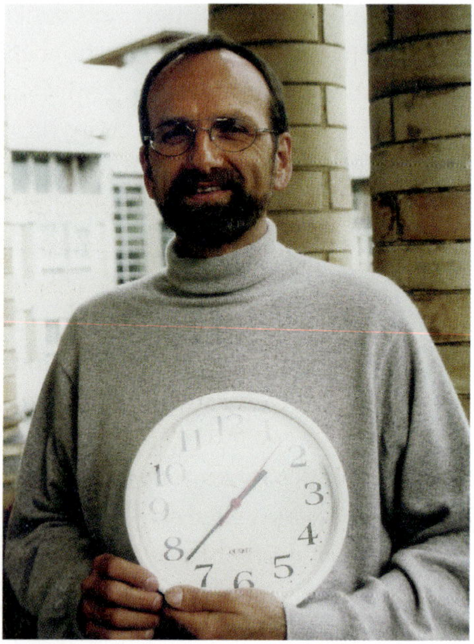

Reinhold Fuhrmann

Andrea Funk: Ich versuche, meinen Körper mit positiven Gedanken zu unterstützen

Die intensivsten Jahre der Krebsbekämpfung begannen für mich, nachdem bei mir eine Knochenmetastase festgestellt wurde. Zuvor hatte ich den Standpunkt: Ich hatte Krebs. Die Krankheit war mit Chemotherapie und Bestrahlung behandelt worden und somit für mich erledigt.

Als mir die Ärzte nunmehr eröffneten, der Krebs gelte durch die Metastasierung als unheilbar, nahm ich dies zunächst einmal zur Kenntnis und begann mit meiner Therapie. Später tauchten Fragen in mir auf. Werde ich den Baum im Frühjahr noch blühen sehen? Wird mein Hund mich überleben?

Irgendwann jedoch entwickelte sich ein Widerstand gegen die Prognose. Ein trotziger Gedanke setzte sich immer mehr fest. Es kann nicht sein, was nicht sein darf. Ich will das nicht. Die Aussage eines mich regelmäßig betreuenden Arztes hat mir ungemein geholfen, immer wieder Hoffnung und Kraft zu schöpfen. Er sagte: „Wir wissen nicht, was passiert. Es kann alles geschehen, auch das Gute." Somit war mir klar, dass ich, wenn auch nicht gesund, so doch nicht weiter erkranken wollte und auch nicht weiter erkranken würde.

In dieser Zeit hat mir mein Mann viel geholfen. Wir haben oft seine Hand auf die erkrankte Stelle aufgelegt und uns dabei vorgestellt, Energie zur Heilung fließen zu lassen. Dabei hatte ich das intensive Gefühl von Wärme und Leben in diesem Bereich. Medizinisch ist das sicherlich Unsinn, aber ich hatte das Gefühl, dass es mich auf meinem Weg ein Stückchen weitergebracht hat.

Es ist aus meiner Sicht nicht von der Hand zu weisen, dass negative Gedanken eine Krebserkrankung begünstigen können. Wenn jedoch der Körper auf negative Gedanken reagiert, ist er bestimmt auch dazu in der Lage, positive Gedanken körperlich umzusetzen, was allerdings ungleich schwerer ist. Diese Überlegung habe ich versucht umzusetzen, indem ich mir zuerst klargemacht habe, was an negativen Gedanken da ist, um sie anschließend bewusst zu verdrängen oder in positive Gedanken umzuwandeln.

Die ganze Zeit über hatte und habe ich durch komplementärmedizinisch arbeitende Ärzte medizinische und psychische Unterstützung erfahren. Durch die Orthomolekulare Nahrungsergänzung und viele Gespräche während meiner regelmäßigen ambulanten Behandlung wurden Körper und Geist immer wieder gestärkt und zum Weitermachen motiviert.

Mittlerweile bin ich in der Lage, im Urlaub ausgedehnte Bergwanderungen von mehreren Stunden zu unternehmen und gehe wieder regelmäßig zur Gymnastik. Die Erfahrung, wieder körperlich – zumindest zeitweise – leistungsfähig zu sein, gibt mir allmählich wieder das Vertrauen in meinen Körper zurück.

Die Angst vor der Wiedererkrankung wird wohl ein Leben lang bestehen bleiben. Wenn mir auch keiner sagen kann, ob ich weiter gesund bleibe, so bin ich doch glücklich, dass ich dies bis heute für mich erreichen durfte.

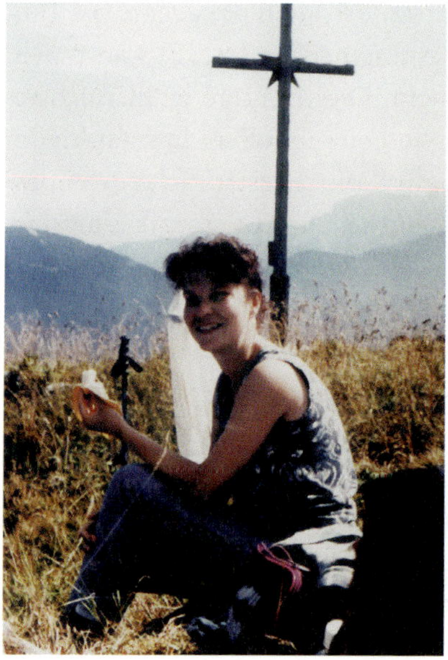

Andrea Funk

Wilma Hampe: Selbsthilfe und Meditation

Im Frühjahr 1974 war meine kleine Welt noch völlig in Ordnung. Ich hatte im April den Führerschein bestanden, ein Zusatzexamen als Krankenschwester erfolgreich abgelegt und erwartete das erste Enkelkind. Ich hatte drei gut geratene Kinder groß gezogen und lebte seit 23 Jahren in einer liebevollen, harmonischen Ehe mit meinem Traummann, der mir täglich seine große Liebe gestand. In meinem Beruf als Krankenschwester kam ich mit den Kollegen großartig zurecht.

Im August des gleichen Jahres wurden eine Kollegin und ich während einer Nachtwache von einer aggressiven Patientin bei der Aufnahme angegriffen. Meine Kollegin erlitt dabei einen Bauchfellriss und ich bekam einen Tritt in die linke Brust, die seitdem ständig schmerzte. Unser Oberarzt bestand auf einer Untersuchung in der Frauenklinik. Ich war davon nicht begeistert, denn im Mai hatte ich mich gerade erst gründlich untersuchen lassen. Ende September rief die Oberin mich zu sich und teilte mir einen erneuten Termin in der Frauenklinik mit. Bei der Untersuchung fand sich ein unklarer Knoten in der linken Brust. Bald darauf ging ich, ohne Böses zu ahnen, zu einem Eingriff in die Frauenklinik. An Krebs verschwendete ich keinen Gedanken. Für mich und meinen Mann war der Knoten nicht mehr tastbar und somit schien mir keine Gefahr zu bestehen.

Nach der Operation kam der große Schock, als ich feststellte, dass die ganze Brust amputiert worden war. Unter der Achsel hatte sich eine große eiternde Wunde entwickelt. Sechs Wochen musste ich stationär in der Klinik bleiben. Von Krebs war gar nicht die Rede gewesen, bis ich mir dann nachts auf einem Toilettengang im Dienstzimmer meine Akte aus dem Wagen zog und intensiv darin zu lesen begann. In den Befunden wurde von Chemotherapie und Bestrahlung gesprochen. Tatsächlich hatte man mir, einer erfahrenen Krankenschwester, die wahre Diagnose vorenthalten!

Nach der ersten Chemotherapie, die ich sehr schlecht vertragen habe, verweigerte ich die nachfolgend geplanten Infusionen. Mittlerweile hatte ich mich, so gut es ging, über Brustkrebs belesen. Dann wurden 32 Bestrahlungen angesetzt. Ich war psychisch in einem tiefen Loch, denn mein Mann wurde sehr kühl und reserviert. Er besuchte mich selten. Er beklagte den Verlust meiner Weiblichkeit, und zu allem Übel teilte mir die Krankenhausverwaltung mit, dass ich meine Planstelle zur Verfügung stellen solle. Ich antwortete, dass ich wieder zur Arbeit kommen würde und noch keineswegs daran dachte, zu sterben.

Ich trat schließlich eine Rehabilitationskur an, war aber in der Klinik so verzweifelt, dass ich nach 14 Tagen meine Koffer wieder packte. Ich hatte in einem Dreibettzimmer schlafen müssen und sah mich durch meinen Beruf gefordert, die beiden Mitpatienten zusätzlich zu versorgen. Mein Mann besuchte mich zwar, aber ich erkannte ihn kaum wieder. Er hatte sich vom Wesen her total verändert. Mein Schwiegersohn duldete nicht, dass ich mein Enkelkind anfasste, weil er der Meinung war, dass Krebs ansteckend wäre. Ich war in einer furchtbaren seelischen Verfassung. Als ich wieder zu Hause war, gab es nur noch Streit und Tränen. Nach einem fürchterlichen Streit sagte ich zu meinem Mann, der gerade wieder zur Freiwilligen Feuerwehrstunde wollte: „So ein Leben halte ich nicht mehr aus, ich will sterben." Mein Mann lachte und sagte: „Na, dann mach es auch richtig." Damit ging er weg. Das war der Auslöser dafür, dass ich alles, was ich an Tabletten hatte, zusammensuchte und schluckte (Valium, Schlaftabletten). Durch einen nicht vorhersehbaren Zufall wurde ich in letzter Minute gefunden und verbrachte später mehrere Wochen im Rollstuhl in der Neurologie.

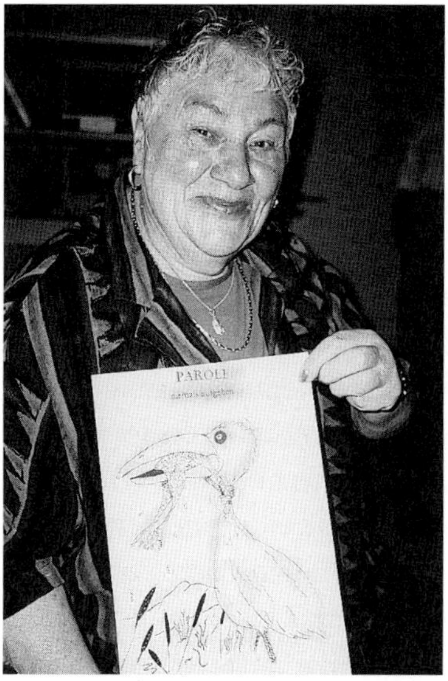

Wilma Hampe

Sieben Jahre nach der Brustoperation wurde bei mir eine Fernmetastasierung im rechten Schläfenlappen festgestellt. Während meiner langen Tätigkeit als Krankenschwester hatte ich auch mehrere Monate Einblick in neurochirurgische Operationen. Ich hatte mir seinerzeit geschworen, dass ich niemals einen Chirurgen an meinen eigenen Kopf lassen würde. Im Rahmen einer weiteren Rehabilitationsbehandlung wurde meine Weigerung, mir den Schädel öffnen zu lassen, sehr einfühlsam angehört und diskutiert. Letztlich erhielt ich das Versprechen zur Unterstützung auf jedem von mir gewählten Weg. Ich wollte es ohne die Operation versuchen und dabei alle mentalen und biologischen Möglichkeiten nutzen, die mir zur Verfügung standen. Ich wollte einen eigenen Weg beschreiten.

Ich begann, mich von zahlreichen sozialen Zwängen zu befreien. Unter anderem ließ ich mich von meinem Mann scheiden. Ich ging regelmäßig hinaus in die Natur und lebte später fast drei Monate lang auf einem Campingplatz. Dort konnte ich der Natur am nächsten sein. Ich lernte dort, in mich hinein zu horchen und zu meditieren. Seit dieser Zeit habe ich ein großes Gottvertrauen. Was ich ändern kann, ändere ich und alles weitere lege ich in Gottes Hände. Diese Einstellung gibt mir unendlich viel Gleichmut und Ruhe. Wenn ich etwas Besonderes plane, meditiere ich eine halbe Stunde vorher und gehe dann gelassen an die vor mir liegende Aufgabe heran.

1985 las ich zufällig, dass in meiner Stadt eine Selbsthilfegruppe nach Krebs gegründet werden sollte. Ich ging zu dem Treffen und erlebte, dass viele Frauen die gleichen Probleme und Nöte hatten wie ich. Das baute mich auf, und ich fing an, für die Interessen der Gruppe zu kämpfen und mich auf meine alten Kräfte zu besinnen. 1986 wurde ich zur Gruppenleiterin vorgeschlagen, was ich zunächst heftig abwehrte. Als meine Freundin mir zuredete, dass sie bereit sei, als meine Stellvertreterin mitzuarbeiten, gab ich widerstrebend nach. Ich wollte eigentlich keine Verantwortung mehr übernehmen und letztlich nur noch meine eigenen Wunden lecken. Aber die Arbeit für die Gruppenmitglieder tat mir gut. Durch Gespräche mit ihnen und ihre oft wiederholte Anteilnahme wuchs mein nicht mehr vorhandenes Selbstwertgefühl. Seitdem leite ich die Gruppe voller Freude und Dankbarkeit. Durch die Teilnahme an Tagungen, Symposien und Kongressen habe ich mich sachkundig gemacht und bin dadurch in der Lage, anderen in ihrem Leid beizustehen. Auch mir selbst kann ich somit letztlich besser helfen.

Insbesondere die Meditation setze ich ständig für mein Wohlbefinden ein und habe dadurch innere Ruhe und Frieden bekommen. Ich finde mein Leben auf diese Weise wunderbar und ausgefüllt. Ich weiß erst seit meiner Erkrankung, was für ein Mensch ich wirklich bin und welche Fähigkeiten und Qualitäten ich habe. Ich habe zum Beispiel früher nie gewusst, dass ich künstlerisch begabt bin. Viele Fensterbilder und Aquarelle sprechen heute davon. Einige hängen sogar in der Filiale meiner Bank. Die Krebsselbsthilfe hat sich mittlerweile etabliert und einen guten Ruf erworben. Bei Anfragen aus unserer Gruppe sind hervorragende Experten und Professoren bereit, uns zu helfen oder Vorträge zu halten. Ich habe einen neuen großen Bekanntenkreis und viele gute Freunde gewonnen. Auch meine drei Kinder und meine acht Enkelkinder lieben mich. Sie sind das Kostbarste in meinem Leben. Seit 1989 bin ich geschieden und muss leider monatlich einen größeren Versorgungsausgleich zahlen, weil ich früher mehr verdient habe als mein Mann. Ich habe meinem Ehemann schon lange verziehen und ihm nie etwas Böses gewünscht. Deshalb hat mich die Tatsache sehr erschüttert, dass seine jetzige Frau an der Alzheimerschen Krankheit leidet. Aber Gott lenkt die Schicksale der Menschen, und wir müssen das akzeptieren.

Ich hatte in den letzten drei Jahren mehrere Rezidive. Bösartige Knoten beispielsweise in der Achselhöhle. Ich ließ diese Knoten jedesmal abklären und programmierte mich vor den Untersuchungen durch Meditation darauf, nicht zu verzweifeln. Jeden negativen Gedanken ersetzte ich mit positiven Gedanken und Handlungen, so dass die innere Gewissheit immer mehr wuchs. Ich werde es immer wieder schaffen. Die entarteten Zellen werde ich wieder vernichten können. Mein eigenes Denken und mein seelischer Zustand erscheinen mir dabei ebenso wichtig, wie die Hilfe durch die behandelnden Ärzte. Durch naturheilkundliche Medikamente aktiviere ich systematisch mein Immunsystem, damit die eigenen Abwehrkräfte optimal arbeiten können. Mit offenem Herzen nehme ich bewusst alle Freuden des täglichen Lebens auf.

Gute Begegnungen, Gespräche und Musik helfen mir sehr, und ich danke Gott oft für die schönen Stunden, die ich erleben durfte und darf. Ich habe gelernt, dass ich ehrlich und fair meinen eigenen Lebensweg gehen muss. Ich lasse mich nicht mehr auf Ungereimtheiten ein. Ich vermeide, so gut ich kann, Menschen mit negativer Ausstrahlung. Ich sage mir immer: „Das musst du dir nicht mehr antun."

Ich danke Gott innig, dass ich jetzt ein so schönes und interessantes Leben habe. Noch immer habe ich weiter mit neuen Metastasen zu kämpfen. Ich habe aber gelernt, mit diesen Ereignissen umzugehen und habe wunderbare Ärzte, die mir mit Rat und Tat zur Seite stehen. Wenn Gott mich ruft und mich an seiner Seite haben will, werde ich gerne gehen, aber so lange schöpfe ich das schöne Leben noch voll aus.

Ortraud Heise: Auch ohne Brust bin ich noch vollständig

Die Diagnose Krebs bedeutete für mich zunächst das Ende. Die rechte Brust sollte amputiert werden. Und so geschah es dann auch. Heute kann ich mit weitem zeitlichen Abstand über die Gedanken und Erlebnisse berichten, die mich wieder fröhlich und lebensbejahend gemacht haben.

Ein ganz besonderes Gefühl war es zunächst, als ich aus der Narkose aufwachte. Überall in mir steckte noch Leben. Ich konnte draußen vor dem Fenster die Wolken ziehen sehen und die Vögel singen hören. Ich konnte meine Beine und meinen linken Arm bewegen. Ich konnte sprechen, hören und denken. Ich war nicht tot.

Nach langem und gutem Zureden durch meinen Hausarzt entschloss ich mich dann, einige Monate nach der Krankenhausentlassung noch die Anschlussheilbehandlung in Anspruch zu nehmen. Noch etwas unter Schock stehend war ich wenig kontaktfreudig und ging in der Reha-Klinik bei jeder sich bietenden Gelegenheit sofort auf mein Zimmer. Nach etwa drei Tagen habe ich mir gedacht, wenn ich jetzt keinen anspreche, bleibe

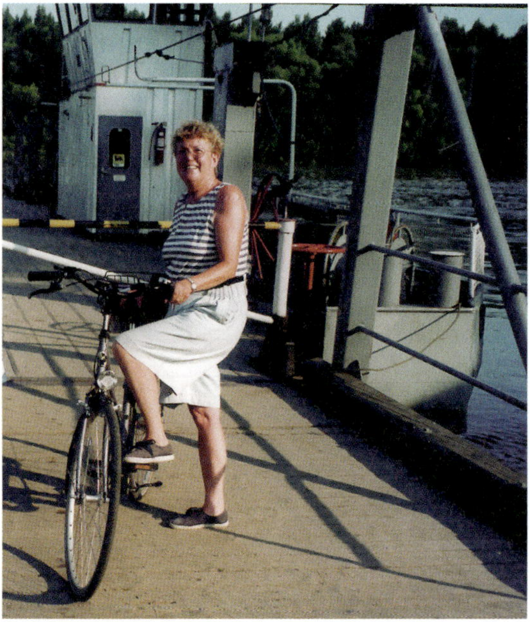

Ortraud Heise

ich alleine. Ich hatte Glück. Schneller, als ich je gedacht hätte, wurde aus einer kleinen Gruppe von Patientinnen ein tolles Team. Vor allem redeten wir gar nicht so viel über unsere Krankheiten, sondern begannen, viele Dinge zu tun, die uns einfach Spaß machten. Wir wanderten viel und gingen jeden Abend tanzen. Ich behaupte heute noch, dass ich, wenn ich damals nicht jeden Tanz getanzt hätte, ein Mensch mit Komplexen geworden wäre. So aber habe ich festgestellt, dass ich auch ohne Brust noch vollwertig bin.

Die Nachsorgekur war für mich somit sehr motivierend. Unser Team, die vier Damen und ein Herr, trifft sich noch immer jedes Jahr zweimal im selben Kurort von damals. Wie damals tauschen wir unsere Erfahrungen über unser Befinden, unsere Ess- und Lebensgewohnheiten, neue Teesorten und alles Mögliche andere aus. Es tut gut, und danach fühlen wir uns alle wieder fit bis zum nächsten Mal. Wir erinnern uns gegenseitig an die Pläne, die wir geschmiedet haben. Zum Beispiel auch daran, gesund zu essen. Es ist einfach wichtig. Dieses gegenseitige Erinnern, an das, was gut tut und gut bleibt, ist auch der Grund für mein Wohlbefinden bis heute. Tatsächlich suche ich auch deshalb immer noch meine behandelnden Ärzte von damals auf und freue mich mit Ihnen, dass die Krebserkrankung nicht mein Ende war.

Elisabeth-Charlotte Jacobs: Kraft, Ruhe, Ergebenheit und Energie

Krebs war für mich immer eine Krankheit, die nur andere bekommen, nicht ich. Vor acht Jahren kam ich aus einem schönen Urlaub nach Hause und erfuhr, dass meine jüngste Schwester an der Brust operiert worden war. Ich bekam einen Weinkrampf, weil ich nicht glauben wollte, dass sie würde sterben müssen. Für mich kam damals eine Krebserkrankung einem Todesurteil gleich. Meine Schwester hat 18 Monate gekämpft, doch sie musste unterliegen, wahrscheinlich auch, weil sie sich zu spät in ärztliche Behandlung begeben hatte.

Wieder einmal kam ich aus einem schönen Urlaub und unter unserer Haustür lag ein Zettel von einer Freundin mit dem Vermerk: „Ich habe Krebs, morgen Operation." Auch sie hat tapfer alle Schrecken der Behandlung mit vielen Hoffnungen durchlebt und fünf Jahre lang gegen den Tod gekämpft. Eine Erinnerung an diese Zeit ist für mich einer ihrer letzten Briefe, in dem sie schrieb, wie sie litt und kämpfte, sich aber durch die Mitleidenden getröstet fühlte.

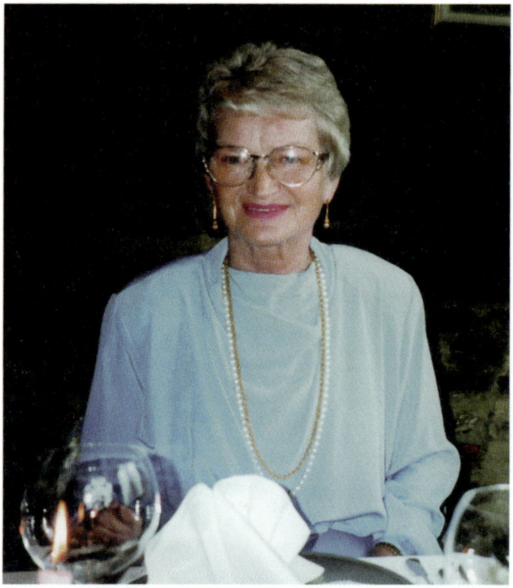

Elisabeth-Charlotte Jakobs

Am 9. Februar 1995, ich hatte den Knoten in meiner Brust schon längere Zeit wahrgenommen, ging ich selbst zum Arzt. Durchgeführt wurden eine Mammographie und eine Gewebeentnahme. Nach diesen Untersuchungen war ich gewiss, dass nun auch ich von dieser Krankheit befallen war. Mit meiner Hausärztin, die mich sehr fürsorglich und bis zur Operation begleitet und betreut hat, hatte ich ausführlich das Für und Wider einer Operation durchgesprochen. Vor dem Eingriff nahm ich Bachblüten ein, Olive und Eiche.

Ich bin ein gläubiger Mensch und war mir damals sicher, dass ich eine Überlebenschance hatte. Ich nahm und tat alles, was man mir auftrug. Am 8. März 1995 stand dann endgültig fest, dass ich Brustkrebs hatte. Ich war schon in meinem Krankenhauszimmer, als der Professor mir diesen Befund eröffnete. Jetzt, wo ich alles niederschreibe, erlebe ich die ganze Situation noch einmal. Der Arzt, der mir diesen Bescheid überbringen musste, tat mir unendlich leid, und ich hätte ihn am liebsten getröstet, weil er so traurig aussah. Wie vielen Frauen hat er wohl schon solche Nachrichten bringen müssen? Das waren meine Gedanken. Als er das Zimmer verlassen hatte, setzte ich mich, bewaffnet mit einem Blatt Papier und einem Stift ans Fenster und schrieb die Buchstaben K R E B S untereinander.

Ich wollte damit der Krankheit ein anderes Blickfeld geben. Sie stand jetzt aufrecht vor mir und ich konnte sie verändern. Ich betete zu Gott und sagte: „Du hast mir diese Krankheit aufgeladen, ich kann sie allein weder tragen noch überwinden." Und wie ich so darüber sinnierte, kamen die Gedanken einer positiven Veränderung. Etwas sagte in mir, nimm das K und mache die Kraft daraus, die du brauchst. Das R bringt dich zur Ruhe. Das E verwandle in Ergebenheit statt Auflehnung, aber auch in Energie, die sehr wichtig ist. Das B gab mir die Erkenntnis, zur Bescheidenheit zurückzukehren und allen Ballast abzuwerfen. Dann kam das S. Ich wusste im ersten Augenblick nicht, welchen Sinn ich diesem Buchstaben geben sollte. Noch heute fühle ich, wie ich ganz plötzlich von innen heraus strahlte. Ich fühlte es: Sieg und Segen standen so klar vor mir. Ich werde die Krankheit besiegen und den Segen davontragen dürfen! Mein Krebs war besiegt.

K Kraft
R Ruhe
E Ergebenheit und Energie
B Bescheidenheit und Ballast abwerfen
S Sieg und Segen davontragen

Am Nachmittag wurden meine Brüste für die Operation angezeichnet, und ich erzählte dabei dem Professor meine gewonnenen Erkenntnisse. Er war mit mir darüber sehr erfreut und erleichtert. Nun hatte er eine Verbündete im Kampf gegen den Krebs, den er beseitigen musste. Alles ging gut. Die Nachricht, dass die Lymphknoten nicht befallen waren, war für mich die erste Bestätigung, dass ich gesunden würde. Die Bestrahlungen habe ich gut überstanden und durfte erleben, dass völlig fremde Menschen, besonders die Taxifahrerinnen und -fahrer, die mich täglich zur Bestrahlung fahren mussten, alles taten, um mir den Weg so kurzweilig wie möglich zu machen. Sie fuhren mich entlang der schönsten Strecken, wobei ich erleben konnte, wie die Natur sich anschickte, wieder zu neuem Leben zu erwachen. Alles nahm ich zu Sinnbildern in mich auf. Ich strebte mit der Natur um die Wette und wollte es ihr gleichtun. Durch die Erkrankung, die auch Erschöpfung mit sich brachte, fand ich Zeit, wieder mehr für mich persönlich zu tun. Ich begann beispielsweise, viel zu lesen. Hermann Hesse gab mir mit seinen Büchern, besonders dem Glasperlenspiel und der Figur Josef Knecht, ein ganz besonderes Erlebnis. Auch wurden mir die tiefgreifenden Gedichte von Paul Gerhard begleitende Helfer. Beispielsweise: „Wir machen unser Kreuz und Leid nur größer durch die Traurigkeit." Auch das Malen war mir sehr wichtig. Dunkle Bilder, aber auch ganz bunte und vor allem meditative Bilder sind in dieser Zeit entstanden. Doch die größte Hilfe war die Musik. Ich hatte jetzt Zeit geschenkt bekommen und tauchte ein in die Kompositionen von Bach, Mozart, Brahms und Bruckner. Ich ließ meine Seele aus dieser Musik trinken, bis zum Überlaufen. Das war der erste Teil des Segens, den ich aus der Genesungszeit schöpfen durfte.

Der zweite Teil war die stationäre Nachsorgebehandlung. Ich war in den vorhergehenden Jahren nicht besonders verwöhnt worden. Die ganz persönliche Zuwendung, mit der die behandelnden Ärztinnen und Ärzte mich als Mensch mit Leib, Seele und Geist wahrnahmen, überstieg alle meine Erwartungen. Abgesehen von den körperlichen Beschwerden achtete man auf die seelische Verfassung und stimmte den Behandlungsplan darauf ab. Sehr wichtig waren auch die so genannten Morgenrunden, bei denen Ärzte, Schwestern und Patienten regelmäßig zum Austausch zusammenkamen. Hier fühlte sich jeder ernst genommen und erfuhr, dass er nicht allein war mit seinen Sorgen und Nöten.

Am Eingang zu dem wunderbaren Park, der direkt neben der Klinik beginnt, hatte ich dann ein Schlüsselerlebnis. Gleich nach den ersten Schritten in den Park hinein fällt zur linken ein wunderschöner Wasserfall herab. Eine Brücke, gesäumt mit hohen Steinen, überquert den kleinen Bach. Wenn man sich auf einen der Steine niederlässt, sieht man, dass der Bach noch einmal herabstürzt, um dann weiterzufließen. Es war an einem wunderschönen sonnigen Tag. Als ich mich auf einem der Steine niederließ und das Bild, das sich mir präsentierte, ganz aufmerksam betrachtete, hatte ich eine Art Vision. Dieses Wasser, das von hoch oben kommt, erfüllt mit der Energie der Sonne und der blauen Farbe des Himmels, fließt vorbei an den Wurzeln der starken Bäume, die dort wachsen. Das Wasser nimmt deren Kraft und die Mineralien des Erdreichs mit sich, fließt gereinigt über die Steine, fließt nun durch mich hindurch, erfüllt mich mit allem, was es mit sich führt. Das Wasser nimmt das mit fort, was meinem Körper schadet und stürzt hinter mir hinab in die Tiefe. Ich bin rein und leer, um mich von der Schönheit des Parks beschenken zu lassen und zu danken. In meiner Heimat sagt man: „Fließt das Wasser über sieben Stein, ist es ganz rein."

Vieles in diesem Park wurde mir zu Sinnbildern, besonders die herrlichen, sehr alten, von Sturm und Wetter der Jahre gezeichneten Bäume. Immer bin ich vor ihnen stehen geblieben, habe auf die Ansprache an mich gehorcht, habe mich angelehnt und gedankt. Die Rinde der Bäume war fest und warm. An einem Baum, der mit einem riesengroßen Felsen aus der Eiszeit zusammengewachsen war, habe ich lang gestanden und über seine Lebensgeschichte nachgedacht. Als Samenkorn ist er vor vielen, vielen Jahren dort an den Felsen gefallen, ist gewachsen, hat seine Wurzeln mit den Jahren immer weiter ins Erdreich ausgestreckt, bis er an diesen Felsen stieß, der ihm seine Grenzen zeigte. Er konnte nicht ausweichen, und so wuchs und erstarkte dieser Teil der Wurzel so sehr, dass er schon fast die Höhe des gesamten Felsens erreicht hatte.

Ich sagte mir, dass dieser Stein dem Baum im Weiterwachsen nicht geschadet hat. Im Gegenteil, er ist daran erstarkt, sehr groß gewachsen und hat nun bei schweren Stürmen einen festen Halt und Grund. Sein Stamm wurzelt in dem Felsen, der ihm einst in seiner Entwicklung scheinbar im Wege stand. Wie oft stehen uns Steine im Wege unseres Lebens? Mache sie dir zunutze! So bin ich in den vier Wochen meiner Kur mit offenen Sinnen durch die Natur gegangen, bereit zu lernen und zu genießen.

Die musischen Angebote, insbesondere das Seidenmalen, haben mich vollauf begeistert, und ich habe mich an den Farben berauscht. Auch die geistigen Anregungen, die Vorträge und Gruppentherapien taten gut. Sehr dankbar war ich, vor allem als Hausfrau, auch für die leibliche Versorgung, die so reichlich, für Auge und Gaumen schmackhaft und freundlich angeboten wurde. Ich habe alles sehr genossen. Zusammenfassend kann ich sagen, dass die Krankheit in allem, was mir in dieser Zeit begegnet ist, zum Segen wurde und ich alles mit Dank angenommen habe.

Christa Jarek: Ich wollte kein Mitleid

Im November 1992 bin ich mit meiner Tochter, die damals 18 Jahre alt war, in eine neue Wohnung gezogen. Zwei unglückliche Beziehungen lagen hinter mir. Meine Tochter und ich waren trotzdem zufrieden, und ich sagte mir, dass in jedem Ende ein Neuanfang steckt. Dieser war allerdings nicht einfach, denn es fehlte an allen Ecken und Enden. Das ganze Jahr 1992 war ich sehr erschöpft, und dann hat mir die Renovierung der neuen Wohnung auch noch sehr zugesetzt. Nach einem Arbeitstag schafft man nicht mehr viel. Im Frühjahr 1993 merkte ich, dass irgendetwas mit mir nicht stimmte. Nachts wachte ich schweißgebadet auf, und ich hatte auch regelmäßige Dauerblutungen. Mein Frauenarzt meinte, die Beschwerden wären psychisch bedingt und würden sich von alleine wieder geben. Es wurde aber nicht von alleine besser. Meine Hausärztin hat mich dann aufgrund der Erschöpfung krankgeschrieben und mir eine Kur verordnet. Während der Kur wurde ich nochmals frauenärztlich untersucht und es fand sich wiederum kein krankhafter Befund. Ich bin seit meinem 29. Lebensjahr regelmäßig zur Krebsvorsorgeuntersuchung gegangen, weil meine beiden Schwestern an Brustkrebs erkrankt waren und mein Vater an Lungenkrebs gestorben ist.

Nach der Kur bin ich wieder arbeiten gegangen. Nach einigen Tagen bemerkte ich eine verhärtete Stelle an meiner Brust. Ich habe mich daraufhin erneut bei meinem Frauenarzt vorgestellt. Nach der Untersuchung zeigte er sich dieses Mal äußerst besorgt und wollte mich sofort in eine Klinik einweisen. In diesem Moment bekam ich eine schreckliche Angst. Ich weinte und sagte ihm, dass ich nicht ins Krankenhaus gehen wollte. Ich war völlig fertig. Für mich stand sofort fest: Es ist Krebs. Der Arzt war richtig erschrocken über meine Reaktion und zwang mich erst einmal zur Ruhe. Als ich mich wieder angezogen hatte, bereitete er die Einweisung für das Krankenhaus vor. Ich fragte ihn, welche Klinik er mir empfehlen würde wenn ich seine Frau wäre. Er riet mir, das Krankenhaus vor Ort aufzusuchen.

Meine Arbeitsstelle befindet sich direkt gegenüber der Praxis, und weil ich wusste, dass zu dieser Zeit keiner der Kollegen mehr da sein würde, bin ich einfach über die Straße gegangen und habe mich ins Büro gesetzt. Ich war total verzweifelt und voller Angst. An diesem Abend hatte ich eine

Verabredung mit meinen Kolleginnen zum Essen. Ich rief eine Kollegin an, zu der ich großes Vertrauen habe und sagte ihr, dass ich nicht mitkommen würde, weil ich ein großes Problem hätte. Als sie erfuhr, dass ich um diese Zeit noch im Büro sei, machte sie sich sofort auf den Weg zu mir. Es dauerte keine Viertelstunde, da war sie schon da. Ich weinte immer noch. Die Kollegin versuchte mit aller Kraft, mich davon zu überzeugen, doch noch zu dem Treffen mitzukommen. Weil sie wusste, dass ich mit meiner Tochter zu Hause allein lebte, hatte sie wohl Angst, dass ich mir etwas antun könnte. Sie versprach mir, meinen anderen Kollegen nichts von unserem Gespräch zu erzählen. Wie ich den Abend überstanden habe, weiß ich bis heute noch nicht. Ich habe auch ganz gegen meine Gewohnheit einige Kurze getrunken. Irgendwie muss mich das wohl so benebelt haben, dass ich das Treffen bis zum Ende durchgehalten habe. Meine Kollegin wollte mich anschließend nach Hause fahren, doch ich hatte das Bedürfnis, mit meiner älteren Schwester zu sprechen. Als wir bei ihr ankamen, brannte noch Licht. Meine Kollegin achtete darauf, dass mir die Haustür geöffnet wurde und ist erst dann fortgefahren. Bei meiner Schwester brach ich gleich wieder in Tränen aus. Als sie erfuhr, worum es ging, zeigte sich, dass sie meine Diagnose mit ganz anderen Augen sah. Sie hatte das alles schon selbst erlebt und konnte mich entsprechend trösten.

Als ich zu Hause war, packte ich einige Sachen für die Klinik in eine Reisetasche. Am anderen Morgen bin ich um 6 Uhr aufgestanden und habe meine Tochter geweckt. Das war für sie sehr ungewöhnlich, weil ich zu dieser Zeit sonst schon in der Firma bin. Ich setzte mich zu ihr aufs Bett und fing gleich wieder an zu weinen. Ich erzählte ihr, dass sich in meiner Brust ein Knoten befände, der im Krankenhaus weiter untersucht werden müsste, und sagte: „Hab keine Angst, ich werde nicht sterben. Schwierig ist für mich nur, dass ich nicht weiß, was auf mich zukommt und deshalb habe ich eine solche Angst."

Die Dame an der Anmeldung im Krankenhaus fragte mich unter anderem auch, wer benachrichtigt werden sollte, falls irgendetwas Unvorhergesehenes passiert. Ich sagte: „Es wird gar keiner benachrichtigt. Ich möchte nicht, dass irgendjemand benachrichtigt wird, weil ich das Krankenhaus bald wieder gesund verlassen werde." Ich musste auf der Station dann zunächst auf dem Gang liegen, weil alle Zimmer voll belegt waren. Aber das war mir egal. Ich wollte nur endlich wissen, was auf mich zukommen würde. Meiner Schwester war das nicht geheuer und sie dachte, dass ich im Krankenhaus wegen der Überbelegung nicht gut aufgehoben sei. Sie stellte den Schwestern viele Fragen. Weil mich das sehr störte, habe ich sie schließlich einfach nach Hause geschickt. Nach weiteren Untersuchungen musste ich dann die Einverständniserklärung für die Operation unterschreiben. Schon zu diesem Zeitpunkt musste ich der möglichen Brustamputation zustimmen, falls der Befund bösartig sein würde. Der Stationsarzt hat mir auch zu einem Brustaufbau geraten, weil ich ja noch ziemlich jung war. Er erklärte mir im Folgenden den Vorgang der Operation: Zunächst wird der Tumor selbst entfernt. Noch während der Narkose wird das Tumorgewebe in ein Labor gebracht und dort vom Pathologen untersucht. Ist der Tumor gutartig, wird die Wunde verschlossen und die Patientin hat Glück gehabt. Ist der Tumor aber bösartig, werden die Lymphdrüsen in der Achselhöhle auch noch entfernt. Eine Woche nach der Operation würde dann der pathologische Befund der Lymphknotenuntersuchung nachfolgen.

Nach diesem Gespräch markierte der Arzt mit einem roten Filzstift die Stelle, an der am Folgetag geschnitten werden sollte. Dann schickte er mich noch zum EKG und zum Anästhesisten. Gegen 21 Uhr kam die Nachtschwester ins Zimmer. Sie begrüßte mich und sagte: „Sie werden morgen früh operiert. Ich gebe Ihnen jetzt eine Tablette, damit Sie die Nacht gut schlafen." Ich erzählte ihr, dass ich große Angst vor dem anderen Morgen hätte und sie beruhigte mich, indem sie mir sagte, dass ich nach der Tablette gut schlafen würde. Sollte ich in der Nacht trotzdem wach werden und Angst haben, könnte ich klingeln, und sie würde kommen und sich mit mir unterhalten.

Aus der Narkose wachte ich erst am späten Nachmittag wieder auf. Ich war im Aufwachraum und mir war entsetzlich kalt. Eine Schwester brachte mir Decken. Dann schlief ich sofort wieder ein. Beim zweiten Aufwachen war ich dann in einem eigenen normalen Patientenzimmer. Mir war schrecklich übel und ich musste mich dauernd übergeben. Irgendwann kam der Arzt zu mir. „Der Tumor war bösartig, wir haben wie abgesprochen operiert. Die Lymphdrüsen, die wir entfernen mussten, sind eingeschickt worden. Wenn das Ergebnis der Untersuchung kommt, sprechen wir über die weitere Behandlung." Für mich stand erst einmal fest, dass ich mit niemandem über meine Krebserkrankung reden würde. Bei den

Besuchen meiner Tochter, meiner Mutter und meiner Schwestern erzählte ich, dass die Operation beendet sei und ich erst Mal abwarten müsse, was die pathologischen Untersuchungsergebnisse bringen würden. Ich muss wohl sehr überzeugend gesprochen haben, denn sie haben mir geglaubt. Meiner Kollegin erzählte ich die gleiche Geschichte. In der Firma berichtete sie dann, dass ich Kreislaufbeschwerden hätte und aus diesem Grund noch länger krankgeschrieben wäre. Dann erfuhr ich schließlich, dass doch noch eine Chemotherapie notwendig wäre. Es fiel mir entsetzlich schwer, meiner Tochter die Wahrheit hierüber zu eröffnen. Doch wollte ich es unbedingt selber tun, damit sie es nicht durch Zufälle von anderen erfährt. Danach erzählte ich es auch noch meiner Mutter, meinen Schwestern und meiner Kollegin. Alle mussten mir allerdings versprechen, die Diagnose für sich zu behalten. Ich wollte auf keinen Fall, dass sonst noch jemand von meiner Krebskrankheit erfährt. Für mich stand fest: Ich werde die Krankheit besiegen, das aber kann mir nur dann gelingen, wenn ich nicht dauernd auf meine Krankheit angesprochen werde. Ich wollte auf keinen Fall Mitleid. Von mir war nun eine große Last abgefallen. Ich hatte allen Menschen, die mir wichtig waren, die Wahrheit gesagt und konnte zum ersten Mal seit langer Zeit wieder gut schlafen.

Nachdem ich im Krankenhaus die erste von sechs Chemotherapien bekommen hatte, durfte ich Anfang November endlich wieder nach Hause gehen. Ich freute mich riesig auf meine Tochter. Wir lebten mittlerweile ein Jahr lang in der neuen Wohnung, und ich hatte sie die meiste Zeit über dort alleine lassen müssen. Andererseits merkte ich, wie selbständig sie in dieser Zeit geworden war. Ich war richtig stolz auf sie. Anfang Dezember musste ich wie geplant zur zweiten Chemotherapie wieder in die Klinik. Weil ich alles gut überstanden habe, durfte ich schon zwei Tage später wieder nach Hause gehen. In allen Jahren zuvor hatte ich Anfang Dezember meinen Geburtstag vorbereitet. In diesem Jahr hatte ich überhaupt keine Lust zu feiern. Ich war viel zu müde, und die Vorbereitungen bereiteten mir viel zu viel Arbeit. Ich wollte eigentlich nur schlafen und sagte auch meiner Familie ab. Mit der Überraschung durch meine Kollegin hatte ich überhaupt nicht gerechnet. Genau um 4 Uhr nachmittags klingelte es an meinem Geburtstag an der Haustür. Tatsächlich kamen alle Kolleginnen die Treppe herauf, sangen mir ein Ständchen und hatten alles mitgebracht, was man zum Feiern braucht. Es wurde ein richtig schöner

Geburtstag. Keiner sprach mich auf meine Krankheit an, und alle erkundigten sich nur, ob es mir wieder besser ginge und fragten mich, wann ich wieder mit der Arbeit anfangen würde.

Kurz vor Weihnachten folgte dann die dritte Chemotherapie, nach der ich wiederum nur eine Nacht zur Beobachtung in der Klinik bleiben musste. Zwischen Weihnachten und Neujahr musste ich in die Firma, da mein Chef sich mit mir über meine Fehlzeiten unterhalten wollte. Ich erzählte ihm die Wahrheit über meine Krankheit und sagte ihm, dass es eine große Belastung für mich sei, wenn meine Diagnose im Kollegenkreis bekannt werden würde. Er hatte großes Verständnis für mich, und so ging das Gespräch ohne Nachteile für mich aus. Schließlich hatte ich früher nicht einen Tag aus Krankheitsgründen gefehlt. Ich erklärte meinem Chef auch, dass ich plante, im Januar wieder mit der Arbeit zu beginnen, sobald mir der Arzt die Erlaubnis dafür geben würde. Mitte Januar war ich dann an einem Donnerstag zur vierten Chemotherapie wiederum im Krankenhaus und bin am Montag darauf erstmals wieder zur Arbeit gegangen.

Während der Chemotherapie wuchs in mir ein alter Wunsch zu neuem Leben. Ich hatte mir vorgenommen, endlich das Tanzen zu lernen. So meldete ich mich bei einer Tanzschule für Singles an. Tatsächlich hatte ich dort sehr viel Spaß und lernte viele nette, neue Menschen kennen. Es bildeten sich in dieser Zeit Freundschaften, die bis heute fortbestehen. Mit dem Tanzen habe ich mich damals gut von der Krankheit und den Chemotherapien ablenken können. Leider ergab sich dann bei der fünften Chemotherapie im Februar viel Übelkeit und ich hatte ausgeprägte Rückenschmerzen. Am Wochenende nach der Chemotherapie wurde ich morgens sehr früh wach, weil mir immer noch schrecklich übel war. Ich musste mich übergeben. Weil das Wochenende vor der Tür stand, musste ich trotzdem einkaufen gehen. Ich bin also aufgestanden und aus dem Haus gegangen. Als ich zu meinem Auto kam, stellte ich fest, dass man mir in der Nacht die Radkappen geklaut hatte. Durch den großen Ärger hierüber habe ich sogar meine Schmerzen und die Übelkeit vergessen, und es ging mir in körperlicher Hinsicht viel besser. Noch heute finde ich es phänomenal, dass meine Wut über die geklauten Radkappen mich in dieser Weise von meinen Schmerzen ablenken konnte.

Ein ähnlich besonderes Phänomen erlebte ich dann, als ich zur sechsten und letzten Chemotherapie Ende Februar wieder in die Klinik ging. Letztlich hatte ich alle Chemotherapien bis dahin recht gut vertragen. Nun lag neben mir im Zimmer eine Patientin, der es aufgrund der chemotherapeutischen Behandlung extrem schlecht ging. Irgendwie muss mich ihre Übelkeit angesteckt haben, und wir begannen, uns annähernd abwechselnd zu übergeben. Dann war die Chemotherapie endlich vorbei.

Gut erinnere ich mich an ein weiteres merkwürdiges Erlebnis, das sich im April 1994 ereignete. Ich war eine Woche außer Haus gewesen und fand, als ich wieder nach Hause kam, im Briefkasten eine Karte von meinem Frauenarzt. Ich las, dass ich mich sofort in der Praxis melden sollte. Der Arzt teilte mir mit, dass die Blutwerte bei der letzten Untersuchung nicht gut ausgefallen wären. Er erklärte mir, dass die Tumormarker deutlich gestiegen seien, worauf ich natürlich wieder völlig verzweifelt war. Ich hatte wieder entsetzliche Angst, wie bei der Diagnosestellung ein Jahr zuvor. Wiederum musste ich über eine Woche lang auf das Ergebnis der Kontrolluntersuchung warten. Ich habe in dieser Woche viel gebetet und gehofft, dass alles gut ausgehen würde. Darüber hinaus war ich zu nichts zu gebrauchen. Ich erinnere mich noch, dass meine Tochter damals mit einer 2 in Mathematik nach Hause kam. In Mathe hatte sie immer ganz schlimm zu kämpfen, und dennoch bemerkte sie in ihrer Freude sofort, dass mit mir etwas nicht stimmte. Schon wieder kullerten meine Tränen, und ich erzählte ihr von meinen gestiegenen Tumormarkern. Am nächsten Morgen hatte sie mir einen ganz lieben Brief geschrieben, und ich merkte, dass meine Krankheit auch an ihr nicht spurlos vorübergegangen war. Dann kam endlich der Tag, an dem ich das Ergebnis der Kontrolluntersuchung in der Praxis erfahren sollte. Das Wartezimmer war total überfüllt, und irgendwann hatten nach langem Warten alle Patientinnen den Raum verlassen. Ich saß nunmehr alleine da. Als mich der Arzt zu sich ins Sprechzimmer rief, dachte ich: „Jetzt ist alles aus. Bestimmt hat er mich nur deshalb so lange sitzen lassen, weil er mir etwas sehr Ungutes mitteilen muss." Dann aber blickte er mich ermunternd an und sagte: „Es ist alles in Ordnung. Wir hatten eine Fehlmessung, weil das Gerät defekt war." Ich erzählte ihm, was ich in dieser Woche durchgemacht hätte. Er meinte daraufhin lapidar, dass so etwas ja mal vorkommen könne. Schließlich sei doch jetzt alles in Ordnung. Leider war ich von nun an eine sehr überängstliche Patientin. Ich hatte vor jeder der folgenden Untersuchungen höllische Panik und stellte aus Sicht der Ärzte immer viel zu viele Fragen.

Im Juni bekam ich dann Probleme mit meinem rechten Arm, den ich aufgrund meines Berufes nicht schonen konnte. Obwohl der Arm nicht viel dicker als der linke Arm war, hatte ich doch große Schmerzen, und die folgende Lymphdrainage-Behandlung half nicht viel. Im September trat ich daraufhin die Rehabilitationsbehandlung an und begab mich hierfür in eine onkologische Fachklinik. Hier erhielt ich unter anderem eine Orthomolekulare Nahrungsergänzung mit verschiedenen Vitaminen und Selen. Auch wurde eine Misteltherapie begonnen, und ich lernte, mir selbst die Spritzen zu geben. Neben diesem medikamentösen Programm wurde sehr viel Wert auf Bewegungstherapie gelegt. Mit anderen Patienten begann ich im Wald zu joggen. Regelmäßig ging ich auch schwimmen und nahm darüber hinaus an einer Gymnastikgruppe, einer Atemgruppe und an verschiedenen Entspannungsübungen teil. Als sehr informativ habe ich die von Ärzten gehaltenen Vorträge zu Krebserkrankungen empfunden. Am Ende der Rehabilitation waren meine Ärztin und ich auch deshalb froh, weil ich das Geschehen um meine Krankheit endlich ohne Tränen schildern konnte. Vor allem wusste ich jetzt, was ich tun würde, wenn ich mich wieder so erschöpft fühlen würde.

Gisela Junklewitz: Die Kinder halfen mir aus dem seelischen Tief

Ich dachte, nach dem Krankenhausaufenthalt wäre die Sache für mich erledigt. Ohne zu wissen, was es bedeutet, ein Leben mit Krebs zu führen, wurde ich von den Ärzten der Uni-Klinik nach Hause entlassen. Dort holte mich der Alltag mit Stress, Ärger, Streit und allen negativen Einflüssen schnell wieder ein. Ich hatte nichts dazu gelernt.

Ein Jahr später ergab sich dann eine neue Diagnose: Metastasen im gesamten Mundbereich. Um die vorhandenen Metastasen zu beseitigen, hätte man das ganze Gesicht entfernen müssen. Deshalb hörte man auf zu operieren, nachdem man mir einen großen Teil meines Gesichts entfernt hatte. Meine Lebenserwartung lag laut Aussage der Ärzte etwa bei drei Monaten. Meine Familie und die Ärzte entschlossen sich, mir das Ergebnis nicht mitzuteilen, um zu verhindern, dass ich mich aufgebe.

Entsetzen nach dem ersten Blick in den Spiegel. Gleichzeitig immer die Hoffnung, dass ich durch eine spätere Operation mein Gesicht wie-

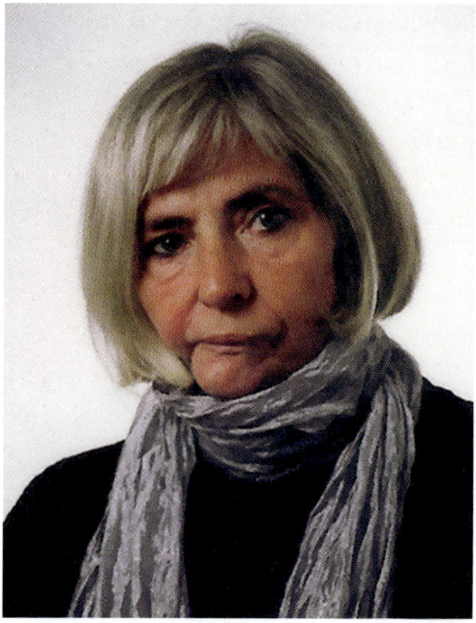

Gisela Junklewitz

dererlangen könnte. Dann kam Weihnachten 1988. Wir tranken roten Sekt, der mir tropfenweise aus dem Unterkiefer lief.

Dies war das erste Zeichen einer Fistel. Entsetzen und Hilflosigkeit waren die Folge. Das Loch wurde schnell größer, bis zur Größe eines Fünfmarkstücks. In der Uni-Klinik versuchte man, die Fistel mit verschiedenen Materialien provisorisch zu schließen: mit Gips, Schaum und diversen anderen Materialien. Manchmal hielt eine von diesen Abdichtungen nicht einmal, bis ich von der Klinik zu Hause ankam. Ohne eine Magensonde war es mir nicht möglich, mich zu ernähren, da jede Art von Nahrung und Flüssigkeit aus der Fistel lief. Das hatte die Folge, dass ich mindestens zweimal die Woche in die Klinik und alle anderen Tage zum Hausarzt fahren musste. Die größte Hilfe bei dieser Aktion war meine Schwester, die mich überall hin begleitete. Ich war total antriebslos, depressiv und wollte nur noch sterben. Ich begann auch noch zu trinken, bis ich nach geraumer Zeit endlich erkannte, dass sich mein Zustand durch das Trinken nicht bessern würde.

In dieser Zeit war meine Familie völlig hilflos. Alle Ratschläge, gutes Zureden, aber auch Streit, drangen nicht zu mir durch, bis ich selbst erkannte, dass ich mit dieser Krankheit weiterleben und meine Entstellung akzeptieren musste. Letztlich war es die Liebe meiner Kinder zu mir, die mein Leben noch lebenswert machte. Ich wollte nur noch für sie da sein, ihre Zukunft verfolgen. Die Kinder halfen mir, aus meinem seelischen Tief herauszukommen, das Leben neu anzufassen und zu bewältigen. Sie opferten ihre Freizeit für mich und ließen mich nie fühlen, dass ich ihnen eine Last wäre. Für sie lohnte sich der Kampf.

Eines Tages sagte meine Schwester sehr bestimmt, dass der Zustand der immer größer werdenden Fistel nicht mehr so weiter gehen könnte. Man müsse etwas unternehmen. Widerwillig ging ich mit ihr zu einem neuen Doktor in einer Nachbarstadt. Dieser Arzt war dafür bekannt, dass er die Naturmedizin befürwortete.

Durch einen Zufall hörte ich von einer naturheilkundlich orientierten Nachsorgeklinik und bekam bald einen Termin. In der Ambulanz führte ich dort ein langes Gespräch über meine persönlichen Probleme, und man begann, mich gründlich zu untersuchen. Es wurde endlich aktiv etwas gegen den Krebs unternommen. Ich bekam einen neuen ausführlichen Therapieplan: Mistel und andere Medikamente.

Mein Körper erholte sich allmählich von allen Strapazen. Gespräche mit Ärzten und lange Spaziergänge in der schönen Umgebung der Klinik machten mich ruhig und zufrieden. Ich war jetzt voller Hoffnung. Einige Male musste ich noch in die Uni-Klinik, wo man die immer größer werdende Fistel in der Wange chirurgisch versorgte. Nach drei Wochen Kur wurde ich mit meinem Therapieplan nach Hause entlassen, wo ich die Anwendungen selbständig weiterführte. Keiner konnte genau sagen, ab wann keine Metastasen mehr vorhanden sein würden und sich die Fistel nicht mehr vergrößerte.

Aber dann änderte sich mein Zustand doch. In der Uni-Klinik machte man Aufnahmen von meinem Gesicht und fand keine Erklärung für die plötzliche Verbesserung.

Den ersten Urlaub, noch mit dem großen Loch in der Wange, machte ich mit meinen Kindern auf Norderney. Selbstverständlich unternahmen wir Ausflüge und vieles mehr, als ob keine Behinderung vorhanden wäre. Es gab so unverschämte Menschen, die mir das Tuch vom Gesicht nahmen und fragten, was ich denn da im Gesicht hätte. Ich fühlte bei meinen Mitmenschen die Hilflosigkeit im Umgang mit mir und das Entsetzen bei meinem Anblick. Das machte mir sehr zu schaffen. Aber wehe, es schaute mich jemand länger als notwendig im Beisein meiner Töchter an. Sie waren tolle Beschützer. Bis zum Frühjahr 1990 musste ich diverse kleinere Operationen (Entfernung von Kieferknochen und einer Stahlplatte) über mich ergehen lassen. Danach konnte die Fistel zugenäht werden.

Ich bin noch immer sehr entstellt. Es fehlt mir ein Teil meines Gesichts. Durch eine günstige Haarfrisur und Tücher, die ich mir um den Hals hänge, versuche ich, meine Entstellung zu kaschieren. Ich machte eine weitere Nachsorgekur. Es wurde erneut ein ähnlicher Therapieplan für mich ausgearbeitet. Mit der behandelnden Ärztin hatte ich einige gute Gespräche, die ich nicht vergessen werde. Dadurch ist mir bewusst geworden, was in meinem Leben falsch gelaufen ist.

Ich hatte die Krankheit akzeptiert. In kleinen Schritten habe ich gelernt, damit zu leben, etwas zu verändern, mich zu ändern und wieder ins aktive Leben einzusteigen. Ich bin selbstsicherer geworden. Inzwischen macht es mir nichts mehr aus, wenn man mich nicht versteht und ich alles einige Male sagen oder wahlweise zum Verständnis aufschreiben muss. In meinem Ort hat man sich an mich gewöhnt.

Durch die Folgen meiner Krankheit, die Entstellung in meinem Gesicht und dadurch, dass ich überlebt habe, obwohl ich laut Aussage der Ärzte keine Chance hatte, werde ich von vielen Leuten angesprochen und um Rat und Hilfe gebeten. Ich gebe meine Erfahrungen gerne weiter. Ich bin überzeugt, dass dieser Weg der richtige war.

Vor sechs Wochen musste ich zur halbjährlichen Kontrolle in die Uni-Klinik. Man machte mir dort den Vorschlag, mich erneut operieren zu lassen. Mit einer neuen Operationstechnik wollen sie versuchen, mir einen neuen Kieferknochen einzupflanzen. Es wird ein weiterer großer Eingriff in meinem Leben. Ich bin voller Hoffnung, dass die Operation gelingt und ich dadurch mehr Lebensqualität erlange. Ich habe trotz täglicher Schmerzen den Kampf gegen diese Krankheit jeden Tag von neuem aufgenommen und die Hoffnung auf Besserung nie verloren.

Die Krankheit hat mein Leben geändert. Ich erlebe Freude an kleinen Dingen und habe durch und durch eine positive Einstellung zum Leben.

Erst nach meiner Erkrankung befasste ich mich mit einschlägiger Literatur. Ich möchte an dieser Stelle Carl Simonton: Auf dem Wege der Besserung, Joseph Murphy: Die Macht ihres Unterbewusstseins, Bernie Siegel: Prognose Hoffnung und Liebe, Medizin und Wunder erwähnen. Seit einem halben Jahr bin ich Mitglied in einer Selbsthilfegruppe „Frauen nach Krebs“. Die Erfahrung im Umgang mit anderen Krebskranken hat mir gezeigt, dass es wichtig ist, eine positive Einstellung zu haben, mit dem Herzen zu handeln und zuzuhören.

Elisabeth Knauff: Das Leben vertiefen und heil werden

Den Glauben an Gott und Jesus vertiefen und in der Tiefe meiner Seele das Heil finden. Gesundheit, aber auch Krankheit wird immer zu diesem Punkt zurückführen, um unseren Ursprung darin zu finden. Unser Leben wird reicher und zufriedener sein. Hier finden wir die Liebe zur Schöpfung und zum Dasein.

In der Zeit meiner Krankheit (Myasthenia gravis* und Krebs) habe ich mich viel mit dem oben genannten beschäftigt und möchte diese schweren Jahre nicht missen. Nach meiner zweiten Krebsoperation gründeten wir im Jahre 1986 eine Gruppe „Frauenselbsthilfe nach Krebs". Ich bin Leiterin der Gruppe und habe in diesen zwölf Jahren viele an Krebs Erkrankte und deren Angehörige kennengelernt, Freud und Leid mit ihnen geteilt, Ängste und Hoffnungen mit ihnen durchlebt. Wenn ich den Durchschnitt der Betroffenen beurteilen kann, so möchte ich sagen: Die an Krebs Verstorbenen sowie die noch mit der Krankheit Lebenden sind sehr sensible und lebensbejahende Menschen. Dr. Simonton aus

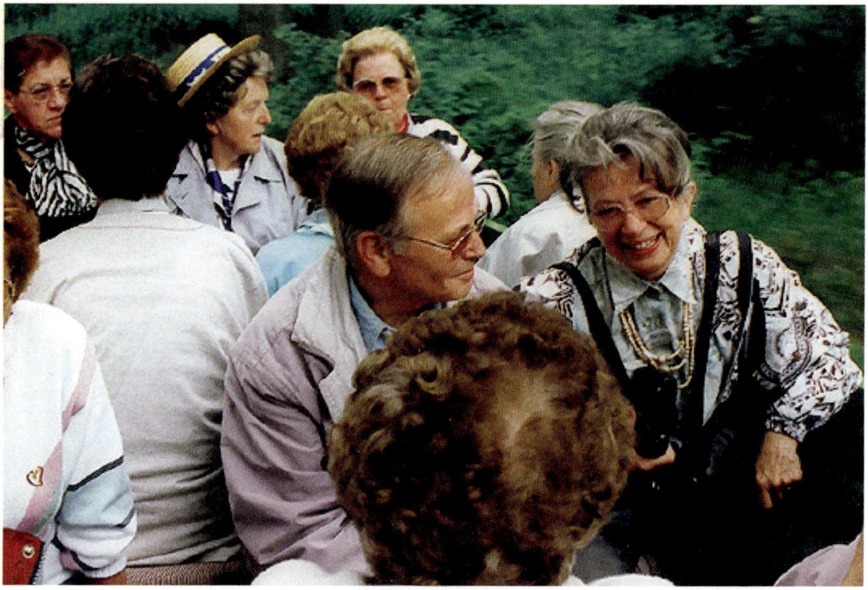

Elisabeth Knauff – unterwegs mit ihrer Selbsthilfegruppe

Kalifornien in den USA sagt: „Krankheit ist ein Hilferuf, eine Botschaft.“ Aus meiner Sicht werden in diesem Sinne viele Menschen krank, weil sie das Gleichgewicht zum Universum verloren haben. Es ist wichtig, dass unser Leben ein Ziel hat. Die Menschen sollten stets das Gefühl haben, sich auf dieses Ziel zuzubewegen. Das Leben sollte auf dieses Ziel hin ausgerichtet sein.

*Myastenia gravis: Muskelleiden mit gesteigerter Ermüdbarkeit gewisser Muskelgruppen bis hin zu Lähmungserscheinungen

Ein Ziel unserer Selbsthilfegruppe ist es, dass jeder Betroffene seine Ängste abbaut, Gleichgewicht und inneren Frieden wiederfindet. Wir treffen uns einmal im Monat zum Gespräch oder zu Vorträgen von Ärzten und Therapeuten. Singen, Basteln und Gymnastik stehen ebenso auf dem Programm.

Als kleines Weihnachtspräsent bekamen unsere Betroffenen vor einigen Jahren ein Liederbüchlein. Letztes Jahr zu Weihnachten musste ein sehr guter Freund nach einer Krebsoperation allein in einem Zimmer im Krankenhaus liegen. Seine Frau hatte ihm unser Liederbüchlein als Weihnachtsgruß der Gruppe mit ins Krankenhaus gebracht. Die Besuchszeit war zu Ende, da hörten Ärzte und Schwestern Weihnachtsklänge aus einem Krankenzimmer. Staunend versammelte sich die Pflegerschar vor dem entsprechenden Zimmer. Unser Freund sang mit seiner schönen Stimme alle Lieder aus dem Liederbuch, die er kannte. Alle waren überrascht, dass dieser schwerkranke Mann so fröhlich singen konnte.

Die Weihnachtsfeiern in unserer Gruppe sind immer etwas ganz Besonderes. Besinnliche und heitere Geschichten werden erzählt. Meistens haben wir dann Gäste, zum Beispiel unsere Männer und den Sängerchor der Landfrauen. Es wird vor allem auch viel gesungen. Dabei werden von der Gruppe selbstgebastelte Geschenke verteilt. Basteln ist eine gute Therapie und macht allen viel Freude.

Mitte Juli jedes Jahres feiern wir regelmäßig unser Sommerfest. Jeder trägt dazu bei, dass es ein schöner Tag wird. Wir treffen uns mit Angehörigen bei einer Grillhütte. Hier wird zunächst Kaffee getrunken und anschließend eine kleine Wanderung durch die wunderschöne Waldlandschaft gemacht. Anstelle der Wanderung stand im vorigen Jahr plötzlich

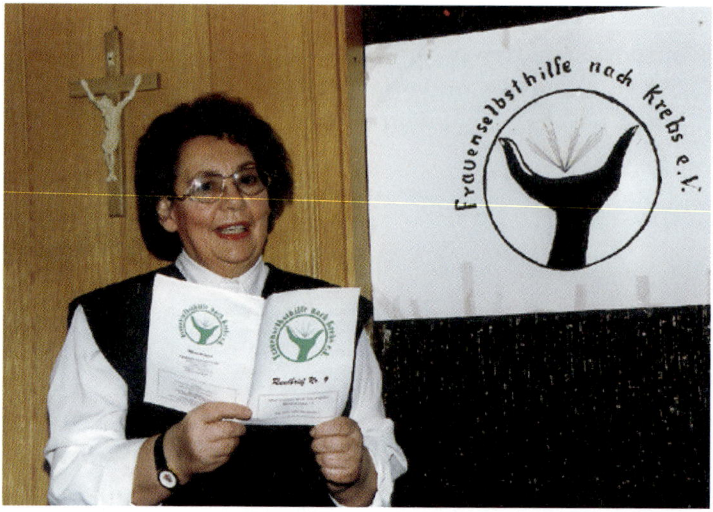

Elisabeth Knauff

ein Bekannter mit Planwagen und Traktor bereit. Unser Kutscher fuhr uns über zwei Stunden durch den Wald und erklärte uns die Besonderheiten der Gegend. Dabei wurde fröhlich gesungen und gescherzt. Anschließend wurde in gemütlichem Beisammensein gegrillt. Beim Abschied hörte ich einige sagen: „Wenn wir mal einen schlechten Tag haben, denken wir an dieses schöne Ereignis."

Da unser Landkreis einige Ferienheime hat, entschloss ich mich, mit der Gruppe nach Westerland/Sylt zu fahren. Ein bisschen war mir Bange, mit 29 Leuten für zehn Tage fortzufahren und zusammen unter einem Dach zu wohnen. Es wurden aber wunderschöne Tage, ich sah nur glückliche und zufriedene Menschen. Das Wetter war Ende Mai herrlich. Wir konnten viel am Strand sein und die ganze Insel erkunden. Abends saßen wir oft noch lange beisammen, wobei die Tageserlebnisse ausgetauscht wurden oder mit den neu gekauften Kleidungsstücken eine regelrechte Modenschau inszeniert wurde. Kleine Sketche und gemeinsam gesungene Lieder ließen diese schönen Tage ausklingen. Zum Abschied schrieb ich in das Gästebuch des Ferienheimes:

Gen Norden ging dies' Jahr die Reise
nach Sylt am schönen Nordseestrand,
um Sauerstoff für uns zu tanken
fuhr'n wir ins Kreisheim Westerland.
Um gefestigt und gesund zu werden
hilft uns die Sonne und der Strand.
Die Lebensfreude weitergeben
ist Selbsthilfe aus erster Hand.

Für Speis und Trank sei Dank zu sagen
dem Personal, dem Duo Krey.
Hände reichen, Liebe geben,
ist unsere beste Arznei.

Nach all den schweren Tagen meiner Krankheit hatte ich mir vorgenommen, die Gegenwart mehr zu genießen und bewusster zu leben. Diese Erkenntnis versuche ich auch anderen, von der Krankheit betroffenen Menschen nahe zu bringen. Unser Leben wird einfach reicher und schöner, denn Vergangenes kann man nicht zurückholen, und die Zukunft kennen wir nicht. In der Gegenwart die kleinen Dinge zu sehen und als Geschenk anzunehmen, das macht uns reicher und erfüllt unser Dasein. Die schönen Erlebnisse der Sylt-Fahrt waren noch lange Zeit im Gespräch. Da einige aus unserer Gruppe die schöne Bergwelt noch nicht erlebt hatten, arrangierte ich für den nächsten Ferienaufenthalt eine Fahrt in die Alpen. Mit einem Reisebus fuhren wir in Richtung Berchtesgaden, bezogen dort ein Ferienheim und erwanderten die herrliche Natur. Einige Mitbewohner des Ferienheimes hatten gehört, dass auch eine Gruppe Krebskranker im Haus untergebracht sei. Keiner hatte vermutet, dass wir, dieses lustige Völkchen, die Krebskranken waren. Trauerklöße, wie man es oft vermutet, sind wir wirklich nicht.

Wir sind wie eine große Familie. Hat jemand Probleme nach Bestrahlung oder Chemotherapie, so bietet ein anderer sofort seine Hilfe an. Mir fällt dazu eine Geschichte ein. Die olympischen Spiele für Behinderte fanden statt. Acht Behinderte waren zu einem 500 Meter-Lauf angetreten. Schon wähnte sich der erste gleich am Ziel, da brach er kurz vorher zusammen. Der zweite, kurz dahinter, wollte helfen, aber er schaffte es nicht. So kamen die anderen sechs herbei, nahmen die beiden in ihre Mitte und gingen gemeinsam durchs Ziel. So geschieht es auch in unserer Gruppe. Die Schwerkranken werden in die Mitte genommen, und schon oft konnten wir sie bis an ihr Lebensende, das Ziel aller, begleiten.

Ich denke zum Beispiel an meine liebe Freundin, die Kassenwart in unserer Gruppe war. Viele Tagungen haben wir gemeinsam besucht. Eines Tages war sie beim Baden ausgerutscht und mit der Brust auf den Badewannenrand geprallt. Dabei hatte sie sich einen starken Bluterguss zugezogen. Bei der anschließenden Untersuchung stellte sich heraus, dass sie Brustkrebs hatte. Acht Jahre lang hat sie damit gekämpft. Zuletzt kamen Lebermetastasen hinzu. Sechs Wochen zuvor waren wir beide noch zum Bundestreffen der Selbsthilfegruppen am Timmendorfer Strand gewesen. Da meine Mitstreiterin zuvor noch nie an der See gewesen war, war sie außer sich vor Freude. Um die Weihnachtszeit brach sie dann leider völlig zusammen. Ich besuchte sie in der Klinik. Sie war total durcheinander und wusste nicht, wo sie war. Nach einigen Tagen war sie gelb wie eine Zitrone. Zur gleichen Zeit war auch ihr Mann an Speiseröhrenkrebs operiert worden. Ich wandte mich an einen mir persönlich bekannten Arzt aus einer anderen Klinik. Auf meine Bitte hin wurde meine liebe Freundin in dessen Krankenhaus verlegt. Glücklicherweise ging es ihr bald besser. Sie erkannte uns wieder. Wir konnten sie jeden Tag besuchen. Sie lag in einem voller Blumen geschmückten Zimmer und fragte jeden Besucher: „Warst Du auch einmal am Timmendorfer Strand?“ Ihre letzten Worte zu mir waren: „Anneliese, Du und ich, es war immer so schön.“ Wir werden immer in Liebe an sie denken. Sie bleibt mir unvergessen.

Noch viele solcher Erlebnisse könnte ich erzählen. Der Dichter Rainer Maria Rilke schreibt:

Du mußt das Leben nicht verstehen,
dann wird es werden wie ein Fest.
Und laß dir jeden Tag geschehen
so wie ein Kind im Weitergehen
von jedem Wehen
sich viele Blüten schenken läßt.
Sie aufzusammeln und zu sparen,
das kommt dem Kind nicht in den Sinn.

Diese 14 Jahre nach meiner Krebskrankheit gehören zu den reichsten und wertvollsten meines Lebens. Viele Wege meines Lebens zeigten auf das Ziel: „Im Leben heil werden."

Mein Nächster

Einem möchte ich heut Nächster sein.
Einem, der mit Krankheit sich quält.
Einem, der nicht mehr glauben kann,
was man ihm alles erzählt.

Einem möchte ich heut Nächster sein.
Einem, dem Leid geschehen.
Einem, der keinen Menschen mehr hat,
der selbst Gott nicht versteht.

Einem möchte ich heut Nächster sein.
Einem, der mit der Welt sich entzweit,
der sich in seinem Sinne verschließt
und mit sich selber im Streit.

Monika Lange: Wirklich lebendig oder lebendig tot

Im Sommerurlaub 1980 bemerkte ich erstmals zwei erbsengroße Knoten in meiner rechten Brust. Der Frauenarzt, den ich aufsuchte, beruhigte mich zunächst und schickte mich dann zur Mammographie. Als das Untersuchungsergebnis vorlag, wurde mir eröffnet, dass es sich um keinen ernsthaften Befund handle und ich nach zwei Jahren zur Kontrolle wiederkommen solle. Weil ich beunruhigt war und die Knoten aus meiner Sicht an Größe zunahmen, bin ich in der Zeit von Juli bis November insgesamt fünfmal zum Frauenarzt gegangen, der mir aber wiederholt mitteilte, dass ich mir keine Sorgen zu machen bräuchte. Im Dezember habe ich mir dann den rechten Fuß umgeknickt und befürchtete, dass ein Knochen gebrochen wäre. Der Unfallchirurg, den ich nach Feierabend aufsuchte, konnte aber keine Fraktur feststellen. Beiläufig zeigte ich ihm auch meine rechte Brust. Aus meiner Sicht hatten sich die beiden kleinen Knoten mittlerweile erheblich vergrößert. Der Unfallchirurg stellte mir sofort

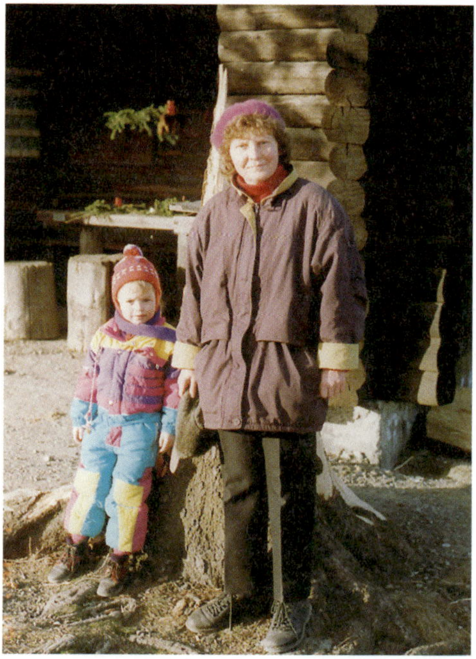

Monika Lange

eine Krankenhauseinweisung aus, in der er seinen Verdacht auf Brustkrebs äußerte. Auch die erste Untersuchung im Krankenhaus veranlasste den dortigen Frauenarzt dazu, eine Krebserkrankung zu vermuten. Mein Mann ist mit dieser Diagnosestellung sofort zu meinem niedergelassenen Frauenarzt gegangen, der sehr erstaunt über diese Diagnose war.

Im Krankenhaus wurde eine Gewebeprobe entnommen, und tatsächlich hatte ich Krebs. Nun war eine größere Operation notwendig, doch durfte ich vorab nochmals ein Wochenende zu Hause verbringen. An diesem Wochenende ging es mir sehr schlecht. Ich merkte schon seit einigen Wochen, dass ich an Gewicht verlor, obwohl ich ständig Marzipankartoffeln aß und normalerweise reichlich hätte zunehmen müssen. Es war jetzt kurz vor Weihnachten. Meine Kräfte waren soweit gesunken, dass ich meinem Sohn nicht einmal mehr die Legosteine in seine Spielkiste räumen konnte. Ich weinte viel und fühlte mich sehr elend. Erst vor einem Jahr hatten wir unser eigenes Haus gebaut, und ich befürchtete, jetzt, wo alles fertig war, bald sterben zu müssen. Ich fragte mich, welche Zukunft meinem Kind bevorstehen würde. Ich fragte mich sogar, ob mein Kind eine neue Mutter bekommen würde, wenn mein Mann nach meinem Tod mit einer anderen Frau zusammenleben würde. Ich fragte mich, ob auch diese Frau meinen Sohn so lieben würde wie ich.

Diese Dinge gingen mir durch den Kopf. Mein sechsjähriger Sohn war gerade vor einem halben Jahr in die Schule gekommen. An diesem Wochenende begann ich, intensiv zu beten.

Als ich am darauffolgenden Montag wieder ins Krankenhaus ging, wurde mein Operationstermin zunächst immer wieder verschoben, weil akute Notfälle den Operationssaal belegten. Dies brachte mich natürlich erneut völlig aus der Fassung, denn ich wollte das wachsende Ungeheuer in mir endlich los werden. Als dann aber die Operation beginnen sollte, hatte ich wiederum wahnsinnige Angst.

Als ich aus der Narkose aufwachte, saß mein Mann neben mir. Erstaunlich schnell erholte ich mich von dem Eingriff. Ich hatte nun das Gefühl, die Dinge wieder selbst in die Hand nehmen zu können. Ausgerechnet am Heiligabend erfuhr ich dann aber, dass ich nochmals ins Krankenhaus kommen müsste. Zur Chemotherapie. Damit hatte ich überhaupt nicht gerechnet. Viermal wurden mir Chemotherapien im Krankenhaus verabreicht. Danach sollte die Therapie ambulant fortgeführt werden.

Schon die erste ambulante Chemotherapie habe ich aber sehr schlecht vertragen. Die zweite und dritte Chemotherapie ließen mich körperlich fast zusammenbrechen. Irgendwie zweifelte ich an den Ärzten und war bald geneigt, die Therapie abzubrechen. Merkwürdigerweise waren gerade in diesem Moment auch meine Venen so schlecht geworden, dass die Ärzte sie nicht mehr punktieren konnten. Sie versuchten es selbst in den Füßen und Beinen. Doch fanden sich bald keine Möglichkeiten mehr, und mein rechter Arm war entzündet und geschwollen. Dieser Zustand war auch nach einer 14-tägigen Pause unverändert, und ich selbst war zu diesem Zeitpunkt überhaupt nicht mehr zur Fortsetzung der Therapie bereit. Gemeinsam mit meinem Mann teilte ich den Ärzten mit, dass ich die Therapie abbrechen wollte. Diese waren sehr erstaunt über meinen Entschluss und wollten die weitere Vorgehensweise mit ihrem Oberarzt besprechen. Sie unterbreiteten mir den Vorschlag, die Therapie auf Tabletten umzustellen. Doch auch diese habe ich außerordentlich schlecht vertragen.

Wir suchten daraufhin ein anderes Krankenhaus auf, wo man uns den Rat gab, die Therapie in dieser Form nicht mehr fortzuführen. Die Ärzte waren dort auch der Meinung, dass ich eine viel zu hohe Chemotherapiedosis bekommen hätte. Somit wurde die Behandlung erst einmal für eine längere Zeit ausgesetzt. Ich bin heute noch der Ansicht, das Gott mir damals sehr geholfen hat, indem er dafür sorgte, dass die Ärzte nichts mehr in meine Venen hineinspritzen konnten.

Später nahm ich eine Tumornachsorgebehandlung in Anspruch und hatte dort bald das Gefühl, dass ich zum ersten Mal so richtig anfing zu leben. Irgendwie empfand ich die Jahre vor der Krebserkrankung mit einem Mal als lebendig tot und erst das jetzige Dasein als wirklich lebendig. Ich nahm an Vorträgen, Kochkursen, Entspannungstherapien, Sport, Gruppengesprächen und Einzelgesprächen teil. Im Anschluss an die Behandlung stellte ich vor allem meine Ernährung um. Nachdem ich vorher viel Dosen- und Tiefkühlgerichte gegessen hatte, aß ich jetzt gemeinsam mit meiner Familie wesentlich mehr frische Kost. Ich versuchte, viel über das Thema Ernährung und Krebsnachsorge zu lesen. Leider ließ mir meine damalige innere Unruhe kaum Kraft, die vielen angefangenen Bücher auch zu Ende zu lesen. Dies änderte sich, nachdem ich regelmäßig Entspannungskurse und sportliches Training durchführte. Meine körperliche Kraft und auch meine Konzentrationsfähigkeit verbesserten sich.

In dieser Phase wurde mir immer klarer, dass nicht nur mein Körper, sondern auch meine Seele im Grunde seit der Kindheit aus dem Gleichgewicht geraten waren. In meiner Kindheit war ich ein sehr sensibles Kind gewesen, und mir wurde bewusst, dass meine Gefühle von meinen Eltern nicht nur für falsch erklärt, sondern regelrecht zertreten worden waren. Auf diese Weise waren mein Geist verschüttet und mein Körper vergiftet und getötet worden. Zusätzlich zur Entspannung, zur Ernährungsumstellung und zur Bewegungstherapie beschloss ich daraufhin, meinen Darm und meinen Körper zu reinigen. Ich unternahm einige Fastenkuren, die ich durch Yoga und Meditationen erweiterte, um auch die Seele zu reinigen und meine verschütteten Gefühle wieder wach zu rufen. Ich suchte mir auch einen Zahnarzt, der mir mein Amalgam entfernte und die abgestorbenen Zähne sanierte.

Sehr hilfreich war für mich das Buch Krankheit als Weg. In dieser Zeit habe ich mich auch von einigen Menschen getrennt, die mir letztlich nur Stress und Ungemach bereitet hatten. Ich erdachte mir auch einen eigenen Meditationstext, mit dem ich mich noch heute an schlechten Tagen stärken kann. Über die Jahre bearbeite ich immer noch meine Kindheitsgeschichte und versuche, das von meinen Eltern auf mich übertragene Verhaltens- und Denkmuster zu verändern. Meinem Sohn möchte ich ein besseres Schicksal vermitteln. Mein großer Dank gilt heute meinem Lebenspartner, ohne dessen Begleitung ich meinen Weg niemals in dieser Weise hätte gehen können. Allen Krebskranken möchte ich raten, mit anderen über ihre Krankheit zu sprechen und sich Hilfe zu suchen. Diese kann aus der Familie und überraschenderweise auch von fremden Personen kommen. Ohne diese Hilfen kann die Diagnose Krebs wirklich ein Todesurteil bedeuten. Die Unterstützung durch andere Menschen kann dagegen den Start in ein neues Leben bedeuten.

Renate Lynen: Wie lange habe ich noch zu leben?

Am Gründonnerstag 1996 ging ich am späten Nachmittag mit argem Herzklopfen zu meinem HNO-Arzt. Während meiner Meditationsübungen hatte ich eine deutliche Blockade im Kehlkopfbereich erkannt, und eine länger anhaltende Heiserkeit löste eine nicht zu beschreibende Furcht in mir aus. Nach der Spiegelung schauten wir zusammen auf den Bildschirm. Der Arzt äußerte ganz ernsthaft seine Bedenken hinsichtlich eines bösartigen Tumors und bat mich umgehend, die HNO-Abteilung der Uni-Klinik aufzusuchen. Da ich meinen HNO-Arzt seit vielen Jahren kannte, bat ich ihn in meiner grenzenlosen Angst, die notwendige Operation selbst vorzunehmen, da er in einem hiesigen Krankenhaus Belegbetten zur Verfügung hat. In Panik sagte ich zu ihm: „Vor sieben Monaten musste ich meinen Vater, vor zehn Tagen meine Mutter beerdigen, jetzt bin ich dran." Er erklärte mir ruhig, dass ich mit diesem Verdacht in die Uni-Klinik gehöre, diese Operation würde er nicht vornehmen. Er sagte mir auch, dass der Tumor, wenn es denn eine bösartige Krebserkrankung

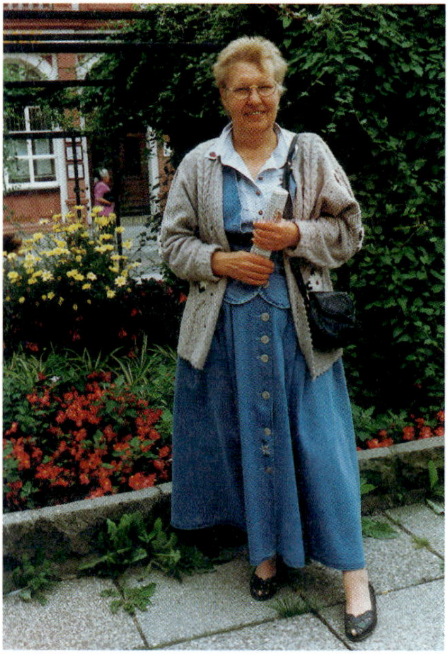

Renate Lynen

wäre, auf jeden Fall im Anfangsstadium sei und ich somit eine 90-prozentige Überlebenschance hätte. Seine tröstenden Worte nahm ich kaum wahr und verließ wie betäubt mit dem Überweisungsschein die Praxis.

Der Karfreitag und die Ostertage waren kaum zu ertragen. Die Erinnerungen an meine ehrenamtliche Arbeit mit Krebskranken und Sterbenden, die ich 1984 ausgerechnet in der HNO-Uni-Klinik betreut hatte, wurden wieder wach. Auch die Zeit, in der ich im Schreibdienst der Strahlentherapie an der Uni-Klinik gearbeitet hatte und viele schreckliche Befunde schreiben musste, wurden wieder lebendig und vereinnahmten mich völlig. Ich musste mich irrsinnig zusammennehmen, um mich nicht ohne Kehlkopf sowie unter den Bestrahlungsfeldern zu sehen. Zwei vorher überstandene schwere Unfälle mit unsagbaren Schmerzen waren nichts im Vergleich zu diesem schmerzlosen Krebs. Gleich nach Ostern suchte ich einen Heilpraktiker auf, der erst einmal von einer Operation abriet und den Befund der vor mir liegenden Untersuchung einsehen wollte. Er sah mich nicht wieder, da eine bekannte Homöopathin mir ganz klar mitteilte, dass es ohne Operation nicht gehen würde. Kurzum, die Spiegelung und ein Abstrich in der Uni-Klinik bestätigten den Karzinomverdacht, und ich bekam umgehend einen Operationstermin.

Seit Jahren war ich in einer Yoga-Gruppe. Beim nächsten Treffen dort ließ ich erstmals meinen Tränen und der Angst ihren Lauf. Seit Januar hatten wir eine neue Frau in der Gruppe. Sie war Leiterin einer Selbsthilfegruppe nach Krebs. Sie kam in ihrer Güte und Wärme liebevoll auf mich zu. Mit den Worten: „Du schaffst das schon.", erzählte sie mir von einigen naturheilkundlichen Krebstherapien, und so begann ich bereits zehn Tage vor der Operation mit der Einnahme von Selen und anderen Vitaminen, um mich aufzubauen. Am Operationstag ließ ich mich zeitig wecken und meditierte. Im Operationssaal suchte ich mir ein Licht und ging in meine Yoga-Atmung. Die Operation verlief glatt, und ich erwachte glücklicherweise mit erhaltenem Kehlkopf.

Eine gute Woche später verließ ich die Klinik und wartete auf den Bericht mit dem histologischen Befund. Mit diesem und einem Überweisungsschein konnte ich kurze Zeit darauf den stationären Aufenthalt in der onkologischen Abteilung der Nachsorgeklinik angehen. Eine völlig neue Welt tat sich vor mir auf. Freundliche Damen an der Rezeption und auf der Station Ärzte und Pflegeteam ohne weiße Kittel. In dieser

Klinik wurde mir erstmals klar, wie überaus wertvoll die ganzheitliche Behandlungsmethode für Körper, Seele und Geist ist. Wie sehr es doch vielen Ärzten an Einfühlungsvermögen mangelt! Mit meiner Stationsärztin konnte ich meine innersten Sorgen und Ängste besprechen, und in den Behandlungsplan wurden meine persönlichen Wünsche soweit möglich einbezogen. Neben den vorzüglichen Behandlungen in der Massage- und Bäderabteilung waren die vielen Freizeitangebote des Hauses so unbeschreiblich wohltuend. Ich lernte die Wichtigkeit einer gesunden Ernährung zu schätzen, und die von Ärzten gehaltenen Vorträge mochte ich nie versäumen. Durch die Begegnungen mit anderen Patienten fühlte ich mich mit meinem bösen Krebs nicht mehr allein. Ich lernte außerdem, mir ein Mistelpräparat zu spritzen. Nach sechs Wochen hieß es leider Abschied nehmen. So zog ich mit dem Therapieplan wieder zu Hause ein.

Zu diesem Zeitpunkt dachte ich noch nicht an die Zukunft, sondern nur an den jeweils nächsten Tag. Positiv wollte ich denken und handeln. So kaufte ich mir ein neues kleines Auto, eine neue Zimmereinrichtung und anderes. Irgendwie war mir bewusst geworden, dass ich für mein Wohlbefinden selber sorgen musste, um so auch das Immunsystem zu stärken. Regelmäßig musste ich mich in der Ambulanz der HNO-Uni-Klinik vorstellen. Dort wurde zur Kontrolle der Kehlkopf gespiegelt. Bei diesen Untersuchungen kam ich mir stets wie eine Ware vor.

Seit Ende 1996 bin ich ehrenamtlich in der Selbsthilfegruppe nach Krebs als Kassiererin tätig. Wir besuchen Tagungen und auch Seminare, um unser Wissen im onkologischen Bereich zu erweitern. Dieses Wissen können wir an andere Betroffene weiterleiten. Ich versuche vor allem herauszufinden, wo die Mitglieder der Gruppe erfahrene Spezialisten für ihre jeweiligen Erkrankungen finden können. Ganz besonders liegt mir die würdige Behandlung der Patienten am Herzen.

Während einer Kaffeepause anlässlich der Eröffnungsfeier der Palliativstation an der Uni-Klinik sagte ich zu einem Professor: „Es wäre wünschenswert, wenn eine normale freundliche Art seitens der Ärzte und des Personals nicht erst auf der Palliativstation anfinge, sondern schon im Vorfeld. Ein freundliches Wesen würde dem Patienten äußerst wohl tun und kostet nichts.“

Seit meiner Erkrankung ertrage ich keine Ärzte mehr, die in Schubladen denken und äußere dies deutlich auf Tagungen und bei anderen Gelegenheiten. Ich gebe zu, dass die schulmedizinische Diagnostik unumgänglich ist. Die Patienten möchten aber in schwierigen Fällen über die Therapie mitentscheiden. Wohl aus Angst heraus wissen sehr viele Ärzte nicht, wie sie mit einem krebserkrankten Patienten umgehen müssen. Ein Trauerspiel.

Gabriele Radeck-Jördens: Ich bin stolz auf mich

„Ich kann Ihnen noch nicht sagen, was es genau ist. Aber ich kann mit Sicherheit sagen, dass es raus muss." Bei diesem Satz meines Gynäkologen bricht mir der Schweiß aus. Wieder angezogen und vor dem chefärztlichen Schreibtisch sitzend greife ich automatisch zu meinem Terminbuch. Der Arzt schaut mich fast böse an und sagt sehr knapp: „Es gibt keinen Termin, der für Sie jetzt wichtiger wäre." Das trifft. Heute ist Dienstag. Wir verabreden den nächsten Montag zur stationären Aufnahme. Bis zu meinem Auto auf dem Parkplatz kann ich die äußere Fassung gerade noch bewahren, als ich drin sitze, heule ich los wie schon ganz lange nicht mehr. Wo ist meine gewohnte Stärke?

Der Erste, dem ich meine Angst wortkarg und tränenreich vor die Füße schleudere, ist mein Hausarzt. Er richtet mich wieder etwas auf, rät zu einer zweiten Meinung und zur Stärkung meines Immunsystems. Die zweite Meinung bestätigt die erste, erwartungsgemäß. Dennoch fühlt sich der Chefarzt aus der Klinik auf den Schlips getreten. Ich muss mein Denken und Handeln heftig verteidigen. Das ist lästig und tut irgendwie auch weh. Geht es denn hier nicht in erster Linie um mich, meinen Körper, mein Leben? Was müssen Menschen in derselben Situation fühlen, die sich weniger gut behaupten können?

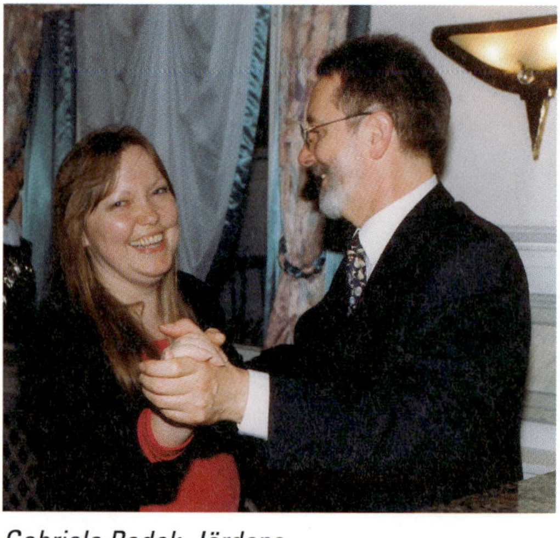

Gabriele Radek-Jördens

Am 19. Februar – eine Woche nach dem 9. Geburtstag meiner Tochter – werde ich operiert. Ich gehe in eine Operation, von der ich nicht weiß, wie umfangreich und zeitaufwendig sie sein wird. Als ich langsam aus der Narkose aufwache, traue ich mich nicht, nachzusehen. Ich versuche in mich hineinzuspüren: „Wo überall und wie stark tut's denn weh?" Mein Gefühl sagt mir, dass es auch in der Achsel piekt. Das wird mir bei der abendlichen Visite bestätigt. Aus der rechten Brust war ein dreieinhalb Zentimeter großer, ziemlich aggressiver Tumor ausgeräumt worden, und aufgrund seiner Bösartigkeit hatte man auch Lymphknoten aus der angrenzenden Achselhöhle entnommen.

Angst, wieder diese Höllenangst, wie schon nach der ersten Diagnose. Endzeitstimmung. Ist dies der Beginn einer Leidensgeschichte? Es dauert fünf Tage. Dann habe ich die gute Nachricht: Die Lymphknoten sind nicht befallen! Zwei Tage später kommt die schlechte Nachricht: Chemotherapie! Ich verstehe nicht sofort, hake nach. Warum? Es muss sein. Aufgrund der Tumorgröße und des Bösartigkeitsgrades sind sechs Zyklen Chemotherapie nötig. Eine aus meiner Sicht harte Empfehlung! Dass mir als zweiter Schritt und ebenso harte Empfehlung auch noch ein weiterer Eingriff nahegelegt wird, registriere ich zu diesem Zeitpunkt gar nicht. Die erste Chemotherapie bekomme ich am Tag vor meiner Entlassung verabreicht. Dazu erhalte ich leider fast keine Informationen bezüglich Nebenwirkungen und Verträglichkeit. Ich habe Angst. Seit frühester Jugend trage ich mehr als schulterlange Haare – werde ich bald eine Glatze haben?

Am Infusionstag passiert nichts, außer dass ich von einer bleiernen Müdigkeit befallen werde. Der nächste Morgen findet mich mit wahnsinnigen Kopfschmerzen, und ich habe null Appetit. Ich muss mich zu kleinen Mahlzeiten zwingen. Alles, aber auch alles bereitet mir Ekelgefühle. Am Nachmittag bin ich zurück zu Hause, fühle mich total schlapp und gehe mit den Hühnern zu Bett. Mitten in der Nacht reißt mich Übelkeit aus Schlaf und Bett. Ich erbreche alles, was ich mir mühsam reingezwungen habe. Übelkeit und Erbrechen befallen mich ab jetzt im Zwei-Stunden-Rhythmus. Für die restliche Nacht und den ganzen nächsten Tag. Hundeelend fühle ich mich, völlig zerschlagen und mutlos. Das soll ich nun alle drei Wochen aushalten? Womöglich in sich steigernder Form? Es kommt anders. Mein Hausarzt, ein Naturheilkundler, sorgt dafür, dass ich zur fortführenden Therapie in eine onkologische Fachklinik aufgenommen werde. Hier wird die Therapie wie vorgeschlagen weitergeführt. Aber ich werde ganz anders behandelt und geführt. Ich bekomme Antworten. Ich bekomme Anregungen. Ich bekomme Zuwendung. Ich bekomme Mut. Vor allem vertrage ich die zweite Infusion besser als die erste. Mir ist nicht wohl, aber mir wird auch nicht wirklich schlecht. Ich muss mich nicht ein einziges Mal übergeben. Ich habe auch dieses Mal starke Kopfschmerzen, narkotische Müdigkeit und wenig Appetit. Aber ich kann schon am Abend des Infusionstages in den Speisesaal gehen und etwas essen. Es bleibt drin.

Meine Zuversicht wächst mit jedem Tag in dieser Klinik. Ich lerne viel in Gesprächen, durch Anwendungen und die zugewandte Betreuung des Pflegepersonals. Ich lerne für das Leben, zum Leben. Vor der dritten Chemotherapie bin ich so hochmotiviert, dass ich mir fest vornehme, diesmal keine Kopfschmerzen zu bekommen. Mein mentales Training funktioniert. Es klappt. Das spornt an. Die verbleibenden drei Infusionen möchte ich jetzt natürlich auch in der Klinik bekommen. Meine Krankenkasse spielt mit; es werden drei Kurzaufenthalte, jeweils von Donnerstag bis Sonntag, genehmigt. Die Zeit in der Klinik hat mir insgesamt so gut getan, dass ich gleich nach meiner Heimkehr meine berufliche Tätigkeit aufnehmen kann. Und die ist stressreich, weil ich im Außendienst arbeite. Ich habe aber keine Schwierigkeiten, meinen Job in den Zeiten zwischen den Chemotherapien durchzuhalten. Insbesondere die Orthomolekularen Nahrungsergänzungsstoffe bringen mich körperlich und seelisch ganz nach vorn. Jedesmal, wenn ich in einem Hotelrestaurant vor dem Abendessen oder gar vor dem Frühstück meine etwa 25 bunten Pillen hinunterspüle, habe ich die gesamte Aufmerksamkeit für mich!

Nach der vierten Chemo-Behandlung frage ich meine Ärztin, ob man resistent werden kann – weil es mir so gut geht. Noch besser wird es bei Infusion fünf und sechs – ich habe null Nebenwirkungen. Nicht einmal müde werde ich. Natürlich bin ich ausgesprochen froh und dankbar. Und ich bin sogar stolz auf mich.

Nach meiner Überzeugung ist es total wichtig, eine positive Einstellung zur Krankheit zu gewinnen. Und ich werde über mindestens ein volles Jahr die empfohlenen Nahrungsergänzungsstoffe in hoher Dosierung weiterfuttern. Möglicherweise auch länger, denn ich habe mich lange nicht so prima gefühlt. Wenn man schwer erkrankt, ist es äußerst wichtig, eine möglichst positive Einstellung dazu zu gewinnen. Das ist mir glücklicherweise recht schnell gelungen, vielleicht weil ich ein optimistisches Naturell habe. Aber ich habe auch viel Hilfe erfahren.

Klar ist wohl, dass jeder seinen ganz individuellen Weg suchen und finden muss. Es lohnt aber, rechts und links vom eigenen Pfad zu schauen, was andere tun, was anderen hilft, was sich anbietet. Mir persönlich hilft sehr stark mein Gottvertrauen. Täglich neu. Und ich habe viele Menschen in meinem Umfeld, die für mich gebetet haben, und noch für mich bitten. Durch meine Krebserkrankung sind mir so viele liebe Zeichen zuteil geworden, dass ich mich zum ersten Mal in meinem Leben ganz spürbar getragen fühlte. Das hat mir Angst genommen. Und es tat gut, darüber zu reden, mich mit-zu-teilen.

Neben den Meditationen in der Natur, in der Klinik und auch zu Hause, haben mich auch bestimmte Texte besonders stark angesprochen, motiviert und unterstützt. Zum Beispiel der Text „Geh Deinen Weg ruhig". Dieser Text begleitet mich seither ständig. Ich habe noch eine große Operation vor mir, jedoch macht sie mir nur wenig Angst. Ich weiß, dass ich auch das gut schaffen werde, wenn ich mir und meiner inneren Kraft vertraue.

Ein Glücksrezept
Geh deinen Weg ruhig.

Gehe behutsam Deinen Weg
inmitten des Lärms und der Hast dieser Welt
und vergiss nie, welcher Friede im Schweigen liegen kann.
Lebe soweit als möglich und ohne Dich aufzugeben
in guten Beziehungen zu anderen Menschen.

Verkünde Deine Wahrheit ruhig und klar.
Höre auch anderen zu, sogar Törichten und Unwissenden:
Auch sie haben ihre Geschichte.
Meide laute und aggressive Menschen,
sie bringen nur geistigen Verdruss.

Es ist möglich, dass Du entweder stolz oder verbittert wirst,
wenn Du Dich mit anderen vergleichst,
denn immer wird es unbedeutendere Menschen geben als Dich selbst.

Freue Dich des Erreichten genauso wie Deiner Pläne,
doch sei auf jeden Fall demütig.

Übe Vorsicht in Deinen Geschäften,
denn die Welt ist voller Betrügereien.
Verschließe Dich jedoch nicht dem Wert der Tugenden:
viele Menschen streben nach hohen Idealen,
und das Leben ist voll von stillem Heldentum.
Sei Du selbst.
Heuchle vor allem keine Zuneigung und spotte nicht über die Liebe.
Trage freundlich die Bürde der Jahre
und gib mit Anmut alles auf, was der Jugend zusteht.

Nähre die Kraft Deines Geistes,
um plötzlichem Unglück gegenüber gewachsen zu sein.
Viele Ängste entstehen aus Müdigkeit und Einsamkeit.
Neben einer heilsamen Disziplin sei freundlich zu Dir selbst.

Du bist ein Kind des Universums,
nicht weniger als die Blume und die Sterne,
Du hast ein Recht darauf, hier zu sein.
Und die Kraft des Universums wird sich so entfalten,
wie es sein muss, ob Dir das klar ist oder nicht.

Deshalb lebe in Frieden mit Gott,
was immer Du Dir unter ihm vorstellst.

Und was immer Deine eigenen Bemühungen und Absichten sein mögen:
halte Frieden mit Deiner Seele
in diesem lärmigen Durcheinander des Lebens.
Mit all ihrem Schein, ihren Kümmernissen
und zerbrochenen Träumen ist diese Welt dennoch wunderbar.

Sei vorsichtig,
Strebe danach, glücklich zu sein.
(St. Paul's Kirche, Baltimore)

Friedhelm Schulze: Urlaub mit Überraschung

Mit unserem überladenen PKW sind wir unterwegs nach Wales in England. Endlich hat unser Urlaub 1994 begonnen! Drei fast erwachsene Kinder drängeln sich auf dem Rücksitz, meine Frau neben mir auf dem Beifahrersitz ist zwischen Decken und Gepäckstücken völlig eingebaut. Obwohl ich mich auf diese Fahrt gefreut habe, ist mein Herz schwer. Genau einen Tag vor der Abreise erhielt ich die Nachricht, dass meine Tumormarker um mehr als das Doppelte gestiegen sind. Ich will meiner Familie die Stimmung nicht verderben und verrate nichts. Die üblichen Querelen auf langer Fahrt in einem überladenen Auto. Offene Kritik der Heranwachsenden an der ganzen Planung, aber auch gespannte Erregung, als wir zum erstenmal im Schiff übernachten können. Ein Urlaub wie jeder andere! An Entspannung ist gar nicht zu denken.

Der Tag nach unserer Ankunft in Wales ist ein Sonntag. Wir sind es gewohnt, als Familie sonntags in einen Gottesdienst zu gehen. Darum

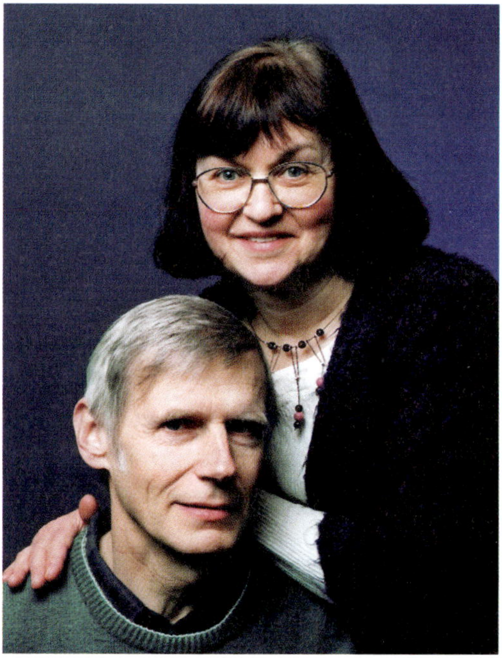

Friedhelm Schulze mit Ehefrau

fahren wir nach Barmouth und suchen nach einer Kirche. Davon wimmelt der ganze Ort. In jeder Straße finden wir mindestens zwei. Ein Plakatständer auf dem Fußweg spricht uns aber doch besonders an: A warm welcome to the Elim-congregation. Die Anfangszeit passt uns gut. Merkwürdig ist aber, dass diese kleine Gemeinde keine eigene Kirche hat. Die Gläubigen treffen sich in einem Nebenraum der Stadthalle. Wir betreten den Raum und sind sofort von der guten Atmosphäre überwältigt. Wir feiern wirklich Gottesdienst, mit vielen Liedern, die wir im Stehen singen und einer herzlichen Gemeinschaft mit den ortsansässigen Christen. Die Predigt ist schlicht, aber weil sie so anschaulich ist, weiß ich manches daraus noch heute.

Spätnachmittags ist ein Heilungsgottesdienst. Meine Frau und ich fahren wieder dorthin, weil es uns am Morgen so gut gefallen hat. Der Gottesdienst ähnelt dem des Vormittags, nur am Schluss betet der Pastor für Kranke, die dafür zu ihm nach vorne kommen. Ich gehe nicht nach vorn. „Der ist nicht zuständig für mich“, denke ich, obwohl meine Frau, die ja von meinen gestiegenen Werten nichts weiß, mich drängt, das Angebot anzunehmen. Dass ich Krebs habe, reicht ja nun wohl. Nach dem Gottesdienst kommen wir mit dem Pastor ins Gespräch. Er meint, er sei durchaus für uns zuständig, denn wir hätten ja bereits unsere Urlaubsgemeinde gesucht und gefunden und hätten ja auch das Abendmahl mitgefeiert. Das leuchtet mir ein. Der Pastor geht mit mir allein in ein Nebenzimmer, betet kurz mit mir und salbt mich mit Öl, wie es in der Bibel in Jakobus 5 empfohlen wird: „Ist jemand unter euch krank, der rufe zu sich die Ältesten der Gemeinde, dass sie über ihm beten und ihn salben mit Öl in dem Namen des Herrn, Jesus Christus. Und das Gebet des Glaubens wird den Kranken aufrichten.“ „Das Öl macht's nicht“, sagt er beiläufig, „aber weil es in der Bibel so steht, handeln wir danach.“ Was mir auffällt ist, dass er nicht allgemein für mein Wohlsein und Gottes Beistand betet, sondern wirklich für Heilung. Ich erlebe keinen emotionalen Höhepunkt, bin aber in meinem Herzen dankbar, dass wir diese Gemeinde per Zufall gefunden haben. Während der Urlaubswochen, die wir in Wales verbringen, besuchen wir unsere Freunde immer wieder.

Nach dem Urlaub kommt für mich die nächste Routineuntersuchung. Ich kann es kaum fassen: Statt weiter angestiegener Tumorwerte, liegt das Ergebnis um 90 % unter dem Wert vor dem Urlaub. Ich warte weitere drei

Monate, bis zur nächsten Kontrolle. Die Werte sind weiterhin unten, steigen aber von dem niedrigen Niveau wieder an.

Ich habe lange überlegt, ob es für diesen Sprung noch andere Gründe gab als das Gebet: Urlaubsstimmung? Ruhe? Andere Ernährung? Nein, all das traf nicht zu. Der Urlaub war wie alle anderen Ferien davor: anstrengend und gleichzeitig schön. Die Ernährung war völlig normal.

Ich weiß, dass etwas geschehen ist, was ich nicht mit dem Pastor und nicht mit dem Öl, sondern nur mit dem direkten Eingreifen Gottes erklären kann. Darum bin ich auch nicht wieder nach Wales gefahren, obwohl meine Krankheit inzwischen weiter fortgeschritten ist. Ich bin innerlich ruhig, denn was Gott dort getan hat, kann er auch hier tun.

Georg Schwierczinski: Über allem hat ein guter Schutzengel gestanden

Wenn man an Krebs erkrankt war und danach wieder gesund ist, stellt sich einem die Frage: Was soll man den Menschen sagen, die selbst erkrankt sind und wieder gesund werden wollen? Zu meiner Person darf ich anmerken, dass ich als Ingenieur auch beruflich gefordert bin, in zahlreichen schwierigen Situationen Lösungsvorschläge auszuarbeiten.

Während meiner Chemotherapie wurde ich von der behandelnden Ärztin als der ewig Suchende bezeichnet, da ich ihr fortlaufend über neue in der Presse vorgestellte Krebstherapien berichtete. Die Bezeichnung als ewig Suchender überging ich aber damals, denn ich versuchte lediglich, so viele Information wie möglich über weitere Heilmethoden zu erhalten. Ich telefonierte dabei nicht nur quer durch ganz Deutschland, sondern konfrontierte alle mich behandelnden Ärzte mit allerlei kritischen Fragen. Meines Erachtens ist die Suche nach Lösungen und Alternativen bereits der erste Schritt nach vorn, denn es wird hierbei die momentane Situation

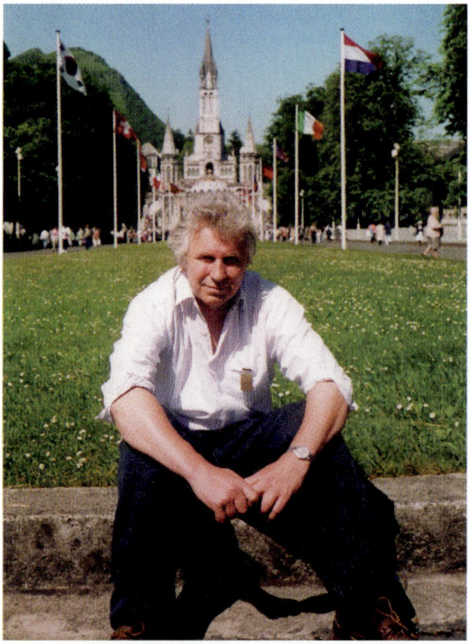

Georg Schwierczinski

in Frage gestellt, und man beginnt, sich gegenüber der Krankheit nicht zu verschließen, sondern zu öffnen.

Ich habe leider während meiner Krankheit feststellen müssen, dass die meisten onkologischen Ärzte vom Beschreiten neuer Wege überhaupt nichts hielten und ausschließlich mit konventionellen schulmedizinischen Methoden behandelten. Ich habe sehr oft im Fernsehen Diskussionen gesehen, in denen Personen zu Wort kamen, die mutmaßlich aufgrund komplementärmedizinischer Behandlungen von ihrer Krebserkrankung geheilt worden sind. Es wurde seitens der Ärzte hierbei immer wieder behauptet, dass wissenschaftlich anerkannte Methoden und statistische Auswertungen fehlen würden, so dass es sich bei den Heilungen um Ausnahmen handele.

So hatte ich beispielsweise erfahren, dass während der Operation eine Infusion mit einer Mistellösung möglich ist, die eine Lektin-Blockade bewirkt, wodurch angeblich die Streuung von Tumorzellen verhindert werden kann. Ich stieß mit diesem Hinweis nicht gerade auf das Verständnis der Ärzte, konnte aber erreichen, dass bei meiner zweiten Operation ein Teil meines Tumors nach Heidelberg gesandt und dort für eine so genannte aktive spezifische Tumorimpfung (ASI) aufbereitet wurde. Später wurde mir dieser aus meinen eigenen Tumorzellen hergestellte Impfstoff verabreicht.

Informationen dieser Art erhielt ich von der Gesellschaft für Biologische Krebsabwehr in Heidelberg. Verwundert hat mich, dass die behandelnden Ärzte offensichtlich nicht mit dieser Gesellschaft in Verbindung standen oder nichts von den dort betriebenen Bemühungen um die Etablierung neuer Therapieverfahren wussten.

Als ich einmal im Krankenhaus nach einer naturheilkundlich arbeitenden Klinik fragte, die zuvor mein Hausarzt in einem Gespräch erwähnt hatte, bekam ich mit den Stationsärzten riesigen Ärger. Dabei wurde lediglich betont, dass ich andernorts Informationen über weitere Heilmethoden einholen könne und solle, da während der Chemotherapie erneut Metastasen aufgetreten waren.

Letztendlich informierte ich mich noch in einer anderen Tumorfachklinik, wobei der dortige Chefarzt die Röntgenbilder lange ansah und dann lapidar kommentierte, dass hinter meinem Tumor nicht viel Dampf stecke. Der Tumor habe sich verkleinert, was mich damals, es war übrigens zur Weihnachtszeit, enorm beruhigte. Während der Christmette betete der Pfarrer „Still wollen wir sein vor Dir, oh Gott“, und ich dankte aus tiefster Überzeugung für die positive Mitteilung des Chefarztes. Als ich nach Weihnachten in der selben Klinik erneut zur Untersuchung und weiteren Behandlung erschien, waren die Metastasen sogar vollständig verschwunden. Es gibt wahrlich zwischen Himmel und Erde noch Dinge, die kein Wissenschaftler der Welt erklären kann. Noch heute weiß man nicht ganz genau, warum die Metastasen letztlich verschwunden sind. Mit Sicherheit hat jedoch die Thymustherapie in dieser Zeit meinen Körper wieder aufgebaut. Zusätzlich habe ich, neben zahlreichen Vitaminpräparaten, auch noch Haifischknorpelpulver zu mir genommen. Haifische erkranken grundsätzlich nicht an Krebs.

Meine Familie und meine Mutter waren fest davon überzeugt, dass ich wieder gesund werden würde. Ich habe daraus sehr viel Mut und Hoffnung geschöpft. Obwohl ich durch die Chemotherapie bis an die Grenzen meiner Belastbarkeit stieß, bin ich in den Pausen zwischen den einzelnen Zyklen gemeinsam mit meiner Frau an einen nahegelegenen See gefahren. Dort habe ich trotz der Erkrankung versucht, die freie Zeit zu nutzen. Ich ging an den meisten Tagen morgens spazieren und fuhr später sogar Fahrrad. Abends sahen wir im Fernsehen einen schönen Film, sofern ich dazu nicht zu müde war. Zum damaligen Zeitpunkt ging der Sommer zu Ende und der herannahende Herbst verwandelte die Blätter der Bäume in die herrlichsten Farben.

Ich schaltete damals von meiner Firma vollständig ab, während meine Kollegen im Gerangel um anstehende Beförderungen einen Konkurrenten weniger hatten. Vorrang hatte meine Gesundheit.

Eine Ärztin gab mir damals folgenden Tipp: „Wenn die gewählte Therapie nicht hilft, probieren wir es mit einer anderen und dann wieder mit einer anderen. Erst wenn wir alles ausprobiert haben, können wir sagen, dass ihr Zustand wirklich hoffnungslos ist.“ Durch diese Aussage wurde ich motiviert, denn es gab in der Literatur unendlich viele Hinweise über Heilmethoden. Von der Naturwissenschaft bis hin zur Makrobiotik. Bücher wie 30 Siege über den Krebs haben mich sehr fasziniert. Ich las auch Berichte über grünen Tee, der eine stark antioxidative Aktivität haben soll. Leider sind diese Sachverhalte nicht Bestandteil der ärztlichen Ausbildung.

Damals tastete ich mich mit kleinen Schritten nach vorn. Ich lernte, dass auch ein einfaches Lachen zeigen kann, dass man auf dem richtigen Wege ist. Wer lacht, fühlt sich glücklich und frei. In Bezug auf die gesunde Ernährung war ich allerdings sehr eisern. Ich habe weder Süßes noch Fettiges zu mir genommen und kein Fleisch, lediglich Fisch gegessen. Eine Zeit lang nahm ich Getreide nur in gekochter Form zu mir, da ich gelesen hatte, dass die gebrannte Kruste von Backwaren schädlich sein könnte. Ich schwöre heute noch auf die Heilkraft der Enzyme, vor allem auf die Enzyme der Papayafrucht einschließlich ihrer Kerne. Während eines Klinikaufenthaltes hatte ich auch die Gelegenheit, mich ausschließlich makrobiotisch, das heißt ganz ohne Fleisch und Milchprodukte zu ernähren. Mit diesen Therapieansätzen habe ich ein ziemlich stabiles Fundament für meine Gesundheit geschaffen, wobei ich zusätzlich weiterhin eine Orthomolekulare Nahrungsergänzung in Tablettenform einnehme.

Ich möchte an dieser Stelle Antoine de Saint-Excupéry zitieren: „Herr, lehre mich die Kunst der kleinen Schritte." Natürlich wollte auch ich nach den Operationen schnell gesund werden, doch gerade eine solche Erfahrung erfordert viel Geduld vom Erkrankten und der Familie. Wer sich hilflos und überfordert fühlt, wer leicht aufgibt, wer sich zurückzieht, der schwächt sich selbst und auch sein Immunsystem. Wer hingegen Mut zeigt und versucht, die Übersicht zu behalten, der hat bessere Chancen. Es war gut zu wissen, dass in einer solchen Situation die Familie, die Verwandten und meine Freunde zu mir hielten.

Leider ist alles nicht so einfach. In der heutigen Zeit leben wir alle unter ständigem Stress und mit der gewissen Angst zu versagen. Sei es durch den Verlust des Arbeitsplatzes, eine gescheiterte Karriere oder eben eine schwere Erkrankung. Viele Menschen passen sich unter diesen Umständen viel zu schnell an ihre Umgebung an und sind eher Kopien als Originale.

Ich meine, dass Schwierigkeiten, Konflikte und Reibungen den Menschen erst eigentlich erwecken. Er sollte daher den Problemen offen gegenüberstehen. Anpassung schläfert ein. Das Neue vitalisiert und birgt neue Chancen. Auch der Umgang mit ehrgeizigen Menschen macht mich unzufrieden. Ich kann mich in ihrer Gegenwart nie richtig entspannen. Ich empfinde stark ehrgeizige Menschen als abhängig von anderen und erlebe sie in der Regel als frustriert. Freiheit, für sich zu leben, ist nicht leicht. Wer frei leben möchte, riskiert, viele Bequemlichkeiten einzubüßen und stößt überall auf Widerstand.

„Tabletten schlucken können Sie so viel Sie wollen, es nützt Ihnen nichts, wenn Sie ständig im Stress und in Aktion sind und keine Gelassenheit annehmen. In Ihrem Kopf dort oben muss es stimmen.", sagte einmal ein Arzt wortwörtlich zu mir.

Zu den negativen Erfahrungen im Verlaufe meiner Krebserkrankung zählte ich die Tatsache, dass viele Mediziner glauben, ihre Heilmethoden seien die einzig richtigen. Es gibt nur wenige Ärzte, die auch bereit sind, neue Wege zu beschreiten. Gerade diese Ärzte haben mir aber durch ihre Einstellung am meisten Mut gemacht. Viele Kranke erfüllen sich mitunter Wünsche und reisen an diesen und jenen Ort. Ich denke, es bedeutet nichts, fortzureisen, solange man nicht mit der direkten Umwelt in Harmonie lebt.

Ich bin damals im guten Glauben mit meiner Frau und meiner Mutter nach Lourdes gefahren. Lourdes war und ist für mich ein Ort, an dem ich mich trotz der Erkrankung geborgen fühle. Vor der Grotte der Mutter Gottes schöpfte ich Mut, Zuversicht und Hoffnung. Ich habe heute den festen Wunsch, eines Tages wieder nach Lourdes zurückzukehren.

Dass ich jetzt diesen Text schreiben kann, verdanke ich meiner Hartnäckigkeit. Ich bin nicht bereit, aufzugeben, solange ich mir der Fürsorge meiner Familie und der Verwandten sicher bin. Ich danke heute auch dem Einsatz der Ärzte, die eine biologische Krebsabwehr befürworten. Über allem hat ein guter Schutzengel gestanden. Inschallah.

Gerda Ullmann: Es hat sich gelohnt

Schöpfung
Schöpfe aus dem Brunnen deiner Seele,
Bis das Wasser frisch und klar wird.
Schütte deine Vergangenheit in den Sand,
denn sie will verdunsten.
Atme den Wind, frage niemand.
Und geh diesen Weg –
bis die Stirn kühl wird
und der Stein funkelt ...

Zunächst einmal möchte ich sagen, dass ich sehr dankbar bin, die Möglichkeit zu haben, von meinem Schicksal zu erzählen und damit einigen betroffenen Menschen ein wenig Mut machen zu können. Inzwischen überblicke ich doch schon einen ganz erheblichen Zeitraum von der Diagnosestellung bis jetzt. Es sind genau zehn Jahre und neun Monate! Als die Diagnose bei mir gestellt wurde, war ich 43 Jahre alt. Aber eigentlich sollte ich an einem Junitag im Jahre 1986 beginnen.

Mein Mann war damals zum Arzt gefahren, weil er sich schon seit einiger Zeit nicht so recht wohl fühlte. Außerdem hatte sich an seinem Hals ein dicker Knoten gebildet. Er kam dann nach Hause und sagte: „Ich habe Krebs!" Einfach so. Das konnte ich weder fassen, noch begreifen! Der Arzt hatte es zwar nicht so direkt gesagt (das tat man zu der Zeit noch nicht), aber das, was er gesagt hatte, war genug. Was daraus folgte, kann man sich leicht vorstellen: Klinik, Untersuchungen und dann die endgültige Diagnose. Zungengrundkarzinom mit bereits vorhandener Metastasierung beiderseits. Bald folgte die Operation. Aber nur die eine Seite des Halses konnte chirurgisch versorgt werden. Die andere Seite und der Primärtumor mussten bestrahlt werden. Zu den Bestrahlungen kam dann auch noch eine Chemotherapie. Eigentlich hatte er dies alles, so sah es jedenfalls aus, sehr gut überstanden. Ich ging nach seiner Operation voller Ängste zu ihm auf die Intensivstation. Ich war wirklich auf das schlimmste gefasst. Er aber saß aufrecht in seinem Bett und verlangte nach Schinkenbrot und einer Flasche Bier! Es ging ihm danach einige Monate recht gut. Wir verlebten eine sehr schöne Zeit miteinander.

Bis dann im nächsten Sommer die Schmerzen unerträglich wurden. Es folgten Schmerzbehandlungen verschiedenster Art. Eine Röntgenuntersuchung ergab, dass der 6. Halswirbel von einer Metastase völlig zerfressen war. Somit begannen erneut weitere Untersuchungen. Der Kopf wurde anschließend mittels eines Gestelles arretiert, um einen Bruch der Halswirbelsäule zu verhindern. Später wurde nochmals operiert. Aus dem Beckenkamm wurde ein Stück Knochen entnommen, um damit den zerstörten Halswirbel zu ersetzen. Man wollte verhindern, dass es zu einem Bruch der Wirbelsäule und damit verbunden zu einer hohen Querschnittslähmung kam. Es war alles wie ein böser Traum.

Ich kann all dies nur mit ziemlich dürren Worten beschreiben. Alles andere wäre auch heute noch eine Qual. Nach der zweiten Operation folgte in der Nacht darauf eine weitere. Eine Notoperation. Ich wusste davon nichts und wollte ihn am nächsten Tag in seinem Zimmer besuchen. Er war nicht da. Im Stationszimmer erfuhr ich dann, dass es Komplikationen gegeben hätte. Mein Mann wäre wieder auf der Intensivstation. Ich machte mich sofort dorthin auf den Weg. Man führte mich durch einen abgedunkelten Raum, in dem Frischoperierte lagen zu einer Kabine, in der mein Mann lag. Ein schreckliches Bild! Da war es vorbei mit meiner Kraft. Ich brach zusammen. Mir war übel, und ich musste mich übergeben. Weil mein Mann es nicht mitbekommen sollte, ließ ich mich schleunigst auf

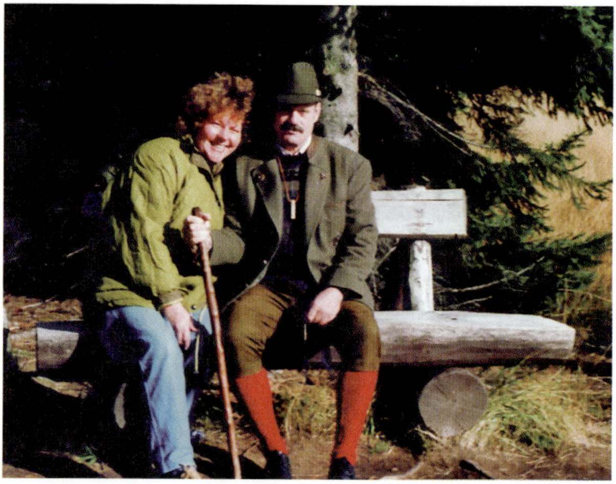

Gerda Ullmann mit Ehemann

den Gang hinausbringen. Auf der Station, wo mein Mann ursprünglich gelegen hatte, versuchte ich dann, Hilfe zu bekommen. Dies war natürlich nur bedingt möglich. Ich war vollkommen allein mit meinen Sorgen. Ich rief aus der Klinik meinen damaligen Hausarzt an. Er riet mir, in der Klinik in die Notaufnahme zu gehen, um mir dort helfen zu lassen. Dort hatte ich das große Glück, an einen Arzt zu geraten, der mich gründlich untersuchte. Warum er dies tat? Ich weiß es nicht.

Ich hatte gedacht, dass man mir dort etwas für den Kreislauf geben würde. Doch es kam anders. Ich rief darauf hin sofort meinen Sohn an. Er kam, um mich zu holen. Beschreiben kann ich nicht, wie leid er mir tat. Ein paar Zimmer weiter lag sein Vater und kämpfte um sein Leben, und nun musste auch ich ihm noch zusätzlichen Kummer bereiten. Es war schlimm. Der Arzt war bei der Untersuchung zu dem Ergebnis gekommen, dass sich in meinem Bauch eine große Geschwulst befände, die umgehend operiert werden müsste. Also bekam ich eine Überweisung für unser hiesiges Krankenhaus. Dort bekamen wir – mein Mann und ich – ein Zweibettzimmer. Meine Gebärmutter, die voller großer und kleiner Myome war, wurde entfernt. Weil sich bereits vor dieser Operation bei einer Untersuchung herausgestellt hatte, dass sich im rechten Eierstock eine Zyste befand, entfernte man zur Sicherheit auch den rechten Eierstock. Schon nach zwei Tagen lief ich in der Klinik herum, als wenn nichts gewesen wäre. Es ging mir eigentlich gut. Nach zwölf Tagen aber kam der behandelnde Arzt mit dem histologischen Befund. Krebs! Ein bösartiger Tumor am Eierstock. Damals hat wohl niemand geglaubt, dass ich es schaffen würde. Drei Wochen später folgte die nächste Operation. Dieses Mal wurde der linke Eierstock, der Blinddarm, Lymphknoten und das große Netz am Magen entfernt. Diagnose: Positiver Befund in einem entfernten Lymphknoten. Somit handelte es sich um ein metastasiertes Ovarialkarzinom. So schnell wie nach der ersten Operation kam ich diesmal nicht auf die Beine. Schon nach zwölf Tagen, die Klammern waren noch nicht entfernt, bekam ich die erste Chemotherapie. Während ich zu der zweiten Operation in der Klinik war, betreute mein Sohn seinen Vater. Dann endlich durfte ich wieder nach Hause. Ich war glücklich, dass es mir doch so gut ging, dass ich meinen Mann versorgen und für uns alle das Essen zubereiten konnte. So begann mein Leben zwischen den Chemotherapien.

Das Schwierigste war immer: Wie wird mein Mann versorgt, wenn ich in die Klinik muss? In der ersten Zeit behalfen sich meine beiden Männer. Irgendwann ging es bei meinem Mann nicht mehr. Er musste dann jeweils für ein paar Tage in die Klinik. Dort wusste ich ihn gut versorgt, und ich konnte ihn wieder besuchen. Damals habe ich gespürt, was die Psyche bewirken kann. Jedesmal, wenn ich mit dem Auto nach Hause gefahren wurde, hatte ich mit Übelkeit zu kämpfen. Ich hatte immer eine Nierenschale parat. Nach etwa der Hälfte der Strecke ging es mir dann wieder gut. Ich wusste, dass mein Mann mich sehr braucht. So dachte ich während dieser Zeit kaum einmal an mein eigenes Unglück. Meine eigene Krankheit war nur dann relevant, wenn ich in der Klinik war. Es war ein merkwürdiger Zustand. In der Klinik war ich für ein paar Tage todkrank, zu Hause dann topfit. Ich will lieber nicht mehr an diese schlimme Zeit denken. Ich bin alle Wege mit meinem Mann gemeinsam gegangen. Ob Untersuchungen oder Behandlungen, was es auch war, er war nie allein. Ich war sehr froh, dass ich das für ihn tun konnte. Wenn ich einige meiner damaligen Seelenzustände beschreiben soll, dann folgendermaßen: Was meinen Mann betraf, so hatte ich das Gefühl, ich hätte trockenen Sand in den Händen und dieser Sand rieselte mir durch die Finger. Nichts konnte ich festhalten. Für mich selbst hatte ich das Gefühl, in ein Moor gefallen zu sein. Ich strampele und strampele. Ich wollte da raus.

Am 28. März 1988 starb mein Mann. Er lag in meinem Arm. Der Pastor stand daneben und betete den 23. Psalm: Der Herr ist mein Hirte. Ich spürte, wie Pulsschlag und Atem langsam aufhörten. Ich glaube, ich habe meinen Mann selten so lieb gehabt wie in dem Moment, als ich ihn gehen lassen musste. Es war friedlich und licht um uns herum. Sein Gesicht drückte aus, wie erlöst er war. Schatz, mach's gut, dir tut nichts mehr weh. Ich lasse dich ganz ruhig gehen, weil ich dich liebe und dir deine Ruhe gönne. Dann, am Gründonnerstag war die Trauerfeier für meinen Mann und Ende April dann endlich meine letzte Chemotherapie. Drei Tage darauf die Urnenbeisetzung. Bis zur großen Nachuntersuchung hatte ich Zeit bis Ende Mai. In dieser Zeit fuhr ich für zwei Wochen nach Rothenburg o. d. Tauber zu Freunden. Es hat mir sehr gut getan.

Dann die erste große Nachuntersuchung: Alles in Ordnung. Ein Problem gab es aber doch noch. Ich sollte mich in etwa sieben Wochen zu einer weiteren Operation in der Klinik einfinden. Die so genannte Second-Look Operation sollte durchgeführt werden. Mit diesem Eingriff sollte geprüft werden, ob eine erneutes Tumorwachstum stattgefunden hat. Ich dachte: Das machst du nicht! Das überlebst du nicht, nein. Damit begann eigentlich schon mein Kämpfen und mein Wachsen. Ich überlegte mir: Wenn Gott will, dass ich wieder gesund werde, dann auch ohne diese verdammte Operation. Wenn man bei diesem Eingriff wieder etwas gefunden hätte, so wären wieder drei Zyklen Chemotherapie fällig gewesen. Und dann? Auf ein Neues? Nicht mit mir! Ich verlangte also von den Ärzten eine Anschlussheilbehandlung. Basta. Ich versprach, nicht leichtsinnig zu sein, wo doch alles so gut aussah. Doch ich wusste: Ihr seht mich nicht zu der Operation wieder.

So begab ich mich in die Anschlussheilbehandlung. Eigentlich merkt man dort nicht viel von Klinik. Schwestern und Ärzte arbeiten alle in Zivilkleidung. Es gibt keine Krankenzimmer, wie man sie sich vorstellt. Alles in allem eine wunderbare Atmosphäre. Alle sind lieb, nett und freundlich. Nur ich, ich bin auf Null. Jetzt endlich. Hier habt ihr mich, helft mir bitte. So war mein Beginn dort in der Klinik. Nach fast siebenwöchigem Aufenthalt dort fühlte ich mich gerüstet für ein neues Leben. Nach all dem Leid und Elend wollte ich plötzlich wieder leben – leben, wie nie zuvor. Der kriegt mich nicht, der Krebs.

In der ersten Zeit in der Klinik habe ich vieles, was mir heute selbstverständlich ist, nicht begriffen und teilweise auch nicht geglaubt. Die physikalischen Anwendungen, die kann ich greifen und begreifen. Sie tun mir gut. Die Gespräche, die ich wechselweise mit zwei Ärztinnen führte, waren da schon viel schwieriger. Ich musste vieles lernen. Zum Beispiel auch, wieder weinen zu können. Es hat lange gedauert, bis meine Bitternis auch den so genannten Freunden gegenüber schwand. Sie waren urplötzlich, schon zu Beginn unserer Leidenszeit, irgendwie abhandengekommen. Wie oft habe ich allein – nur meine Minka auf dem Arm – auf dem Sofa gesessen und die Wände angestarrt. Minka ist meine Katze, die heute noch lebt und einen wohlverdienten Lebensabend bei uns genießt. Ich werde nie vergessen, wie die Minka mir damals geholfen hat. Sie wird es, so lange sie lebt, bei uns gut haben. Merkwürdig war eigentlich während der ganzen schlimmen Zeit, dass ich nie nach dem Warum gefragt habe. Warum passiert mir das? Ich lernte, wie wunderbar Meditationen sein können. Spürte, wie gut mir die Kontakte zu anderen Patienten taten. Wie man sich gegenseitig stützt und trägt. Sogar jetzt, zehn Jahre danach, besteht noch Kontakt zu der Witwe eines Mitpatienten. Gelernt habe ich auch, wie wichtig die Orthomolekulare Nahrungsergänzung ist. Selen, Beta-Carotin, Mineralstoffe, Vitamine nehme ich heute noch. Mistelextrakte habe ich einige Jahre lang gespritzt. Solange, bis ich das Gefühl hatte, dass es reicht. Also hörte ich damit auf.

Ich glaube fest daran, dass mir alle diese Dinge sehr gut getan haben und noch tun. Es ist, denke ich, gut, selbst etwas zu tun! Nicht nur anderen das Tun zu überlassen. Verantwortung für sich selbst zu übernehmen. Gesundheit, ganz bewusst versuchen zu steuern. Techniken zu entwickeln, die für mich hilfreich sind. Mir selber Brücken bauen für den Weg durchs Leben, den ich gehen kann! Geradeaus gehen! Kopf hoch! Ich will! Ich will die Sonne, den Mond und die Sterne sehen, die Blumen blühen sehen, den Bach plätschern hören, Musik hören, die Tiere beobachten, den Wald durchstreifen, den Regen auf der Haut spüren, Schneebälle werfen, im Sturm auf dem Deich laufen. Alles das ist Leben!

Gemeinsam mit zwei weiteren Patienten planten wir damals, ganz spezielle Träume zu verwirklichen. Der eine Patient wollte mit seinem Rad bis nach Dänemark fahren. Er hat es getan. Der andere wollte mit seinem Drahtesel zum Großglockner hinauffahren. Ob ihm das gelungen ist, weiß ich nicht. Ich glaube, es ist gar nicht so wichtig, alles zu erreichen. Aber Träume und Ziele sollte man doch haben. Ich wollte zwei Wochen in die USA fliegen. Angemeldet hatte ich den Flug, aber es war kein Platz mehr frei. Also bin ich mit meinem Auto losgezuckelt. 14 Tage hatte ich nur Zeit bis zum nächsten Nachsorgetermin. Es ging zunächst einmal in die Eifel zu einer Bekannten. Dort unternahm ich eine Moselfahrt, bei der ich Orte aufsuchte, die ich mit meinem Mann im Urlaub kennengelernt hatte. Außerdem besuchte ich eine Freundin in Bonn und fuhr mit meiner Bekannten und deren Mann nach Luxemburg. Dann fuhr ich weiter: Schwarzwald, Rheinfall, Teufelsbrücke, Gotthardtunnel, Lago Maggiore. Über den Simplon Pass zum Matterhorn, an der Rhone entlang bis Martigny. Über den Col de Forclaz nach Chamonix, Genf, Basel, Mühlhausen, Belfort, Ronchamp, Hartmannsweilerkopf, Colmar, Kaiserstuhl bis nach Rothenburg zu meinen Freunden. Am anderen Nachmittag ging es dann zur Nachsorge. Als ich am Abend endlich wieder zu Hause war, hatte ich

3600 km mehr auf meinem Tachometer! Ich sagte zu meinem Sohn: „So, jetzt bin ich wieder gesund!"

Es war für mich so eine Art Standortbestimmung oder ein Suchen nach für mich gangbaren Wegen. Einige Monate später war ich dann schon wieder in meiner geliebten Schweiz und an meinem Traumberg, dem Matterhorn. Bei meinem Aufenthalt in der Klinik lernte ich allerlei kreative Techniken kennen. Unter anderem Fimo. Ich habe es zu Beginn für eine gute Therapie für mich empfunden. Später wurde es zu einer kleinen Einnahmequelle für mich.

15 Monate nach dem Tode meines Mannes lernte ich wieder einen Mann kennen und auch lieben. Wir sind jetzt schon über neun Jahre zusammen. Ich bin froh, dass es so gekommen ist. Zu zweit ist das Leben doch viel schöner. Wie viel Schönes habe ich in all den Jahren erleben dürfen. Geschenkte Zeit. Jeden Tag bin ich dankbar für dieses Geschenk. Eine zweite Chance. Wie viele Dinge sind passiert, die ich nicht erklären kann. Zufälle? Nach dem, was mir passiert ist, mag ich nicht mehr an Zufälle glauben. Gottgewollt? Schicksal? Ich weiß es nicht. Ich weiß nur, dass es nichts Schöneres gibt als Leben. Atmen dürfen, lachen und weinen dürfen, lieben können, Wärme und Kälte spüren, Vögel zwitschern hören, das Meer brausen hören, das Röhren der Hirsche hören. Malen, singen, schreiben, fotografieren können. Ich weiß nicht, was ich noch an Wunderbarem beschreiben könnte.

Seit über drei Jahren leite ich eine Gruppe „Frauenselbsthilfe nach Krebs". Mein schönster Lohn ist es, wenn sich jemand an mich wendet und mich um Hilfe bittet. Dieses Vertrauen ist einfach wunderbar. Es tut gut. Wie viel habe ich in den beinahe elf Jahren nach der Erkrankung erlebt und auch gelernt. Ich habe mit 47 Jahren – dank der Unterstützung durch meinen Partner – schwimmen gelernt. Ein Kind zu Weihnachten hat bestimmt keine größere Freude als ich, wenn ich im Wasser bin. Ein Auto kann ich mir mit meiner kleinen Rente nicht mehr leisten, aber ich kann den Zweitwagen meines Sohnes jederzeit benutzen. Ebenso den Computer. Das Umgehen mit dem Gerät war für mich wieder einmal eine große Herausforderung. Aber ich fasse es kaum, es klappt. Ich kann den PC gut nutzen, auch für meine Gruppenarbeit. Ich habe ein wunderschönes Zuhause. Ein altes Fachwerkhaus mit zauberhaftem Innenhof. Der Springbrunnen im Teich verführt zum Ausspannen und Träumen. Die Fische darin freuen sich ihres Lebens. In einem Glashaus sind die Fasane zu Hause. Angegliedert ist ein Freigehege, in dem sie sich sichtlich wohl fühlen. Im Moment brütet eine der Hennen. Sie lässt sich durch uns überhaupt nicht bei ihrem Brutgeschäft stören. Wir sitzen einen guten Meter von ihr entfernt und trinken Kaffee. Sie beobachtet uns zwar, aber das ist alles. Es ist wunderbar. Irgendwie ist es ein kleines Paradies: Libellen, Vögel, Igel, Unken und andere Tiere. Ein Stück vom Haus entfernt gibt es noch einen Garten. Ein Bach fließt schimmernd an ihm vorbei. Dort gibt es noch einmal ein Gehege. Dort sind Karnickel und Meerschweinchen zu Hause. Und bei allem, was bei uns so passiert, gibt es eine Hauptperson: Dooly vom Ulmengrund, unser Rauhaar-Dackel. Ein zauberhafter, liebevoller Frechdachs, der unser Leben bestimmt. Aber dies ist eine Geschichte für sich.

Habe ich nicht ganz viele Gründe, dankbar zu sein? Gut, ich denke, dass nichts von alleine kam, ich habe doch einiges dafür getan. Ich habe mich dem Leben noch einmal gestellt. Es hat sich gelohnt.

Harald Wever: Zum richtigen Zeitpunkt bei den richtigen Ärzten

Im Laufe des Jahres 1979, im Alter von 40 Jahren, vermutete ich, dass mit meinem Körper etwas nicht stimmte. Ich fühlte mich überwiegend abgeschlagen, müde und war sehr unkonzentriert. Ein ärztlicher Gesundheits-Check mit den üblichen Blutuntersuchungen und EKG bescheinigte mir im August 1979 völlige Gesundheit. Nach einem anstrengenden Handballspiel im Oktober des gleichen Jahres, also zwei Monate nach dem Check, war beim Wasserlassen plötzlich der Urin stark mit Blut angereichert. Am folgenden Tag war jedoch im Urin nichts mehr festzustellen. Der Hausarzt vermutete einen Nierengrießabgang. Nach einer anstrengenden Gartenarbeit wiederholte sich etwa zwei Wochen später die Blutung im Urin. Die daraufhin durchgeführte Röntgenuntersuchung beim Facharzt ergab die Diagnose Nierentumor. Bei der folgenden angiographischen Untersuchung in der Uniklinik wurde ein großer Nierentumor mit einer Größe von 12 x 8 cm diagnostiziert. Die Organgrenzen waren dabei deutlich überschritten. Die Behandlung bestand in einer vierwöchigen präoperativen Bestrahlung. Daran anschließend wurde die Niere herausoperiert.

Im April 1983 wurde im Rahmen einer Routine-Kontrolluntersuchung des Brustraums der dringende Verdacht auf Lungenmetastasen geäußert. Die weiteren Untersuchungen, wieder in der Uniklinik, bestätigten den Verdacht. Da eine wirksame Chemotherapie nicht zur Verfügung stand, wurde mir eine Immuntherapie mit Impfung eines Stoffes aus aufbereitetem Fremdnierentumorgewebe vorgeschlagen. Neben der Impfung wurde eine Hormonbehandlung mit verabreicht.

In diesen ersten Phasen meiner Erkrankung wirkten sich die Aussagen des Facharztes nach der Operation im Januar 1980 und bei der Feststellung der Metastasen im April 1983 besonders negativ aus. Er sagte mir, dass ich meine persönlichen Verhältnisse ordnen soll und dass das Arbeitsleben für mich abgeschlossen sei. Mit Ausnahme der Nachsorgekuren, die ich jährlich in Anspruch nahm, blieb ich jedoch ohne einen einzigen Krankheitstag am Arbeitsplatz.

Im April 1983 wurde mit dem ersten Zyklus der Immuntherapie, bestehend aus vier subkutanen Injektionen mit monatlichem Impfabstand, begonnen. Die Röntgenaufnahme des Brustraumes ergab am Anfang zunächst ein geringes Fortschreiten des Metastasenwachstums. Bei der Kontrolle nach dem ersten Zyklus im August 1983 zeigten sich jedoch die Lungenmetastasen beidseitig deutlich rückläufig. Die Tumorimpfungen habe ich allgemein gut vertragen. Bis auf ein starkes allergisches Anschwellen des Armes für ein bis zwei Tage bei den Injektionen des ersten Zyklus konnte ich keine negativen Einflüsse beobachten. Beim zweiten Zyklus war die Zusammensetzung des Impfstoffes geändert worden, so dass es nicht mehr zum Anschwellen im Bereich der Impfstelle kam.

Auch nach dem zweiten Impfzyklus im Mai 1984 gab es keinen Hinweis auf erneutes Tumorwachstum. Der Umfang der Lungenmetastasen zeigte sich weiterhin rückläufig. Die Kontrolluntersuchung im November 1984 zeigte das erfreuliche Ergebnis einer nahezu vollkommenen Metastasenrückbildung. Die Röntgenaufnahme im Februar 1985 zeigte, wie die Voraufnahme, lediglich eine flaue Verdichtungsfigur im rechten Lungenoberfeld ohne Befundverschlimmerung. Die Röntgenaufnahmen im Mai 1985 zeigten keinen Anhaltspunkt für Lungenmetastasen.

Bei einer Computertomographie im November 1986 wurde eine im Durchmesser etwa 1 cm große Metastase im linken Lungenoberlappen diagnostiziert. Bei sonstigen kleinen rundlichen Verdichtungen konnte eine Metastasierung jedoch auch nicht ausgeschlossen werden.

Im Januar 1987 erfolgte die Wiederaufnahme der Injektionen des Immunpräparates, zunächst in dreimonatigem Abstand bis Ende 1990 und

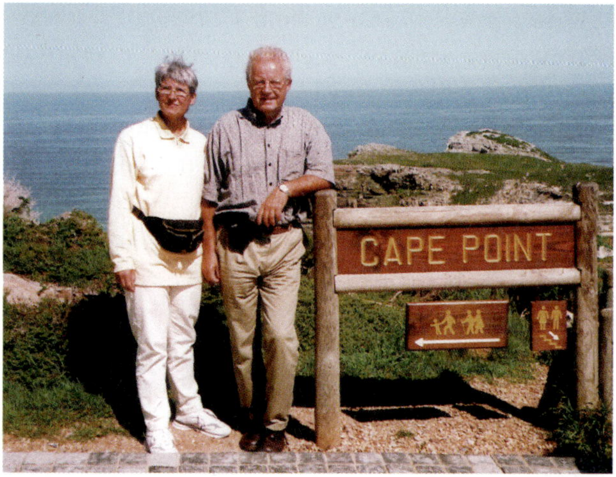

Harald Wever mit Ehefrau

später im halbjährlichen Abstand bis Ende 1992. Seit Ende 1990 besteht eine Vollremission. Bis auf spezifische Rückstände in beiden Lungen lassen sich bis heute keine Metastasen mehr nachweisen.
Ob der Erfolg allein der Tumorimpfung zuzuschreiben ist, kann von mir nicht eindeutig beurteilt werden. Neben der Tumorimpfung erfolgten parallel andere Behandlungsmaßnahmen wie eine Hormonbehandlung von April 1983 bis Ende 1987, eine Misteltherapie, eine Orthomolekulare Nahrungsergänzung mit Selen und antioxidativen Vitaminen und eine Enzymtherapie. Weiterhin wurden insgesamt jeweils zweimal zehn Überwärmungsbäder bis zum Erreichen von 41 °C Körpertemperatur durchgeführt. Meine Ernährung stellte ich auf Vollwertkost um.

Fest steht jedoch, dass ich selbst dem Impfstoff den größten Anteil am Erfolg der Bekämpfung meiner Erkrankung beimesse. Nach der Durchführung der jeweiligen Impfzyklen konnte nachweislich immer eine Verbesserung erzielt werden. Mein Vertrauen in den Impfstoff einschließlich der diesbezüglichen medizinischen Betreuung an der Uniklinik war sehr groß. Diese Meinung steht im Gegensatz zu Aussagen, nach denen Impfungen mit Material aus fremden Tumorgeweben keinen Nutzen bringen sollen.

Wenn ich an die Impfung zurückdenke, so erinnere ich mich immer an einen Vortrag, den ich in den achtziger Jahren hörte. Nach dem Referat wurde der Referent gefragt, warum bisher nur die Urologen einen solchen Impfstoff einsetzen. Die Antwort lautete: Die Urologie ist ein noch junger medizinischer Zweig mit noch jungen Leuten, die nach neuen Wegen suchen. Er gab den anderen medizinischen Fachrichtungen den Rat, analoge Untersuchungen durchzuführen.

Solche Äußerungen machten mir als Betroffenem klar, dass ich doch sehr großes Glück gehabt habe, zur rechten Zeit meiner Erkrankung die richtigen Ärzte getroffen zu haben. Ich gehörte in Deutschland zu den ersten Ausgewählten, bei denen der Impfstoff eingesetzt wurde. Auch bin ich stolz und dankbar, an dieser heute erfolgreichen, vielfach angewandten Therapie mitgewirkt zu haben. Ich zählte somit zu dem kleinen Kreis der Vorreiter in einem vielleicht in Zukunft wichtigen Zweig der Krebstherapie.

Zu Beginn meiner Erkrankung stellte ich mir immer wieder zwei Fragen. Warum bin gerade ich betroffen? Hätte ich die Krankheit durch eine andere Lebensweise vermeiden können?

Die Beantwortung dieser beiden Fragen war für mich sehr wichtig. Es dauerte sehr lange, bis ich mir meine eigenen Antworten dazu geben konnte. Erst danach fand ich innere Ruhe und Gelassenheit im Umgang mit der Krankheit. Zunächst fühlt man sich bei der Suche nach der Beantwortung dieser Fragen sehr allein gelassen. In den ersten drei Jahren beschränkten sich meine Kontakte fast nur auf Schulmediziner. Meine Fragen nach der Krankheitsentstehung und den Ursachen blieben dabei immer unbeantwortet. Versuche, sich die Antworten gemeinsam mit anderen in einer Selbsthilfegruppe zu erarbeiten, scheiterten daran, dass es für Männer keine solchen Gruppen gab bzw. in den angeblich gemischten Gruppen doch nur Frauen waren.

Auch die ersten drei Reha-Maßnahmen fanden nur in nicht spezialisierten Kliniken statt, so dass es auch hier nicht zum Erfahrungsaustausch mit anderen Betroffenen kommen konnte. Die Antwort aller befragten Ärzte in den ersten drei Jahren war immer die gleiche: Leben Sie so weiter wie bisher. Wenn ich noch bezüglich der Ernährungsumstellung nachfragte, so kam die knappe Antwort: Sie könnten ja mal häufiger einen Salat essen. Da ich schon immer viel Salat gegessen hatte, Nichtraucher war und auch gerne viel Sport getrieben habe, blieb die Frage, warum gerade ich betroffen war.

Anders wurde es, als ich nach dem ersten Rückschlag zur Nachsorgekur in eine Tumorklinik kam. Der Aufenthalt in einer Gruppe Mitbetroffener und die damals beispiellose Aufklärung zur Krankheitsentstehung und Krankheitsbewältigung durch die Mitarbeiter der Klinik halfen mir aus dem tiefen schwarzen Loch heraus, in das ich durch meinen Rückschlag gefallen war. Ich gewann sogar wieder meine Freude am Leben zurück. Es wurde mir in der Klinik klar gemacht, dass von den anwesenden Patienten in fünf Jahren nur noch 50% leben werden und man selbst einiges dazu beitragen muss, zu diesen überlebenden 50% zu gehören. Heute ist mir allerdings bewusst, dass man außerdem noch etwas Glück haben muss. Wenn ich mich mit Neuerkrankten unterhalte, so empfehle ich ihnen, nach dem Glück zu greifen, jedoch es fällt einem nicht ohne eigenes Zutun in den Schoß.

Was habe ich getan?

Aktive Teilnahme am gesellschaftlichen Leben. Umstellung der Ernährung auf Vollwertkost, dabei überwiegenden Anteil der vegetarischen Lebensmittel bei weitgehender Vermeidung von Salz, Zucker und Schweinefleisch. Stärkung des Immunsystems durch Mistelpräparate und Orthomolekulare Nahrungsergänzung. Ich habe weiterhin aktiv Sport betrieben. Neben der muskulären Ertüchtigung und den psychischen Wohlfühleffekten erhält der Körper vermehrt Sauerstoff, und der Stoffwechsel kommt auf Touren. Ich sorgte für Stressabbau, besonders im familiären Bereich. Ich begann, mir neue Ziele zu setzen. Anfangs waren es nur kurzfristige Ziele. Zum Beispiel hatte ich im November, als ich in der Strahlenklinik lag, den großen Wusch, noch einmal die Bäume blühen zu sehen. Später war es dann der Wunsch, die Konfirmation meiner Tochter mitzuerleben. Ich suchte die Auseinandersetzung mit der Krankheitsentstehung und der Krankheitsvermeidung, und ich ließ mich von dem eingeschlagenen Weg nicht abbringen.

Wenn ich heute die Frage beantworten soll, warum ich vom Krebs betroffen bin, so antworte ich folgendermaßen:

Ich hatte ein geschwächtes Immunsystem. Durch Ereignisse, die zwölf bis fünfzehn Jahre vor meiner Krebserkrankung zurückliegen, wurde das Immunsystem weiter geschwächt, und der Krebserreger konnte nicht mehr abgewehrt werden. Vorher wurde bei mir jahrelang eine Bechterew-Erkrankung nicht als solche erkannt. Ich hatte somit lange Zeit ungeklärte starke nächtliche Schmerzen und litt deshalb unter Schlaflosigkeit. Den größten Teil vieler Nächte musste ich wegen der Schmerzen sitzend im Bett verbringen. Später wurde ich mit Schmerzmitteln und Cortison über drei Jahre lang behandelt.

Die zweite Frage, die nach Vermeidung der Krebserkrankung, kann ich nur sehr eingeschränkt beantworten. Mein Wissen über die Krankheitsentstehung hätte schon bei der Erstdiagnose auf dem heutigen Stand sein müssen. Ohne den Druck der Realität der eigenen Erkrankung ist man in jungen Jahren nicht bereit, sich mit Krankheitsvorbeugung auseinanderzusetzen. Bleibt noch die Frage nach der Früherkennung. Da ich, wie in meiner Vorgeschichte zur Tumorimpfung beschrieben, zwei Monate vor der Diagnose Nierentumor vom Hausarzt bei einem allgemeinen Gesundheits-Check völlige Gesundheit bescheinigt bekam, müsste hinsichtlich einer wirklich sicheren Krebsvorsorge schon ein erheblicher Aufwand getrieben werden, um die Krankheit im Frühstadium erkennen zu können. Wer nimmt ohne begründeten Verdacht so etwas auf sich?

Zu Beginn meiner Erkrankung war die Familie stark besorgt und verängstigt. Doch das änderte sich mit meinem Wunsch nach Umstellung der Ernährung auf Vollwertkost. Ehefrau und Tochter waren nicht bereit, sich an der neuen Ernährungsform auch nur ansatzweise zu beteiligen. Das morgendliche selbst gemahlene Getreidemüsli wurde mehrfach als Schweinefraß bezeichnet und entsprechend zubereitet serviert. Während meiner jährlichen sechswöchigen Aufenthalte in den Reha-Kliniken lebte sich die Familie dann jeweils immer völlig auseinander. Neue Ideen für meine Gesundung, die ich aus der Klinik mitbrachte, wurden rigoros abgelehnt. Das gesamte Thema Krebserkrankung wurde zum Tabu. Die Ehe begann zu zerbrechen.

Nach dem Auftreten der Metastasen und der Empfehlung des Facharztes, mit der Arbeit sofort aufzuhören, meine wirtschaftlichen Verhältnisse zu ordnen und mich auf das Schlimmste vorzubereiten, wurde zu Hause das erste Mal über das Sterben gesprochen. Mein Wunsch, zu Hause zu sterben, wurde kategorisch abgelehnt. Es wurde mir unmissverständlich zu verstehen gegeben, dass ich von Seiten meiner Frau keine Pflege erwarten könne. Erst drei Jahre später bin ich, nach psychotherapeutischer Behandlung und viel Nervenkrieg, ausgezogen.

Nach einem fünfjährigen Singleleben, in dem ich die Scheidung ordnen konnte und mich alleine mit den Schwierigkeiten meiner Erkrankung auseinandersetzen musste, bin ich jetzt wieder verheiratet. Mit einer ebenfalls an Krebs erkrankten Frau. Wir führen eine harmonische Ehe, in der die Übereinstimmung bei der gesunden Lebensweise fast hundertprozentig ist. Ohne in Fanatismus zu verfallen, denn wir beweisen auch anderen Lebensformen gegenüber Toleranz. Im Zweifelsfall bekommen Freude, Wohlbefinden und Zufriedenheit den Zuschlag. Wenn alles andere sonst stimmt, können wir mit Genuss auch mal das Falsche essen oder bleiben faul zu Hause, wenn eigentlich Sport getrieben werden müsste.

In der Zwischenzeit hat sich das Verhältnis zu meiner Tochter sehr gebessert. Sie hat ihre Ernährung zwischenzeitlich auch auf Vollwertkost (fast vegetarisch) umgestellt und treibt ebenfalls regelmäßig Sport.

Meine eigene Verwandtschaft hat von Beginn an versucht, mich zu unterstützen. Die Ernährungsumstellung und andere Punkte der geänderten Lebensweise wurden voll respektiert. Es ist selbstverständlich, dass wir bei unseren Besuchen das Essen in der gewünschten Form erhalten.

Von Seiten meines Arbeitgebers wurde ich hinsichtlich der Krankheitsbewältigung voll unterstützt. Es gab nie ein negatives Wort zu meinen jährlichen Rehabilitationsmaßnahmen. Meinem Wunsch nach sehr frühem Arbeitsbeginn (um mich von der Erkrankung abzulenken) wurde entsprochen, und nach der Operation wurde ich wiederholt aufgefordert, mittags meine einstündige Ruhepause einzuhalten. Bei Mitarbeitern kam allerdings manchmal Neid wegen der Kuraufenthalte auf. Das Thema war aber immer sehr schnell beendet, wenn ich ihnen den Vorschlag unterbreitete, zu tauschen. Er solle meine Krankheit nehmen und zur Kur gehen. Ich würde gerne seine Gesundheit nehmen und arbeiten.

Wie im Leben sehr oft gibt es immer zwei Meinungen. Der überwiegende Teil meiner Bekannten akzeptierte meine neue Lebensweise und unterstützte mich darin. Andere wiederum zeigten völliges Unverständnis. Mit der Erkrankung kam für mich das bewusstere Leben. Durchzechte Nächte waren noch nie meine Stärke gewesen. Von jetzt an wurden sie aber kategorisch von mir abgelehnt, ebenfalls das Trinken von hochprozentigen alkoholischen Getränken. Um Mitternacht war für mich immer Aufbruch.

Hinsichtlich meiner persönlichen Erfahrungen mit Ärzten und Krankenhäusern überwogen zu Beginn meiner Erkrankung die negativen Erfahrungen. Es begann damit, dass ein von mir verlangter sofortiger Untersuchungstermin wegen der blutenden Niere beim Urologen abgelehnt wurde und mir frühestens 14 Tage später eine Untersuchung in Aussicht gestellt wurde.

Bei einem anderen Urologen erhielt ich dann sofort einen Termin. Alles Notwendige wurde veranlasst. Jedoch war es dieser Arzt, der mir nach meiner Bestrahlung und Operation in der Uni-Klinik nahe legte, mich damit abzufinden, dass mein Arbeitsleben beendet sei. Ganz im Gegensatz zu dieser Aussage wurden von mir jedoch neue Aufgaben übernommen, insbesondere nach der deutschen Wiedervereinigung, die mehr als ein hundertprozentiges Engagement erforderten. Gleichzeitig vollbrachte ich den Aufbau einer neuen Existenz in den neuen Bundesländern.

Erschreckt hat mich 1979 der Untersuchungsaufwand einer Uni-Klinik. Wegen der notwendigen Bestrahlungen war ich zu einem fünfwöchigen Aufenthalt in der Strahlenklinik gezwungen, der von Ärzten der Uni-Klinik dazu genutzt wurde, an mir täglich hochaufwendige Untersuchungen durchzuführen, ohne mich über deren Sinn und Nutzen aufzuklären. Auf meine Fragen hin wurde stets auf die Lehrverpflichtung einer Uniklinik hingewiesen. Ich muss jedoch den Ärzten zugute halten, dass in dieser Zeit sehr viele neue medizinische Untersuchungsgeräte auf den Markt kamen. So wurden an mir damals eine der ersten Ultraschalluntersuchungen, sowie eine der ersten Computertomographien dieser Klinik durchgeführt. Trotz vieler recht unangenehmer Erfahrungen muss ich aus heutiger Sicht aber gestehen, dass bei meinen Begegnungen mit Ärzten insgesamt das Positive überwog. Ich hatte mehrfach das Glück, zur rechten Zeit in der richtigen Klinik den richtigen Arzt zu finden.

Bei den sehr zahlreichen Untersuchungen, die während meines langen Krankheitsverlaufes gemacht werden mussten, kam es immer wieder zu Aussagen, die sich später als unrichtig herausstellten. Es war dann immer eine belastende Zeit. Heute gilt für mich der Grundsatz: Glaub keiner Diagnose, die auf Vermutungen basiert und nicht hundertprozentig bewiesen ist. Beispielsweise stellte sich einmal der Verdacht auf eine Lungenmetastase als Rippenknorpel heraus.

Wenn ich heute an die erste Zeit meiner Erkrankung zurückdenke, so sehe ich mich als seinerzeit sehr nervös und unter hoher psychischer Belastung stehend. Der Grund dafür waren Unwissenheit über Krankheitsentstehung, Heilungsmethoden und Heilungschancen. Ich hatte immer das Gefühl, nicht das Richtige und nicht genug zu tun. Die mageren Auskünfte der Schulmediziner, insbesondere zum persönlichen Beitrag zu meiner Heilung, führten zu vollkommener Verunsicherung.

Erst die Aufklärung in der Tumorklinik, drei Jahre nach Krankheitsfeststellung, brachte eine Stärkung meiner Psyche. Zum ersten Mal erfuhr ich hier etwas über Ursachen der Krankheitsentstehung, über biologische Methoden der Krebsabwehr und andere mögliche Heilungsmethoden.

Wichtiger Bestandteil dabei war die Weitergabe von Informationen und Erfahrungen von anderen Betroffenen, insbesondere von solchen mit der gleichen Diagnose. Der Besuch von Kongressen der Gesellschaft für biologische Krebsabwehr oder Fachtagungen zu alternativen Heilungsmethoden, sowie das Lesen von entsprechender Fachliteratur vertieften das Wissen um das Problem Krebs.

Weitere drei Jahre später musste ich bei meinem persönlichen Wissensstand erkennen, dass wohl mehrere Wege zum Ziel führen können.

Aber ich erkannte auch, dass nicht die Menge und Verschiedenheit der Vorträge mich weiterbringen, sondern das Auffinden eines Arztes, zu dem ich Vertrauen habe. Ein Arzt, der sich genügend Zeit für die Beratungen nimmt und den weiteren Weg gemeinsam mit seinen Patienten festlegt.

Jeder Betroffene wird im Laufe einer langjährigen Krebserkrankung selbst seinen Körper so gut kennen, dass er unterscheiden kann, was für ihn gut oder weniger gut ist. Als Beispiel hierzu möchte ich die eingesetzte Hormonbehandlung nach Auftreten der Lungenmetastasen nennen. Obwohl mir von den Ärzten immer wieder gesagt wurde, dass eine solche Hormonbehandlung auf Dauer kein Pferd aushalten würde, war keiner der konsultierten Ärzte (Schulmediziner, naturheilkundlich arbeitende und anthroprosophische Ärzte) bereit, der Absetzung der Hormonbehandlung zuzustimmen. Mastopathie und Gewichtszunahme waren dabei noch die geringsten Probleme. Wasser im Herzen und in den Beinen, Verschlechterung der Leberwerte sowie eine starke Erhöhung des Augendruckes führten zu einer wesentlichen Verschlechterung meines Allgemeinbefindens. Nach schließlich zweijähriger Diskussion mit verschiedenen Ärzten entschied ich selbst, die Hormonbehandlung abzusetzen. Es machte mir keinen Sinn, statt am Krebs an einer Behandlungsmethode zu Grunde zu gehen.

Neuerdings erwische ich mich dabei, dass ich einem Änderungsvorschlag des Arztes zum derzeitigen eingeschlagenen Weg nur zustimme, um dem Arzt einen Gefallen zu tun.

Allerdings habe ich mir vorgenommen, mit dem Ausscheiden aus dem beruflichen Leben auch in der medizinischen Versorgung eine Anpassung an die geringere Belastung vorzunehmen. Heute gilt bereits der Grundsatz: An Wochenenden und im Urlaub gönne ich mir Medikamentenferien!

Das Festhalten an einem positiv eingeschlagenen und verlaufenen Weg halte ich für einen der wichtigsten Grundsteine meiner Heilung. Mein Wissensdrang im Bezug auf neue Krebsbehandlungsmethoden beschränkt sich ausschließlich darauf zu prüfen, wo ich mich von wem mit welcher Methode bei einem erneuten Rückschlag behandeln lassen werde. Dabei hoffe ich natürlich, dass dieser Fall nie mehr eintritt.

LITERATURVERZEICHNIS

Abel, U.: Die Chemotherapie fortgeschrittener Karzinome – Eine kritische Bilanz; in: Zeitschrift für ganzheitliche Tumortherapie 1993, 1: 8–11

American Institute for Cancer Research, World Cancer Fund: Nutrition and the prevention of cancer. Washington DC 1997

Arndt, M.: Die Rolle der Pflegenden. Vortrag gehalten anläßlich der 10. Jahrestagung der Akademie für Ethik in der Medizin gemeinsam mit der Deutschen Krebsgesellschaft am 26.–28. September 1996 in Göttingen

Aulbert, E.: Bewältigungshilfen für den Krebskranken. Georg Thieme-Verlag, Stuttgart 1993

Barthmann, U.: Jogging: Der Psyche Beine machen. Psychologie Heute, Dezember 1990: 55–59

Bateson, G.: Ökologie des Geistes. Suhrkamp Verlag, Frankfurt 1985

Becker, N.; Wahrendorf, Jürgen: Krebsatlas der Bundesrepublik Deutschland 1981–1990, Springer Verlag, Berlin 1997

Bourmer, H.: Überlegungen zum Selbstverständnis des Arztes, in: Ganzheitliche Anthropologie in der Onkologie, 4. Dresdner hämatologisch-onkologisches Gespräch, 20./21. November 1992, Edition Pechstein, ORT, 1992: 15–27

Bristol-Myers: Breast Cancer: Current Status & Future Direction. Bristol-Myers Squibb Oncology Division, Europe, London 1997

Büssing, A.; Suzart, K.; Schweizert, K.; Schietzel, M.: Killing und Inflammation über die Apoptose-induzierende Potenz von Viscum album L-Extrakten. Zeitschrift für Onkologie, Sonderdruck 1996, 28 (1): 2–9

Chochod, L.: Das Mittelalter, in: Das Reich der Magie. Buchgemeinschaft Donauland Kremayr & Sohn, Wien 1979

Costa, S. D.; von Minckwitz, G.: Empfehlungen zur adjuvanten Therapie des Mammakarzinoms – Bericht zur 6. Internationalen Konferenz zur adjuvanten Therapie des primären Mammakarzinoms in St. Gallen, in: Tumordiagnostik und Therapie 1998, 19: 1–4

Cooper, K.: Die neuen Gesundmacher Antioxidanzien. BLV Verlag, München 1995

Cruciani, R. A. et al: Safety, Tolerability and Symptom Outcomes Associated with L-Carnitine Supplementation in Patients with Cancer, Fatigue, and Carnitine Deficiency: A Phase I/II Study. Journal of Pain and Symptom Management 2006, 32 (6): 551–559

Courneya Kerry, S. et al: Predictors of supervised exercise adherence during breast cancer chemotherapy, Medicine and Science in Sports and Exercise 2008, 40 (6): 1180–1187

Curt, G. A. et al: Cancer fatigue: The way forward. The Oncologist 2003, 8: 27–30

Cousins, N.: Der Arzt in uns selbst. Rowohlt-Verlag, Reinbek 1996

Deutsches Krebsforschungszentrum: Krebssterblichkeit geht erstmals zurück; in: Signal 1998, Heft 1: 27–28

Dietl, H.; Ohlenschläger, G.: Handbuch der Orthomolekularen Medizin. Karl F. Haug Verlag, Heidelberg 1994

Dimeo, F.: Welche Rolle spielt körperliche Aktivität in der Prävention, Therapie und Rehabilitation von neoplastischen Erkrankungen? Deutsche Zeitschrift für Sportmedizin 2004, 55 (7/8): 177–182

Dimeo, F.; Thiel, E.; Böning, D.: Körperliche Aktivität in der Rehabilitation von onkologischen Patienten. Deutsches Ärzteblatt 1999, 96: 1042–1046

Dimitrov N. V. et al: Abrogation of adriamycin-induced cardiotoxicity by selenium in rabbits. American Journal of Pathology 1987, 126: 376–383

Doll, R.; Peto, R.: The causes of cancer. Journal of the National Cancer Institute 1981, 66: 1191–1308

Dülfer, R.; Fröhlich-Gildhoff, Klaus: Laufen und Gespräche. GWG-Zeitschrift 1992, 87: 30–33

Elworthy, S.: Power & Sex. Das weibliche Prinzip und die Kraft zur Veränderung. Ariston Verlag, Kreuzlingen 1997

Eisenbraun J. et al: Quality of life in breast cancer patients during chemotherapy and concurrent therapy with a mistletoe extract. Phytomedicine 2011, 18 (2–3): 151–177

Friedlaender, M.: Schubert Lieder für Singstimme und Klavier, Bd. 1. Edition Peters, Leipzig 1928: 116–117

Gatenby R. A. et al.: Adaptive Therapy. Cancer Research 2009, 69: 4894

Glaeske, Gerd; Schicktanz; Christel; Barmer GEK: Arzneimittelreport 2011. Schriftenreihe zur Gesundheitsanalyse 2011, Band 8 (ohne Ort): 141–142

Graciano, F. et al: Potential role of levocarnitine supplementation for the treatment of chemotherapy-induced fatigue in non-anaemic cancer patients. British Journal of Cancer 2002, 86 (12): 1854–1857

Gramignano, G. et al: Efficacy of L-carnitine administration on fatigue, nuatritional status, oxidative stress, and related quality of life in 12 advanced cancer patients undergoing anticancer therapy. Nutrition 2006, 22: 136–145

Groddeck, G.: Die Natur heilt. Fischer Verlag, Frankfurt a. M. 1984

Grossarth-Maticek, R.; Stierlin, H.: Krebsrisiken – Überlebenschancen. Carl-Auer-Systeme Verlag, Heidelberg 1998

Grossarth-Maticek, R.; Kiene, H.; Baumgartner, S. M.; Ziegler, R.: Use of Iscador, an extract of European mistletoe (Viscum album), in cancer treatment: prospective nonrandomized and randomized matched-pair studies nested within a cohort study. Alternative Therapies in Health and Medicine 2001, 7 (3): 57–78

Grossart-Maticek, R; Ziegler, R.: Kontrollierte Studien zur präventiven Misteltherapie bei Myomen, Endometriosen und Cerevix Dysplasien. In: Rainer Scheer et al. (Hrsg.): Die Mistel in der Tumortherapie 2 – Aktueller Stand der Forschung und klinische Anwendung, KVC Verlag, Essen 2008

Hagen, A.; Hrushesky, V. J. M.; Torsten, U.; Weitzel, H.: Der Operationszeitpunkt beim prämenopausalen Mammakarzinom – Einfluss auf die Prognose? Geburtshilfe und Frauenheilkunde 1994, 58: 282–289

Hager, E. D.: Komplementäre Onkologie. Verlagsgesellschaft Forum-Medizin, Stockdorf 1997

Hanna, T.: Der befreite Körper. Interview in Psychologie Heute, November 1990: 20–27

Hartmann, L. C. et al: Efficacy of bilateral prophylactic mastectomy in women with a family history of breast cancer. New England Journal of Medicine 1999, 340 (2): 77–84

Hartmann, M.: Praktische Psycho-Onkologie. Verlag J. Pfeiffer, München 1991

Hehr, T.; Bamberg M.; Rodemann, H. P.: Präklinische und klinische Relevanz der radioprotektiven Wirkung von Natriumselenit, in: Info Onkologie 1999, Suppl. 2, Band 2: 25–29

Hellinger, B.: Ordnung in der Liebe, Karl Auer Verlag, Heidelberg 1997

Herholz, K.; Buskies, B.; Rist, M. et al.: Regional cerebral blood flow in man at rest and during exercise. J Neurol 234 (1987)

Herzog, A.: Krebs und Sport, in: Wachstum, Gespräche über Krebs, Zeitung des Beratungszentrums für ganzheitliche Krebstherapie e. V., Sonderausgabe 1998, 17: 16–19

Hesse, H.: Die Romane und großen Erzählungen Bd. 8. Suhrkamp Verlag, Frankfurt 1986

Hick, C.: Forschung zu Ethik-Kodizes. Deutsches Ärzteblatt 1996, 93 (44): 2236

Hölderlin, F.: Sämtliche Gedichte. Aula Verlag, Wiesbaden 1989

Höpker, W.-W.: Flickenteppich mit falschen Farben. Deutsches Ärzteblatt 1998, 95: 1650–1652

Horneber M. A. et al: Mistletoe in oncology (Review). The Cochrane Collaboration. 2008

Huber, A.: Essen – aus Frust und Freude? Psychologie Heute, Januar 1995: 52–54

Hutnick, N.; Williams, N. et al: Exercise and lymphocyte activation following chemotherapy for breast cancer. Medicine and Science in Sports and Exercise 2005, 37 (11): 1827–2835

Jakesz, R.: Mammakarzinom – limitierte chirurgische Therapie, in: Educationals, 23. Kongress der Deutschen Krebsgesellschaft in Berlin, 8.–12. Juni 1998, Omnimed Verlagsgesellschaft, Hamburg 1998: 22–24

Kaiser, G.: Erscheinungsbild der Misteltherapie in der Onkologie, in: Scheer, R.; Becker, H.; Berg, P. (Hrsg.): Grundlagen der Misteltherapie: Aktueller Stand der Forschung und klinische Anwendung, Hippokrates-Verlag, Stuttgart 1996: 467–473

Kaufmann, M.; von Minckwitz, G.: Präoperative Chemotherapie des Mammakarzinoms, in: Educationals, 23. Kongress der Deutschen Krebsgesellschaft in Berlin, 8.–12. Juni 1998, Omnimed Verlagsgesellschaft, Hamburg 1998: 25–28

Kaufmann, M. et al.: Therapie primärer Mammakarzinome. Deutsches Ärzteblatt 2004, 4: 163–167

Kasseroller R. G.; Schrautzer, G. N.: Treatment of secondary lymphedema of the arm with physical decongestive therapy and sodium selenite: a review. American Journal of Therapy 2000, 7: 273–279

Keute, H.; Douwes, F.: Einstellung von Krebskranken in der Nachsorge bezüglich eines ganzheitlichen Krankheitsgeschehens und ihrer Motivation, an umfassenden Gesundheitsprogrammen teilzunehmen. Zeitschrift für Erfahrungsheilkunde 1985, 4: 247–251

Kiene, H.: Beurteilung klinischer Studien zur Misteltherapie, in: Scheer, R.; Becker, H.; Berg, P. (Hrsg.): Grundlagen der Misteltherapie: Aktueller Stand der Forschung und klinische Anwendung, Hippokrates-Verlag, Stuttgart 1996: 484–496

Klaschka, F.: Neue Perspektiven in der Tumortherapie. Verlag Forum-Medizin, Gräfelfing 1996

Koch, K.: Nur noch bei Symptomen. Deutsches Ärzteblatt 2003, 40: 2560

Krischke, N. R.: Lebensqualität und Krebs, Quintessenz MMV Verlag, München 1995

Kübler-Ross, E.: Das Rad des Lebens. Droemer Knaur, München 1997

Kuhlemann, H.; Majerus, J.; Möller, J.: Trugschlüsse biometrischer Untersuchungen, in: Deutsches Ärzteblatt 1996, 93: 2206–2212

Mann, Thomas: Meerfahrt mit Don Quichote. Verlag Stalling Maritim, Oldenburg 1980

Martinez, D.: Vom Giftpfeil zum Chemiewaffenverbot. Zur Geschichte der chemischen Kampfstoffe. Harri Deutsch Verlag, Frankfurt/Main 1996

Matthiessen, P. F.; Tröger, W.: Die Misteltherapie des Krebses, in: Wrba, Heinrich: Kombinierte Tumortherapie, Hippokrates-Verlag, Stuttgart 1995: 271–290

Mei van der, S. H.; Petzold, H. G.; Bosscher, R. J.: Running-Therapie, Stress, Depression – ein übungszentrierter Ansatz in der integrativen Leib- und bewegungsorientierten Psychotherapie. Integrative Therapie, 1997, Sonderdruck 3: 374–329

Meyer, F. P.: Salus aegroti suprema lex: Medizinische Materialien, Zentrum für Medizinische Ethik der Universität Bochum 1996, Heft 109

Meyer, R.: Mammographie. Erfahrene Radiologen befunden genauer. Deutsches Ärzteblatt 2002, 18: 929

Mihan, L.; Windeler, J.: Die methodische Qualität kontrollierter Studien in der „Medizinischen Klinik", Medizinische Klinik 1999, 94: 1–8

Milz, H.: Die Rückkehr des Körpergefühls. Psychologie Heute Mai 1992: 68–73

Moss, R.: Fragwürdige Chemotherapie. Karl F. Haug Verlag, Heidelberg 1997

Muecke, M. D. et al: Multicenter, phase 3 trial comparing selenium supplementation with observation in gynecologic radiation oncology. Int. J. Radiation Oncology Biol. Phys. 2010, 78 (3): 828–835

Müller-Christiansen, K.: Gespräche fördern den therapeutischen Prozeß. Therapiewoche 1995, 34: 1970–1971

Neuhaus, H.: Sport und Immunsystem. Deutsches Ärzteblatt 1998, 95: 530–537

Neve, J.: Methods in determination of selenium states. Journal Trace Elements Electrolytes Health Disease 1991, 5: 1–17

Ohne Autorenangabe: Die stille Revolution als Prinzip Hoffnung? Psychologie Heute April 1996: 48–49

Ohkawa, K. et al: The effects of co-administration of selenium and cisplatin on CDDP-induced toxicity and antitumour activity. British Journal of Cancer 1988, 58: 38–41

Petermann, Franz: Der lernende Patient. Psychologie Heute, Dezember 1997: 51

Pschyrembel Klinisches Wörterbuch, 258. Auflage, de Gruyter, Berlin 1998

Punglia, R. S. et al: Impact of interval from breast conserving surgery to radiotherapy on local recurrence in older woman with breast cancer. British Medical Journal 2010, 340: c845

Quinn, Elisabeth: Excercise as cancer treatment. Sports Medicine 2003, November 24

Rebbeck, T. R. et al: Breast Cancer Risk after bilateral prophylactic Oophorectomie in BRCA 1 mutation carriers. Journal of National Cancer Institute 1999, 91 (17): 1475–1479

Rehn, A.: Die Zeit heilt. Psychologie Heute, Dezember 1996: 51

Rehn, R.: Selbsthilfegruppen als neue Macht im Gesundheitswesen? Hessisches Ärzteblatt 1998, 10: 316

Rimpler, M.; Adamietz, I. A.: Grundlagen der Enzymtherapie mit Proteasen. Med. Organica 1989, 13: 5–9

Rokitansky, O. V.; Stauder, G.; Streichhan, P.: Enzymtherapie als prä- und postoperatives Adjuvanz bei der Brustkrebsbehandlung. Deutsche Zeitschrift für Onkologie 1993, 5: 130–136

Rükgauer-Flusche, M.: Methode zur Bestimmung der Spurenelementversorgung. Untersuchung beim Patienten mit Diabetes mellitus. Ibidem Verlag 2000

Sautter-Bihl, M.-L.; Bamberg, M.: Das Mammakarzinom: Systemerkrankung oder lokales Problem? Deutsches Ärzteblatt 2000, 97: 34–39

Sayed-Ahmed, M.: Propionyl-l-Carnitine as protector against adriamycin-induced Cardiomyopathy. Pharmacological Research 2001, 43 (6), 513–560

Schaffer, U.: Du bist einzigartig. Kreuz-Verlag, Stuttgart 1996

Schleske, W.: Meditatives Laufen. Burg Verlag, Stuttgart 1988

Schlodder, D.: 80 Jahre Misteltherapie bei Krebspatienten. Erfahrungsheilkunde 1997, 46, Sonderausgabe: 483–489

Schmidbauer, W.: Hilflose Helfer. Rowohlt-Verlag, Reinbek 1979

Schmiedel, V.: Cholesterin – naturgemäß behandeln. Karl F. Haug Verlag, Heidelberg 1996

Schmidt, J. G.: Ist Verzicht eine schlechte Medizin? Zeitschrift für Allgemeinmedizin 1998, 74: 1173–1177

Schott, H.: Chronik der Medizin. Chronik Verlag, Dortmund 1993

Schrauzer, G. N.: Selen. Johann Ambrosius Barth Verlag, Heidelberg 1998

Schröder, A.: Selbsthilfegruppen, nichts für Männer? Zur Frage der geschlechtsspezifisch unterschiedlichen Nutzung von Präventions- und Rehabilitationsmaßnahmen, in: Selbsthilfegruppen-Nachrichten, herausgegeben von der Deutschen Arbeitsgemeinschaft Selbsthilfegruppen e. V., Gießen 1997: 33–36

Schumacher, K. et al.: Postoperative komplementäre Therapie des primären Mammakarzinoms mit lektinoptimiertem Mistelextrakt – Eine epidemiologische, kontrollierte, multizentrische retrolektive Kohortenstudie. Biosynthesen 2002, 3: 10–22

Schumpelick, V.; Willis S.; Kasperk, R.: Moderne Operationsverfahren des Rektumkarzinoms. Deutsches Ärzteblatt 2000, 97: 1138–1146

Schwartz A. L. et al: Exercise reduces daily fatigue in women with breast cancer receiving chemotherapy. Medicine and Science in Sports and Exercise 2001, 33 (5): 718–723

Senn, H. J.: Mammakarzinom – adjuvante Therapie: Stand 1998, in: Educationals, 23. Kongress der Deutschen Krebsgesellschaft in Berlin, 8.–12. Juni 1998, Omnimed Verlagsgesellschaft, Hamburg 1998: 29–31

Sieja K. et al: Selenium as an element in the treatment of ovarian cancer in women receiving chemotherapy. Gynecological Oncology 2004, 93: 320–327

Sill, R.: Tumorerkrankungen – Bedeutung von Selen in Prävention und komplementärer Therapie. Pharmakologische Zeitung, 1999, 144 (32): 10–15

Simonton, O. C.; Matthews-Simonton, S.; Creighton, J.: Wieder gesund werden. Rowohlt Verlag, Reinbek 1982

Simonton, O. C.: Auf dem Wege der Besserung. Rowohlt Verlag, Reinbek 1995

Sloterdijk, P.: Kritik der zynischen Vernunft. 2 Bände; Suhrkamp Verlag, Frankfurt a. M. 1983

Sontag, S.: Krankheit als Metapher. Carl Hanser Verlag, München 1980

Spiegel, D.; Bloom, J. R.; Kraemer, H. C.; Gottheil, E.: Effect of psychosomatic treatment on survival of patients with metastatic breast cancer. Lancet 1989, ii: 888–891

Stauder, G.; Beaufort, F.; Streichhan, P.: Strahlentherapeutische Nebenwirkungen bei Abdominalkrebspatienten und deren Reduktion durch hydrolytische Enzympräparate. Deutsche Zeitschrift für Onkologie 1991, 1: 7–16

Stocklein N. H., Klein C. A.: Genetic disparity between primary tumors, disseminated tumour cells and manifest metastasis. International Journal of Cancer. 2010, 126 (3): 589–598

Strauss, M.: Carnitine Promotes Heat Shock Protein Synthesis in Adriamycin-induced Cardiomyopathy in a Neonatal Rat Experimental Model. General of Molecular Cellular Cardiology 1998, 30: 2319–2325

Streichhan, P.; Inderst, R.: Konventionelle und enzymtherapeutische Maßnahmen bei der Behandlung brustkrebsbedingter Armlymphödeme. Der Praktische Arzt 1991, Sonderdruck aus Heft 13: 1–8

Stone, P. A. et al: A study to investigate the prevalence, severity and correlates of fatigue among patients with cancer in comparison with a control group of volunteers without cancer. Annals of Oncology 2000, 11 (5): 561–567

Sukumvanich, P. et al: Incidence and time course of bleeding after long-term amenorrhea after breast cancer treatment. A prospective study. Cancer 2010, 116 (13): 3102–3111

Tausch, A.-M.: Gespräche gegen die Angst, Rowohlt-Verlag, Reinbek 1981

Teichert, J.; Matthiesen, P. F.: Das therapeutische Wirkprinzip der Mistel: Erfahrungen mit zwei unterschiedlichen Denkansätzen im Rahmen des Projekts „Unkonventionelle Methoden der Krebsbekämpfung“, in: Scheer, R.; Becker, H.; Berg, P. (Hrsg.): Grundlagen der Misteltherapie: Aktueller Stand der Forschung und klinische Anwendung, Hippokrates-Verlag, Stuttgart 1996: 474–483

Teichert, J.; Matthiesen, P. F.: Unkonventionelle Methoden der Krebsbekämpfung. Zeitschrift für Allgemeinmedizin 1998, 74: 1158–1162

Teuscher, E.: Viscum, in: Hagers Handbuch der pharmazeutischen Praxis, herausgegeben von Hensel, R.; Keller, K.; Rimpler, H.; Schneider, G., Band Drogen P-Z, Springer-Verlag, Berlin 1994: 1160–1183

Tröhler, U.: Die Rolle des Patienten im Lauf der Geschichte der Medizin, in: Wegweiser, Zeitschrift des Vereins zur Förderung der Krebsmedizin Kirstins Weg e. V., 1999, 2: 13

Uhlenbruck, G.; Golz, R.: Eigenschaften vom Grünen Tee: Eine Übersicht. Zeitschrift für Onkologie 1998, 30 (3): 57–62

Verres, R.: Die Kunst zu leben. Piper Verlag, München 1994

Verres, R.: Lebenskraft und Resonanz. Zeitschrift für Onkologie/Journal of Oncology 1998, 30: 38–49

Vogt, T. M.; Ziegler, R. G.; Graubard, B. I. et al: Serum selenium and a risk of prostate cancer in US blacks and whites. International Journal Cancer 2003, 103: 664–670

Waerland, A.: Handbuch der Gesundheit, Humata Verlag Harold S. Blume, Bern 1984

Wagner, W.: Zeit, das Fortschreitende oder die Ordnung. Verlag Waltraud W. Wagner, Warburg 1980

Walker, B. G. (Hrsg.): Das geheime Wissen der Frauen. Deutscher Taschenbuch Verlag, München 1996

Wenzel U., Nickel A., Daniel H.: Molecular nutrition unit, Department of food and nutrition, Munich, Increased carnitine-dependent fatty acid uptake into mitochondria of human colon cancer cells induces apoptosis. Journal of Nutrition 2005, 135 (6): 1510–1514

Werner, M.: Einleitung, in: Iscador – Mistelpräparate aus der anthroposophisch erweiterten Krebsbehandlung, herausgegeben vom Verein für Krebsforschung in Arlesheim 1996: 8–9

Whelan, T. J. et al: Long-Term Results of Hypfractional Radiation Therapy for Breast Cancer. New England Journal of Medicine 2010, 362 (6): 513–520

Wilber, K.: Mut und Gnade (Übersetzung aus dem Amerikanischen von Jochen Eggert), Scherz Verlag, München 1994
Winningham, M. L.: Related Articles, Strategies for managing cancer-related fatigue syndrome. Cancer 2001, 92 (S4): 988–997
Wölfing, A.: Entstehung und Bedeutung des Begriffes Schulmedizin. Med. Diss. Freiburg 1974
Wrba, H.: Kombinierte Tumortherapie. Hippokrates Verlag, Stuttgart 1995
Wrba, H.; Pecher, O.: Enzyme – Wirkstoffe der Zukunft. Orac-Verlag, Wien 1993
Zink, J.: Licht über den Wassern. Kreuz Verlag, Stuttgart 1978

BILDNACHWEIS

Die Fotos von S. 118 und aus Teil III wurden uns freundlicherweise von den Patientinnen und Patienten zur Verfügung gestellt.
Martin Müller-Stahl: Titel, 30, 38, 44, 50, 65, 68, 87, 96, 99, 110, 174, 184, 194
Dirk-Ingo Wolfrum: 15, 22, 47, 62, 132, 187, 192
Elmar Wolfrum: 13
Marie Link: 89
Glen Lee: 156
Armin Scheffler: 128
Fotolia, © Roman Thomas – Fotolia.com: 146 / © MONIQUE POUZET – Fotolia.com: 166
Bernardo Friese: VI

HILFREICHE ADRESSEN FÜR KREBSKRANKE

1. Allgemeine Informationen zu Krebserkrankungen

Deutsche Krebshilfe e.V.
Mildred Scheel Kreis e.V.
Stiftung Deutsche KinderKrebshilfe
Dr. Mildred Scheel Stiftung für Krebsforschung
Buschstr. 32, 53113 Bonn
Telefon: 0228/729900
www.krebshilfe.de

Nach dem Motto „Helfen. Forschen. Informieren." fördert die Deutsche Krebshilfe Projekte zur Verbesserung der Diagnose, Therapie, Nachsorge und Selbsthilfe. Sie hilft, die personelle und sachliche Ausstattung beispielsweise in Kliniken zu verbessern und Notstände in Therapie-, Forschungs- und Rehabilitationseinrichtungen zu beheben. Menschen, die durch eine Krebskrankheit in Not geraten sind, erhalten bei der Deutschen Krebshilfe Beratung, Hilfe und im begründeten Einzelfall auch finanzielle Unterstützung.

Gesellschaft für biologische Krebsabwehr e.V.
Voßstr. 3, 69115 Heidelberg
Info-Telefon: 06221/138020
www.biokrebs.de

Die Gesellschaft für biologische Krebsabwehr hat regionale Beratungsstellen in Dresden, Berlin, Hamburg, Bremen, Wiesbaden, Stuttgart und München. Sie stellen allgemeine Informationen zu naturheilkundlichen Therapien bei Krebs zur Verfügung und vermitteln andere Organisationen und Beratungsstellen. Bei individuellen, medizinische Fragen, die nur ein Arzt beantworten kann, wird ein Gesprächstermin mit einem beratenden Arzt vereinbart.

Krebsinformationsdienst (KID) im Deutschen Krebsforschungszentrum
Im Neuenheimer Feld 280, 69120 Heidelberg
Telefon: 0800/4203040 (täglich 8–20 Uhr)
Innerhalb Deutschlands sind Anrufe gebührenfrei. Anfragen aus dem Ausland nur unter der Rufnummer +49 (0) 6221/9998000
www.krebsinformation.de

Der Krebsinformationsdienst ist ein Angebot für alle, die Fragen zum Thema Krebs haben. KID informiert kostenlos, verständlich, aktuell und umfassend über alle Fragen, die mit Krebs zusammenhängen: Ursachen, Vorbeugung, Entstehung, Erkennung, Behandlung und Nachsorge. KID nennt Adressen von Einrichtungen der Krebsbehandlung, Nachsorge und Beratung für Krebspatienten und Angehörige und gibt Hinweise auf kostenlose Broschüren und auf Bücher über Krebs.

2. Selbsthilfe

Deutsche Arbeitsgemeinschaft Selbsthilfegruppen e.V.
Wilmersdorfer Straße 39, 10627 Berlin
Telefon 030/8934014
Telefonische Sprechzeiten: Di, Mi 10–14 Uhr
www.dag-shg.de

Das zentrale Ziel der Deutschen Arbeitsgemeinschaft Selbsthilfegruppen e.V. ist es, Menschen zur freiwilligen, gleich berechtigten und selbst bestimmten Mitarbeit in Selbsthilfegruppen anzuregen. Dazu informiert sie die Öffentlichkeit über die Möglichkeiten der Gruppenselbsthilfe, erleichtert Gründungs- und Arbeitsbedingungen von Selbsthilfegruppen und verbessert die fachliche Unterstützung von Selbsthilfegruppen qualitativ und quantitativ. Außerdem arbeitet die Arbeitsgemeinschaft an der sozial- und gesundheitspolitischen Anerkennung von Selbsthilfegruppen und entwickelt zeitgemäße Modelle zu ihrer finanziellen Förderung.

Frauenselbsthilfe nach Krebs e.V.
Bundesverband
„Haus der Krebs-Selbsthilfe“
Thomas-Mann-Straße. 40, 53111 Bonn
Telefon: 0228/33889-400
Bürozeiten: Mo bis Do 8–16:30 Uhr, Fr 8–15 Uhr
www.frauenselbsthilfe.de

„Frauenselbsthilfe nach Krebs“ besteht aus einem Bundesverband mit 12 Landesverbänden und ca. 430 Gruppen, in denen etwa 50.000 krebskranke Frauen und Männer mit unterschiedlichen Erkrankungen Rat und Hilfe finden. Die Mitglieder arbeiten nach dem Motto „Auffangen – Informieren – Begleiten“. Seit 2001 ist die Interessenvertretung Krebskranker im sozial- und gesundheitspolitischen Bereich ein Schwerpunkt. So arbeiten Mitglieder des Bundesvorstandes z. B. bei der Erstellung von medizinischen Leitlinien mit, sind in der Arbeitsgruppe „Zertifizierung von Brustzentren“ und in verschiedenen Untergliederungen des gemeinsamen Bundesausschusses tätig.

Nationale Kontakt- und Informationsstelle zur Anregung und Unterstützung von Selbsthilfegruppen der Deutschen Arbeitsgemeinschaft Selbsthilfegruppen e.V. (NAKOS)
Wilmersdorfer Str. 39, 10627 Berlin
Telefon: 030/31018960
Telefonische Sprechzeiten:
Di 9–13 Uhr, Mi 9–12 Uhr, Do 14–17 Uhr, Fr 10–13 Uhr
www.nakos.de

Zentrale Aufgabe der NAKOS ist es, Selbsthilfegruppen und an Selbsthilfe interessierte Bürgerinnen und Bürger aufzuklären, zu informieren und Kontakte zu vermitteln. Die NAKOS bündelt gemeinsame Interessen zur Verbesserung der Ausstattung und der Förderung von Einrichtungen der Selbsthilfe-Unterstützung und bringt diese in den (fach)politischen Diskurs auf Bundesebene ein. Zudem fördert sie die Zusammenarbeit zwischen Vereinigungen der Selbsthilfe und Einrichtungen der professionellen Versorgung.

Psychosoziale Beratungsstelle für Krebskranke und Angehörige – Selbsthilfe Krebs e.V.
Albrecht-Achilles-Straße 65, 10709 Berlin
Telefonische Beratung für Betroffene: 030/89409041
(Mo, Di, Fr 10–13 Uhr, Mi 14–17 Uhr)
Telefonische Beratung für Angehörige: 030/89409042
(Mo, Do, Fr 10–13 Uhr, Mi 14–17 Uhr)
www.krebsberatung-berlin.de

Die Beratungsstelle arbeitet seit 1983. Die MitarbeiterInnen informieren Menschen, die an Krebs erkrankt sind und deren Angehörige. In ihrem 20-jährigen Bestehen hat die Beratungsstelle ein umfassendes Programm aufgebaut, das vielen Erkrankten geholfen hat, ihre körperlich-seelische Krise zu überwinden und ihr Leben neu zu gestalten.

3. Ärztliche Fachgesellschaften

Deutsche Krebsgesellschaft e.V.
Kuno-Fischer-Straße 8
14057 Berlin
Telefon: 030/32293290
www.krebsgesellschaft.de

Die Deutsche Krebsgesellschaft (DKG) ist die größte wissenschaftlich-onkologische Fachgesellschaft in Deutschland. Gemäß dem Motto der Gesellschaft „Durch Wissen zum Leben" verbreitet sie Informationen über das komplexe Thema Krebs, initiiert Gesundheitskampagnen und unterstützt die onkologische Forschung. Das Serviceangebot der Deutschen Krebsgesellschaft e. V. richtet sich an Ärzte und Wissenschaftler, Patienten und deren Angehörige und an alle interessierten Bürgerinnen und Bürger.

Die Ländergesellschaften der Deutschen Krebsgesellschaft (Sektion A) haben ein Netz von psychosozialen Beratungsstellen in ganz Deutschland aufgebaut. Auf der Internetseite finden Sie Adressen von Beratungsstellen.

Adressen und Telefonnummern können sich ändern. Aktuelle Informationen zu den angegebenen Institutionen und Adressen können Sie stets auf den Datenbanken der NAKOS abrufen. Sie sind im Internet unter www.nakos.de erhältlich. Die Seite gibt Ihnen darüber hinaus die Möglichkeit, nach einer geeigneten Selbsthilfegruppe in Ihrer Nähe zu suchen.

Blutbestandteile

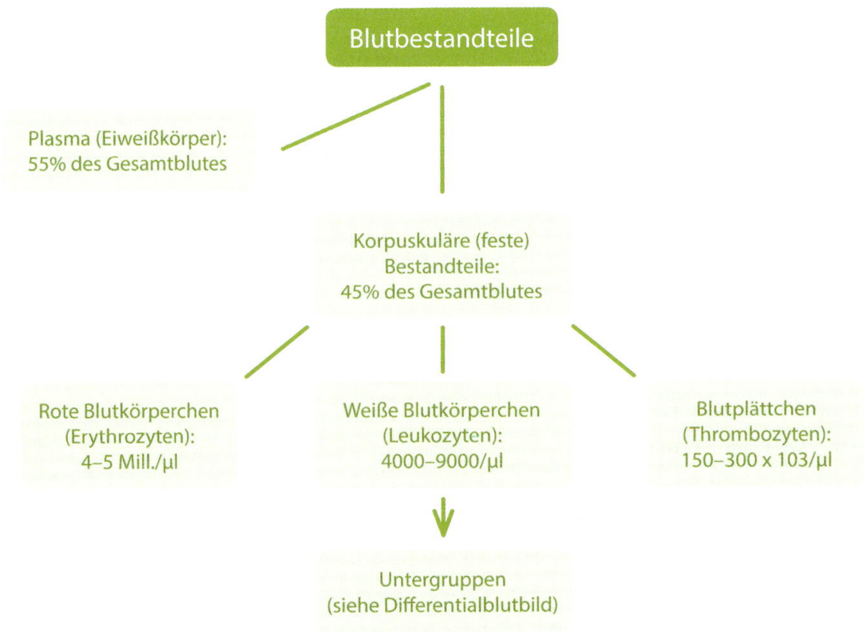

Differentialblutbild

Zelltyp	Anzahl/µl	%
Gesamtleukozyten	4000–9000	
Stabkernige Granulozyten	120–450	3–5
Segmentkernige Granulozyten	2000–6300	50–70
Eosinophile Granulozyten	80–360	2–4
Basophile Granulozyten	0–50	0–1
Monozyten	80–590	2–6
Lymphozyten	1000–3600	25–40

Untergruppen siehe Lymphozytensubpopulationen

Lymphozytensubpopulationen

CD*	Zelltyp	Anzahl/µl	%
CD3	Alle Lymphozyten	840–1920	60–80
CD4	T-Helferzellen	630–1440	45–60
CD8	T-Suppressorzellen	252–720	18–30
CD19	B-Lymphozyten	98–528	7–22
CD16/56	NK-Zellen (natürliche Killerzellen)/ aktivierte T-Suppressorzellen	70–360	5–15

*CD = cluster of differentiation (human leucocyte differentiation antigens)

DIE AUTOREN

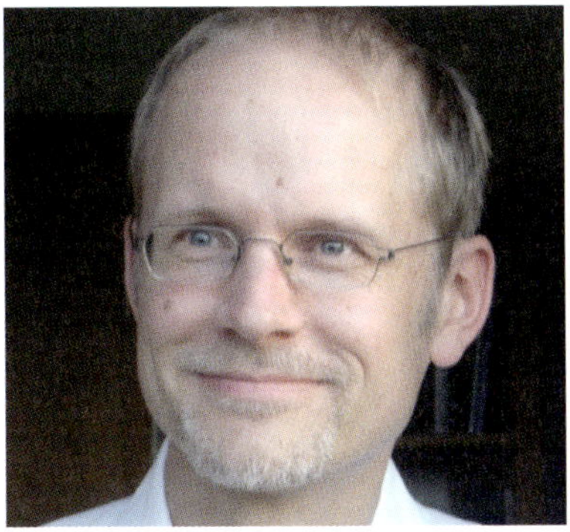

Dr. Martin Müller-Stahl, geboren 1967 in Wolfsburg, lebt gemeinsam mit seiner Frau Britta und seinen beiden Söhnen Malte und Lennart in Oberbayern. Er hört und spielt leidenschaftlich J. S. Bach, W. A. Mozart und traditionelle bayerische Volksmusik. Er liebt die Gedichte von F. Hölderlin und ist passionierter Ausdauersportler (Bergsteigen, Triathlon).

Nach dem Studium der Medizin und Philosophie leitete er im Rahmen der Facharztausbildung bis 1998 die kassenärztliche onkologische Ambulanz in der Habichtswald-Klinik, Kassel, und war unter anderem als Brückenarzt im Interdisziplinären Onkologischen Schwerpunkt in Göttingen tätig. Dr. Müller-Stahl ist Facharzt für Innere und Allgemeinmedizin und Doctor in Mountain Medicine (Alpin- und Höhenmedizin). Er erwarb die Zusatzbezeichnung Naturheilverfahren und verfügt diesbezüglich über die volle Weiterbildungsermächtigung. Weiterhin erwarb er die Zusatzqualifikationen Ernährungsmedizin und Präventivmedizin. Er ist Qualitätsbeauftragter für Hämotherapie und Mitglied der Gesellschaft für Berg- und Expeditionsmedizin und der Deutschen Krebsgesellschaft. Nach mittlerweile zwei Facharztanerkennungen ist er als Chefarzt der Fachklinik für internistische Onkologie und Naturheilverfahren, Veramed-Klinik am Wendelstein in Brannenburg, tätig.

Dr. Müller-Stahl unterstützt die Arbeit von Krebsselbsthilfegruppen und die Gesellschaft für biologische Krebsabwehr. Der Weg in die Onkologie war bereits vor dem Studium durch Krebserkrankungen in der eigenen Familie vorgezeichnet, wobei die Suche nach Wahrhaftigkeit im Sinne eines ehrlichen und partnerschaftlichen Miteinanders einen Schwerpunkt darstellt. Die Medizin unserer Zeit wird zu sehr durch gegenseitige Machtansprüche und zu wenig durch Offenheit und Gemeinsamkeit bestimmt.

In diesem Sinne ist das gemeinsame Singen gegen die Angst zu einem festen Bestandteil der täglichen Arbeit mit den Patienten geworden.

Neben vielen Beiträgen zu Zeitschriften und Monographien veröffentlichte er zur Medizingeschichte die Arbeit *Der Briefwechsel zwischen S. Hahnemann und C. von Bönninghausen* (Heidelberg, 1997). 2008 erschien im KVC Verlag von Martin Müller Stahl *Natürlich zu Fuß – Gesund unterwegs im Alltag und beim Wandern.*

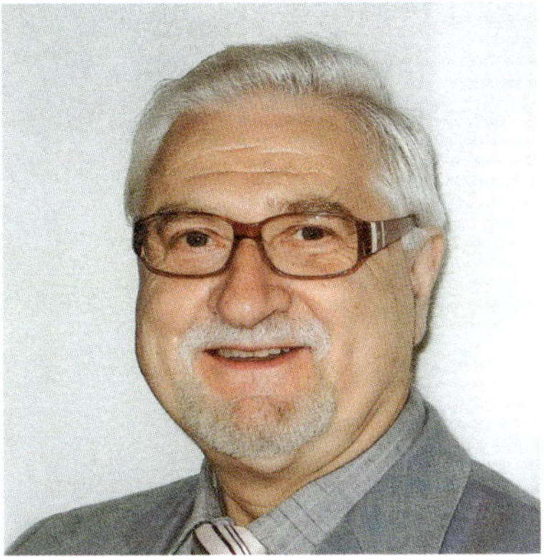

Dr. Dirk-Ingo Wolfrum, geboren 1944 in Jena, lebt mit seiner Frau Gerda in Herberhausen bei Göttingen. Die gemeinsamen Kinder Nora und Elmar haben sich für den Arztberuf entschieden. Schutz und Trost erfährt der bekennende Baptist Wolfrum in der Natur. Er verbindet seine täglichen sportlichen Ausflüge in die Wälder mit seiner Leidenschaft zum Fotografieren.

Dr. Wolfrum studierte Medizin und Chemie in Göttingen und Heidelberg. Als Stipendiat der Max-Planck-Gesellschaft forschte er zur experimentellen Medizin im Bereich Neurochemie. Der Weg in die Krebstherapie führte über den Einstieg als Naturwissenschaftler schon sehr bald in das Zentrum seiner heutigen Arbeit. Er brach die vielversprechende Karriere in der Universitätsklinik ab, um den Krebskranken als Oberarzt und Laborleiter in der Sonnenbergklinik, Bad Sooden-Allendorf, eine verstärkte Eigenbeteiligung am therapeutischen Prozess zu ermöglichen. Ernährung und Sport stehen im Mittelpunkt einer von ihm mitgeprägten Beziehungsmedizin, die eine Synthese aus etablierter Schulmedizin und verschiedenen Ansätzen der Naturheilkunde ist. Seine Arbeitsschwerpunkte sind die orthomolekulare Nahrungsergänzung, Individualisierung der Therapie durch kinesiologische Austestung sowie komplementäre Therapien bei chronischen Infektionen, kardiovaskulären und neurodegenerativen Erkrankungen.

Wolfrum ist Mitglied im wissenschaftlichen Beirat der Gesellschaft für Biologische Krebsabwehr. Er war jahrelang Schriftleiter der Deutschen Gesellschaft für Onkologie. Im Jahr 2000 erhielt er für die Entwicklung eines Gesundheitsplans zur langfristigen Rehabilitation Krebskranker und für die kontinuierliche Betreuung von Krebs-Selbsthilfegruppen das Bundesverdienstkreuz. Von 1987 bis 2010 war er Chefarzt der von ihm selbst mitbegründeten onkologischen Abteilung der Habichtswald-Klinik in Kassel. Seit 2011 leitet er die überregionale komplementär-onkologische Privatambulanz an der Habichtswald-Klinik. Er ist bemüht, für die Betroffenen ein Netzwerk an gegenseitiger Kommunikation aller Mitbehandler aufzubauen und damit die Patientenkompetenz und -autonomie zu fördern.

DIE BUCHREIHE NATURHEILKUNDE FUNDIERT

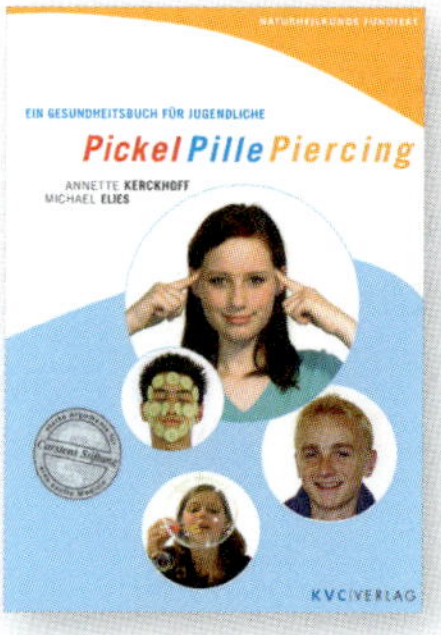

A. Kerckhoff, M. Elies
Pickel Pille Piercing – *Ein Gesundheitsbuch für Jugendliche.* 2006, 309 Seiten

M. Müller-Stahl
Natürlich zu Fuß – *Gesund unterwegs im Alltag und beim Wandern.* 2008, 188 Seiten

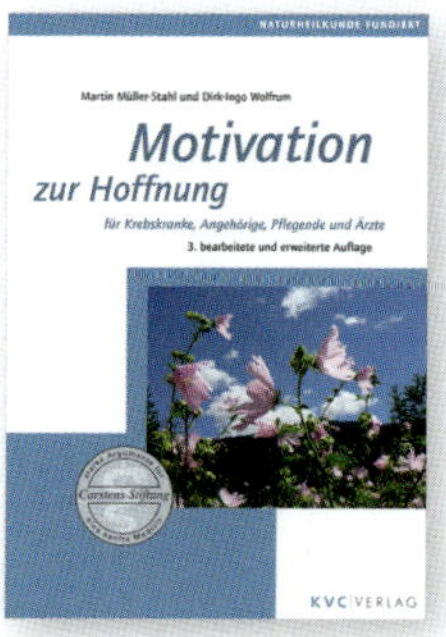

M. Müller-Stahl, D.-I. Wolfrum
Motivation zur Hoffnung, *für Krebskranke, Angehörige, Pflegende und Ärzte.* 2013, 3. Auflage, 301 Seiten

A. Paul, Andreas Michalsen (Hrsg.)
Natürlich herzgesund – *Ein Ratgeber für Menschen mit koronarer Herzkrankheit.* 2008, 195 Seiten